SINUS GRAFT FROM BASE TO FUTURE

I. 체계적인 임상 임플란트학
II. 성공으로 가는 포인트 임플란트학
III. 기초부터 문제 해결까지 상악동 골이식술 / Q&A

박준우 · 최동주 著

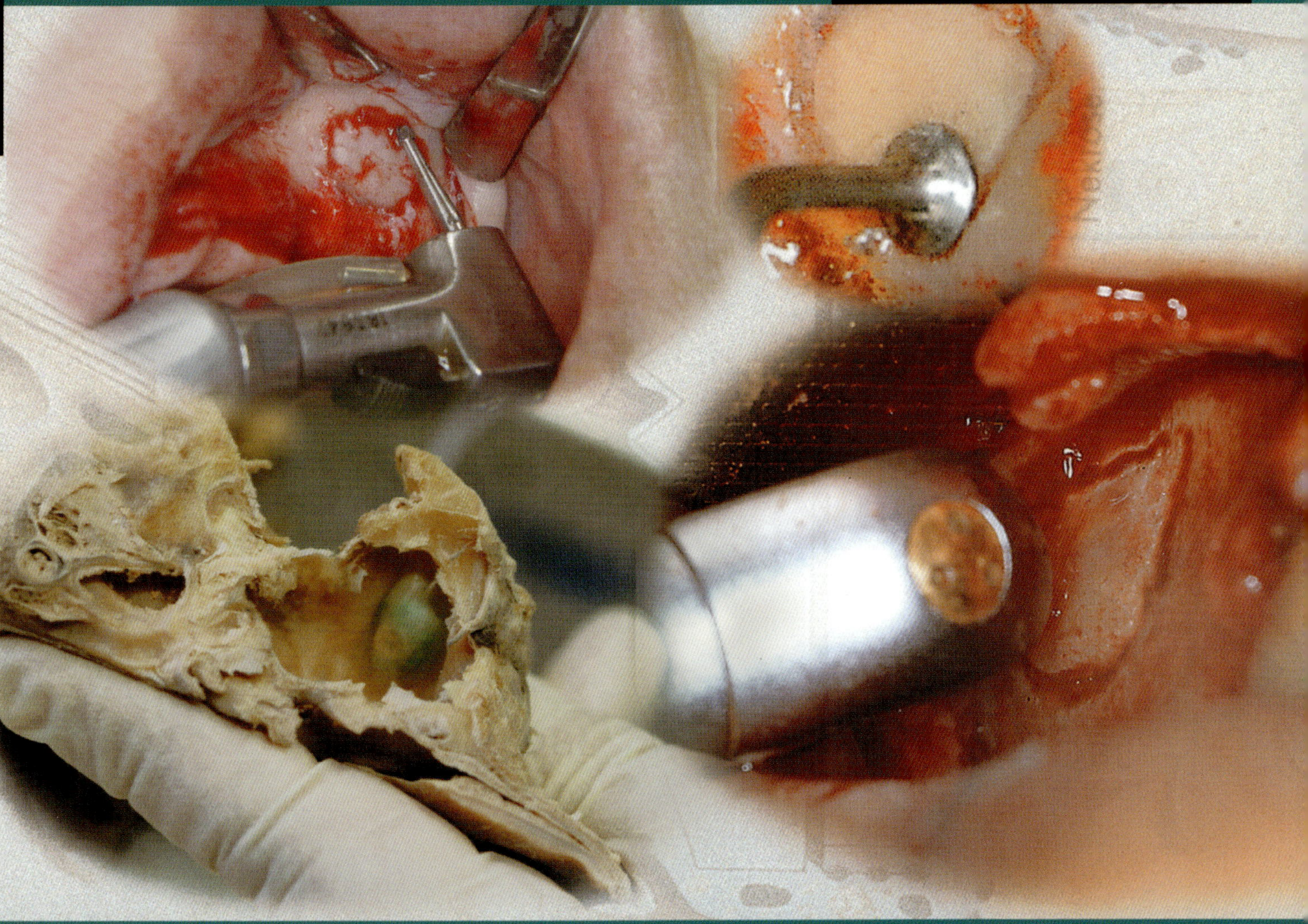

명문출판사

인사말

처음으로 상악동 거상술을 접했던 것은 피츠버그대학 임프란트과에서 수련(1992-94)을 받았을 때이다. 외과수련을 마치고 외과적 지식은 어느정도 있다고 생각하였었는데 당시 Co-director이던 Carl Misch와 Craig Misch의 상악동에 대한 다양한 치료방식으로 접근하는 것을 배웠던 것은 신선한 충격이었고 치의학기술도 콜럼부스의 달걀과도 같음을 나에게 일깨워 주었었다.

내가 수련을 받은 이후로 12여년이 흐른 지금은 상악동에 대한 접근을 아무런 해부학적 지식이나 외과적 지식에 대한 수련을 받지 않은 일반개업의들이 단지 몇일간의 세미나 코스를 다녀와서 상악동거상술을 시행하고 있는 현실이다. 저자가 과거 돼지뼈에다가 임프란트 실습을 가르칠때 당시 초등학생이었던 우리집 아이에게 드릴링 방법과 임프란트 식립은 이런 순서대로 하라고 가르쳤더니 아주 정확하게 식립하는 것을 보았었다. 저자의 생각으로는 술자들은 수술을 시행하는 것만이 중요한 것이 아니고 문제가 발생했을 때는 거기에 대한 대처능력이 있어야 한다고 생각한다. 그러나 가끔씩 refer되는 상악동거상술 환자들을 보면서 심지어는 이비인후과로 refer되어 저자에게 다시 보내어지는 환자들을 대할 때 당혹스러운 감정을 여러번 느꼈었다.

이러한 점들을 고려하여 이 책을 기획하게 되었으며 이 책은 일반개업의들이 알아야 할 해부학적인 지식과 다양한 수술 테크닉들과 저자들의 십수년간의 상악동 거상술과 관련된 경험과 지식들을 포함하였다. 성경에서 "경험자가 해주는 충고는 금보다 귀하다"고 말씀하신 것처럼 스스로의 경험을 통해서 배우는 것도 현명한 일이지만 다른 사람의 경험을 통해서 배우는 것은 더욱 현명한 것이라고 생각한다.

아무쪼록 이 책이 상악동거상술을 시행하시는 선생님들께 조금이나마 도움이 되기를 바라며 공직생활을 하는 가운데도 묵묵히 내조를 잘 해 주고 있는 집사람(홍순경)과 두 아들(규태, 규민)에게 이책을 바치고 싶다.

2006년 6월

박 준 우

머리말

성공이라는 글자를 현미경으로 들여다보면 수없이 많은 실패라는 글자로 이루어져 있는 것을 발견하게 된다고 합니다. 실패를 두려워하는 사람은 성공할 수 없습니다. 실패는 즐거운 마음으로 받아들일 수 있는 것은 아니라 하더라도 우리를 좌절하게 만드는 것은 되지 말아야 할 것입니다.

학창시절에 아주 간단한 물리 공식을 3시간가량 이해를 못하고 쩔쩔매던 저에게 그 공식을 설명해 주시던 어머님께서 "너는 뭐든지 철저하게 이해하고 넘어가려는 성격 때문에 이해도가 느린 것이니 나중에 훌륭한 과학자가 될 것 같구나…" 라고 하신 말씀이 저에게 평생의 큰 힘이 되었고 저는 어려운 일이 있을 때 마다 다시 일어나고 또 일어나는 사람이 될 수 있었습니다.

임프란트 특히 상악동골이식술은 처음 접하는 분들에게나 이미 많은 경험을 가지고 있는 분들에게나 동일하게 어려운 시술일 것입니다. 이 책이 여러분들의 수술 실력을 한단계 높이는데 기여하는 책이 되기를 바라는 마음에서 집필을 하였습니다. 막상 출판을 앞두고 보니 너무나도 부족하고 아쉬운 부분들이 눈에 띕니다만 아무쪼록 미력하나마 여러분들에게 작은 도움을 줄 수 있는 책이 되었으면 좋겠습니다.

이 책의 내용 중에 있는 여러 기초 지식들과 임상 증례들과 실패의 내용들이 여러분들의 시술에 도움을 드리기를 바랍니다. 또 마지막에 다루고 있는 향후 발전 방향은 이 책을 접하시는 모든 분들과 함께 연구하고 발전시켜 나갈 수 있게 되기를 바랍니다.

그리고 모든 분들이 성공적인 임상가의 대열에 동참하시게 되기를 바랍니다.

책을 출판하는 과정에게 늘 수고를 아끼지 않으시는 명문출판사의 안영택 사장님, 자료를 수집하고 정리하는 데 많은 도움을 주신 김현숙 선생님을 비롯한 최동주치과와 라이프치과의 여러 Staff 분들과 어려울 때마다 격려를 해 주시는 주위의 여러분들 그리고 늘 위로가 되어주고 힘이 되어준 아내에게 감사의 마음을 전합니다.

최동주

Contents

I 서 론

Ⅰ 서론

오늘날 임프란트는 거의 모든 사람이 시술을 받을 수 있을 만큼 대중화 되고 그만큼 일반화된 치료로서 자리를 잡아가고 있는 추세이다. 과거에는 임프란트를 한다는 것이 마치 엄청난 수술을 하는 것으로 여겨져 왔고 그러기에 임프란트 외에 부가적인 수술을 한다는 것은 마치 특별히 재능을 소유한 사람만이 할 수 있는 선택된 진료라고 여겨져 왔다. 그러나 오늘날에는 아주 특별히 난이도가 높은 수술을 제외 하고는 임프란트는 이제 누구나 할 수 있는 일반적인 수술 중의 하나로 점차 이해하기 시작하고 있다. 그러나 여전히 임프란트의 시술을 어렵게 하면서도 실제 임상에서 자주 극복해야 할 영역들이 많이 있으며 그중의 하나가 상악동 골이식술(sinus graft)이 될 것이다.

상악동 점막거상을 이용한 골이식술은 1976년 Tatum에 의해서 제창 되었고 1980년에 문헌으로 보고 되었다. 이후에 많은 논문들이 임프란트를 식립해 주기 위해서 수직적인 골량을 늘려주는 방법을 보고하고 있다.

불과 몇 년전만 하더라도 상악에 임프란트를 하고자 하는 경우 가장 문제가 되는 것이 바로 상악동이었음은 말할 것도 없었다. 그러나 현재의 시점에서 상악동 때문에 임프란트를 포기하는 사람은 아무도 없을 것이라고 확신한다. 상악동 점막 거상술을 시행하고자할 때 가장 중요한 것은 상악동의 해부학적인 구조를 이해하는 것이며 해부학적인 지식이 정확히 숙지 된 후에는 수술상의 기술을 익혀 나가야 할 것이다.

상악동에 이식된 이식물질이 골 조직으로 대체된 상태라면 이론적으로 식립된 Implant는 통상적으로 식립된 것과 예후나 수명에서 차이가 없어야 한다. 실제로 Implant의 식립이 적절하고 보철물이 정상적으로 제작이 된 경우에는 식립된 Implant의 수명에 차이가 없는 것으로 보고되고 있다. 상악동 이식술에 대한 예후에 대해서는 이식재로 사용되는 종류에 따른 차이는 없는 것으로 평가되고 있으며 자가골이나 자가골과 인공골의 혼합사용, 인공골의 단독사용 등의 결과에 대한 차이는 뚜렷하지 않은 것으로 생각된다. 간혹 DFDB를 사용한 경우에서 불량한 예후를 보고 하기도 하지만 이것 때문에 DFDB의 사용이 제한되지는 않는다.

상악동 점막 거상술을 정확히 습득한 상태에서는 대부분의 경우 큰 어려움이 없이 시술을 해나갈 수 있게 되며 수술 후 합병증을 예방하는 데에도 큰 도움이 될 것으로 생각된다.

술후 합병증으로 많이 나타나는 것으로는 연조직 개창, 출혈, 구강내로 발생되는 누공, 상악동염, 감염 등이 있다.

저자들은 상악동 점막 거상술을 위한 상악동의 해부학적인 구조와 특성 그리고 그에 따르는 생리학 적인 특성과 함께 상악동 점막 거상술 시 나타나는 여러 가지 경우에 대한 술식 및 합병증의 발생과 예방 등을 중심으로 저술을 하였다. 또한 상악동 점막 거상술을 하기 위하여 필요한 골 이식재에 대한 여러 가지 필요한 고찰을 해보았으며 이외에도 투약과 상악동 점막 거상술과 관련된 의문점들을 다루어 보았다.

또한 상악동 점막 거상술에 대한 여러 가지 논쟁점들을 소개하며 특히 상악동 점막 거상술에 대한 향후 발전 방향에 대해 소개하고자 한다.

II 상악동의 해부학적인 특성과 상악동의 생리

Ⅱ 상악동의 해부학적인 특성과 상악동의 생리

상악동 점막 거상술을 성공적으로 시행하기 위해서는 상악동에 대한 해부학적인 지식과 생리적인 특성을 이해하는 것이 필요하다. 상악동의 크기, 형태, 주변 구조물들과의 연관성, 상호작용, 상악동의 기능, 상악동을 둘러 싸고 있는 점막의 기능과 치유능력등을 이해하고 이에 대한 지식을 정리해 놓는 것이 시술시의 실패를 최소화 하기 위한 비결이 된다.

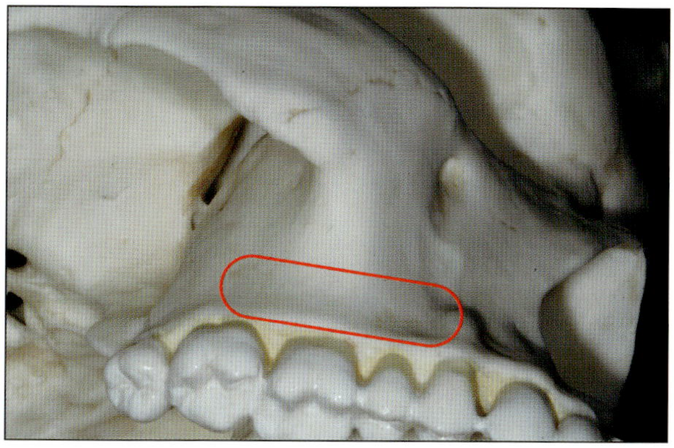

상악동 점막 거상술을 시행하는 일반적인 부위. 상악 제1소구치에서 제2대구치 부위까지 대부분의 시술이 이루어진다.

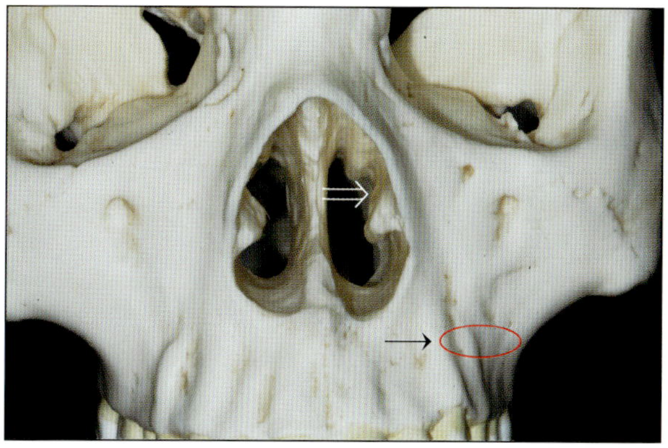

상악동 점막 거상술을 시행하기 위해 골 표면에 창(window)을 형성하는 부위(→)와 비강과 연결되는 ostium의 위치(⇒)상악동 점막 거상술을 시행할 때에 ostium을 폐쇄시키지 않도록 주의한다. ostium은 middle nasal concha와 inferior nasal concha 사이에 존재한다. 환자에 따라서는 이 ostium의 위치가 낮아져 있기도 하고 때로는 상악골의 흡수가 심해서 ostium까지의 거리가 짧아져 있기도 하다.

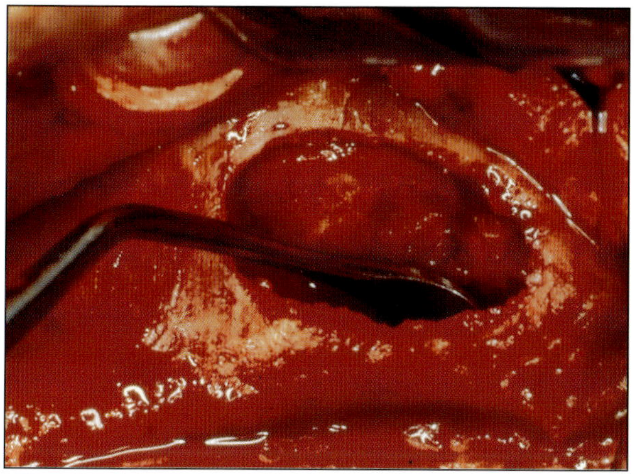

상악동을 열고 있는 모습으로 상악동의 측벽 골을 제거한 후 노출된 점막을 밀어 올리고 있다.

1. 상악동의 위치 및 크기

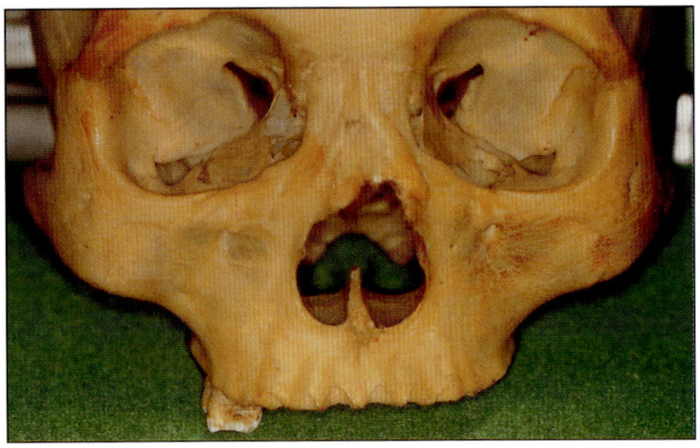

상악동 주위의 해부학적인 구조물들. 상악동은 비강과 ostium이라는 관을 통해서 연결되어 있다. 상악동의 상방은 안와가 있고 이 안와는 얇은 골로 막혀 있다. 상악동에 염증이 심해지면 이 염증이 안와로 전이되는 경우도 있기 때문에 상악동 염증은 세심히 다루도록 한다. 또한 상악동은 전두동(frontal sinus)이나 사골동(ethmoidal sinus)과도 연결되어 있다.

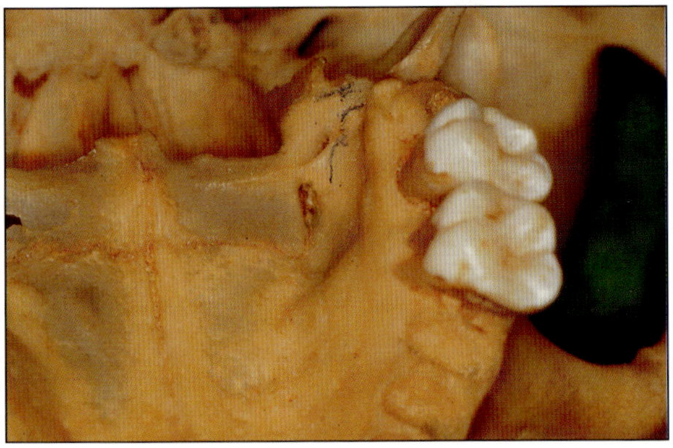

상악동의 하부를 이루고 있는 해부학적 구조들. 치조골의 하방으로부터 수직으로 들어가면 상악동이 존재하며 구개골은 상악동의 내벽과 인접해 있으며 비강의 하방경계를 이룬다.

상악동은 상악골 내에 존재하는 강(腔) 즉 cavity 형태로 존재하는 빈 공간이며 골 표면을 따라서 점막 상피가 덮고 있다.이 점막 상피는 염증이 있으면 두꺼워지기도 하며 담배를 피우는 사람은 얇아져 있기도 한다. 상악동의 점막은 건강한 사람은 분비성 세포의 성격을 가지고 있는데 이 점막이 탄력을 잃거나 골과 유착이 심한 경우에는 시술도중 잘 찢어지는 경향을 보인다.

상악동은 상방으로는 안와 하부를 이루고 있으며 내 측방으로는 비강과 연결되어있고(ostium) 비강의 외측벽을 경계로 하고 있다. 외측벽은 협부로 향해 있고 후방은 비구개강과 만나는 벽을 형성하며 접형골(sphenoid bone)의 익돌기(pterygoid process) 사이에 익돌상악 열구(pterygomaxillary fissure)를 형성하고 이 부위로부터 혈액공급 및 상악동에 관계되는 감각신경을 공급받는다.

Velásquez-plata의 보고에 의하면 24세 이상의 성인 물리상으로 조사한 결과 32.7%의 환자에서 septa 또는 web이라고 이름하는 구조물이 발견됐다고 하였다.

이 septa는 상악동의 하연을 나누는 구조로서 다음에 나오는 사진에서 볼 수 있듯이 상악동의 하연 구조를 불규칙하게 만들어서 상악동 점막 거상술을 시행할 때에 점막을 손상시키기 쉽고 기구의 이동을 어렵게 만들어 준다.

상악동의 septum이 발생하는 원인에 대해서는 여러가지 이론이 있는데 Underwood 등의 주장에 의하면 2개의 인접된 치아 사이에서 발생하는 것으로 보아 상악의 발육과정에서 치아의 발육 순서가 다른것 때문에 발생하는 것으로 생각되고 있다. 그러나 Stover 등은 이 septa가 발치후 상악동의 흡수과정에서 서로 다른 흡수속도 때문에 발생하는 것으로 생각하였고 Neivert 등은 상악동 발육당시 골의 돌기가 형성되면서 발생한다고 생각하였다.

저자의 관점에서는 이 septa가 치아가 존재하는 경우에도 약 57%정도 발견되는 것으로 보아서(무치악에서는 75%) 치아가 발거된 이후에 발생되는 것으로는 생각되지 않으며 발육도중에 발생되거나 또는 치아의 기능도중에 힘의 분산력(trajectory)으로 인한 골의 remodeling 때문에 발생하는 것일 수도 있다고 생각되어진다.

이 septa는 전방에는 제2소구치와 제1대구치사이에 존재하고 중간에는 제1대구치와 제2대구치 사이에 존재하며 후방에는 제3대구치 뒤쪽에 존재하게 된다.

또한 이 septa는 발치후에 pneumatization이 진행되면서 더 뚜렷해지기도 한다.

Krennmair등은 이것을 primary septa와 secondamy septa로 분류하기도 하며 seconday septa는 치아가 발거된 후에 더 뚜렷한 증상을 보인다고 주장하기도 하였다.

septa의 위치는 소구치와 대구치 사이가 많은 것으로 이야기하고 있으나 저자에 따라서는 구치부 후방에서 많이 나타난다고 보고하기도 한다. 일반적으로 septa의 높이는 6.4~12.7mm라고 알려져 있다. Ponorama 상에서 진단이 되는 경우가 대부분이나 정확한 위치나 크기를 측정하기 위해서는 C.T를 이용한다.

Septa가 있는 경우 상악동 점막 거상술 도중 점막이 찢어지는 것을 막아주기 위해서 각별한 주의를 기울여야 하며 2개의 분리된 창을 형성해서 점막을 거상시켜 주기도 한다. 또한 기구를 사용할때에 특별한 주의를 기울여 줌으로써 septa가 있는 부위에서 점막이 손상되지 않도록 해 주어야 한다.

〈측면에서 바라본 상악동의 해부학적인 구조〉

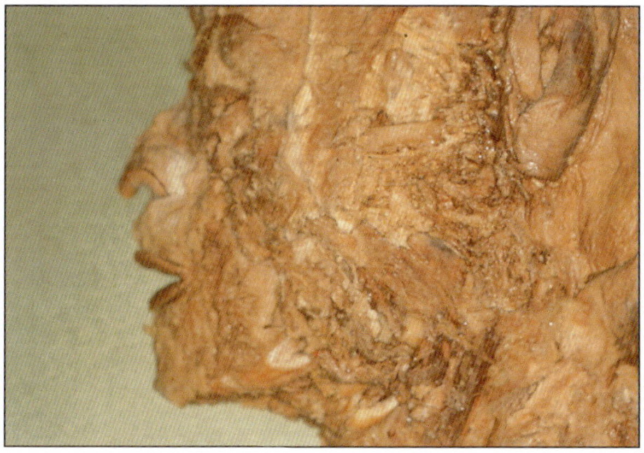

측면에서 바라본 안모

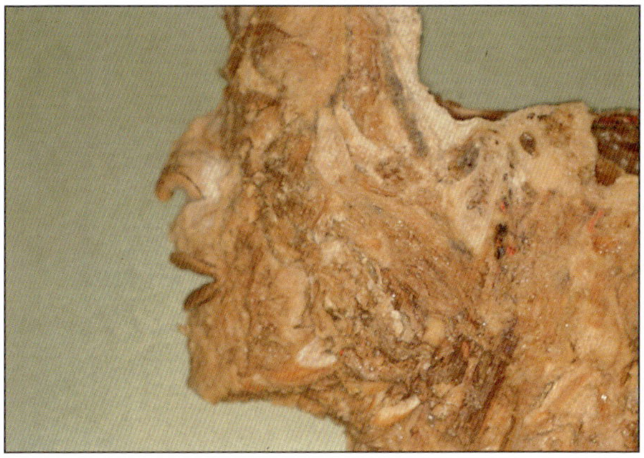

근육을 제거하고 협골부위가 노출된 모습

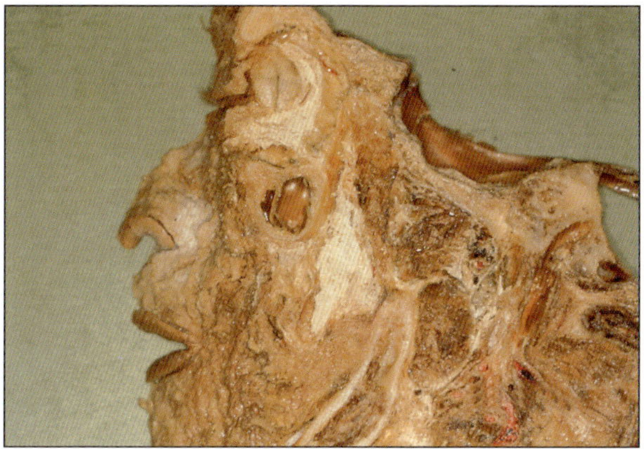

상악동은 협상악 경계부에서 가장 외측으로 위치해 있다.
이 부위에서 삼각 뿔 형태의 정점을 이루고 있다.

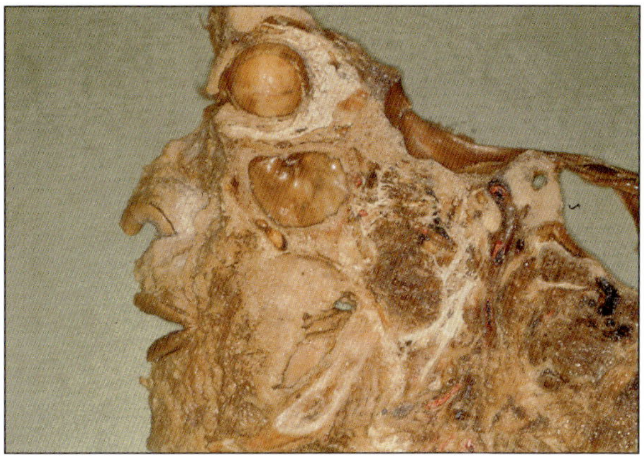

내부로 갈수록 상악동의 직경이 점차 커지고 있다.

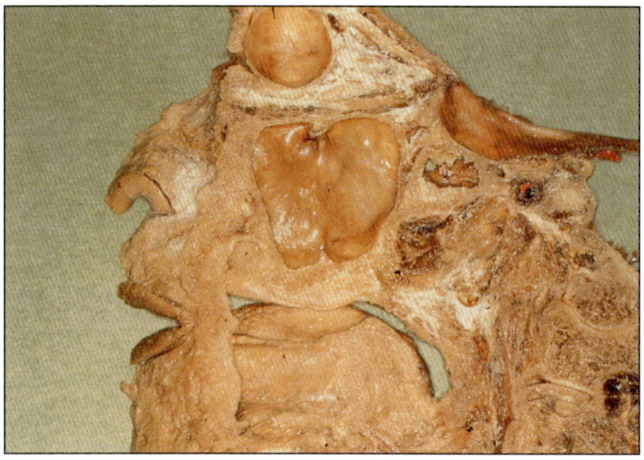

치조골 부위를 지나면서 상악동의 크기가 증가되고 있는 모습. 가끔씩 상악동을 전·후로 나누는 구조물인 중격(web)가 존재하는 것을 볼 수 있다.

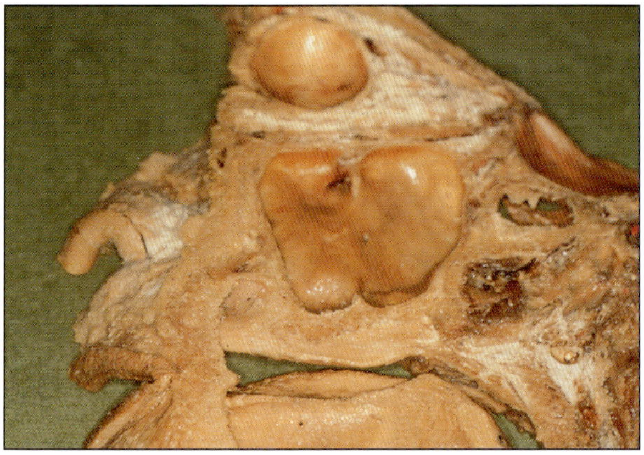

상악동은 비강과의 경계부가 가장 넓은 구조를 가지고 있다. 중격에 의해서 둘로 나뉘어져 있는 상악동이 뚜렷히 보인다.

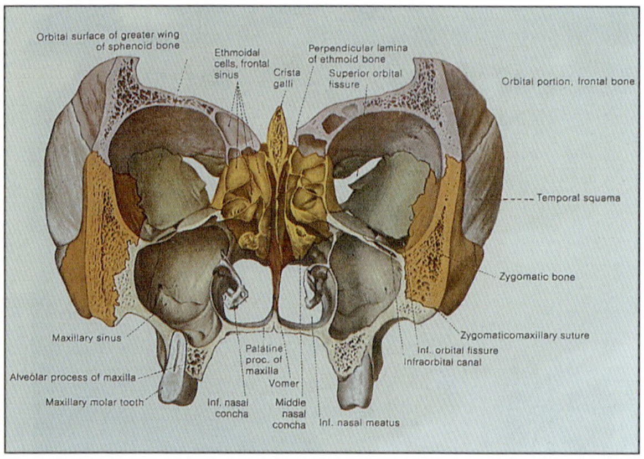

상악동의 구조. 정면에서 본 것. 상악동 상방에 안와가 있고 내측에는 비강이 존재한다.

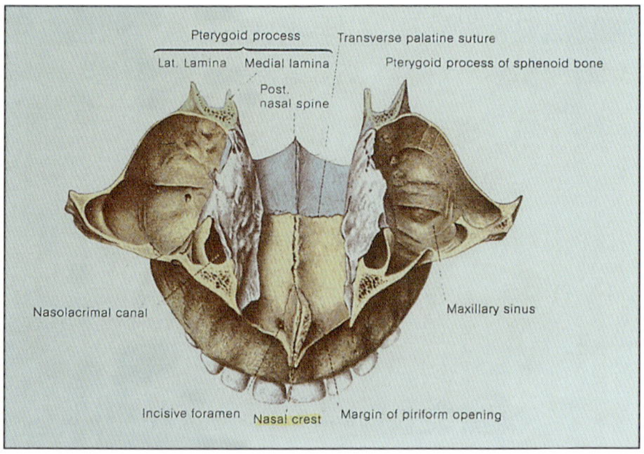

상악동의 구조. 상방에서 본 것. 후방에 익돌돌기(pterygord plate)와 인접해 있다.

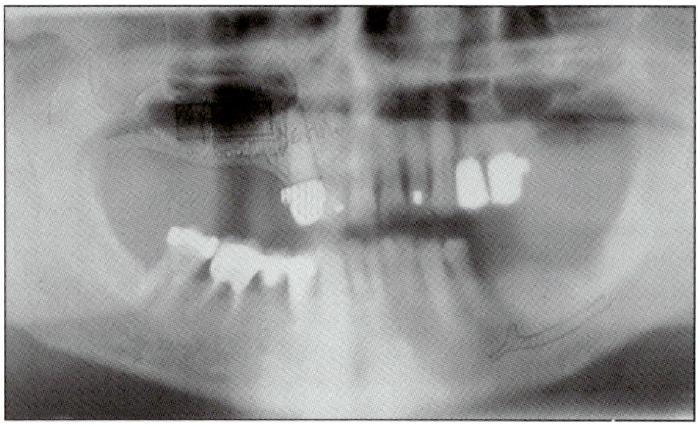

파노라마 상에 나타난 상악동 내부의 중격(web)과 치조골에 근접해 있는 상악동 하연으로 인해서 임프란트를 식립할 공간이 부족한 모습.

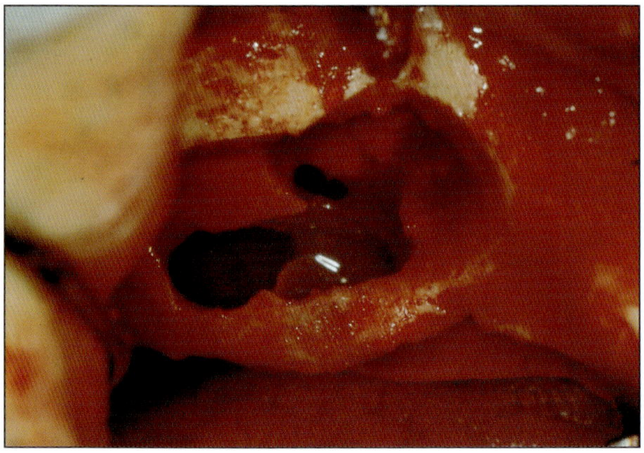

상악동 중격이 보이고 있다.

2. 상악동의 생리적 기능

상악동은 ostium이라는 구조물을 통해서 비강과 연결이 되어 있다. 이 연결된 관을 통해서 비강을 통해 폐로 들어가는 공기의 온도를 조절해 주기도 하며 악골에 가해지는 충격을 완화시켜주는 역할을 해 주기도 한다.

상악동은 또한 안면골 전체의 무게를 줄이는 기능도 하게 되는데 이 부위가 골로 차 있다면 두개골의 무게는 크게 증가하고 목에 가해지는 힘도 그만큼 증가하게 될것이다.

전두동(frontal sinus), 사골동(ethmoidal sinus)과 긴밀한 관계를 가지고 있으며 저작시의 충격 및 안면부에 가해지는 제반 외력에 대해서 충격을 흡수해주며 탄력을 유지하는 역할을 하는 것으로 추정되기도 한다. 전두동 사골동 등과의 연계성 때문에 이 부위에 염증이 발생시 오랫동안 방치해두면 염증이 이동되어 치료가 어려워 지기도 한다.

또한 상악동 내로 구강내에 영양을 공급하는 혈관과 구강내 감각을 담당하는 신경섬유들이 이동을 하게 된다.

상악신경의 가지인 상치조신경은 상악동의 후방부에 있는 익돌상악 열구 (pterygomaxillary fissure)를 통해서 상악동내로 들어와 상악동의 측벽을 따라 이동하여 치아 및 치은 조직의 감각을 담당하게 된다.

또한 외경동맥으로부터 분지된 상악동맥 중의 일부 가지가 이곳으로 들어와 상악동내의 복잡한 혈관을 형성하게 된다.

3. 상악동의 질환

상악동에 발생하는 질환 중 대표적인 것이 상악동염이다. 상악동염은 비강내에서 시작된 염증이 상악동내로 전이되어 들어가는 경우가 있고 치아의 염증이 상악동에 전이되어 들어가는 경우도 있다. 후자의 경우를 치성상악동염이라 부르기도 하며 치과 치료를 병행해야 상악동염이 완치된다.

상악동염이 있으면 우선 점막세포의 분비가 증가되고 비강내 점막이 비후해져서 코가 자주 막히게 된다.

상악동염이 심해지면 비호흡이 어려워져서 구호흡을 하게 되기도 하며 안면의 전측방부에 통증을 호소하기도 한다. 때로는 안면 부종의 원인이 되기도 한다.

상악동은 또한 전두동이나 사골동(ethmoidal sinus)과 연결이 되어 있기 때문에 상악동에서 발생된 염증은 이곳까지 영향을 주기도 한다.

상악동염은 또한 두통의 원인이 되기도 한다. 중이염의 직·간접적인 원인이 되며 중이염으로 인해 상악동염이 발생하기도 한다.

상악동에 발생하는 질환중 점액낭종이 있다. 이 질환은 원발증으로 발생 하기도 하지만 많은 경우에 상악동염치료를 위해 Cald-well Luc 수술을 한 경우 술후 10년~20년이 경과된 후에 발생하게 된다. 점액낭종이 있다면 이것을 먼저 수술을 한후 3~6개월간 기다린후 점막이 정상적으로 회복된 후에 임프란트를 식립하도록 한다.

상악동에 발생하는 악성종양 등은 임프란트 식립이 불가능 하기 때문에 시술과 무관함으로 이곳에서는 언급하지 않기로 한다.

III 상악동 점막 거상술을 위한 골이식재

Ⅲ 상악동 점막 거상술을 위한 골이식재

상악동 점막을 거상한 후에는 골 이식재를 이용하여 채워주게 된다. 이때 어느 골을 사용하는가에 따라서 예후에 약간의 영향을 준다는 보고도 있지만 선호하는 재료는 아무래도 술자의 기호와 경험에 의존하게 되는 경향이 있는 것도 사실이다. 과거에는 자가골 이식이 무조건 좋은 결과를 가져온다고 믿기도 하였고 자가골 이외의 합성골이나 동종골 또는 이종골을 사용한다는 것은 부득이한 경우 사용하는 것으로 인식되기도 하였다. 그러나 조직공학의 발달과 더불어서 자가골 외에 인공골의 사용시 예후가 증가하게 되며 최근의 연구 결과에서는 자가골의 사용이 오히려 불량한 예후를 보이는 경우도 있어서 인공골의 사용이 급격히 증가되고 있는 추세이기도 하다. 그럼에도 불구하고 자가골은 여전히 골 이식재의 황금기준(golden standard)으로 자리매김 하고 있기 때문에 자가골 이식을 전혀 배제하면서 골 이식재를 이야기할 수는 없을 것이다.

골 이식을 성공적으로 행하기 위해서는 각각의 골에 대한 장단점 및 특성을 이해하고 이에 따른 적절한 적응증과 사용시의 주의사항을 잘 지킴으로써 성공적인 골 이식술을 시행할 수 있게 된다는 사실을 기억하는 것이 필요하다. 또한 골 이식시 이식된 골의 변화와 더불어 골 공여부(donor site)에서 일어나는 다양한 반응을 이해하는 것도 필요하다. 이 장에서는 골에서 일어나는 생리적인 반응들 및 이식골의 분류와 함께 각각의 골들의 종류 그리고 그에 따른 특성 및 장단점에 대해서 알아보도록 하겠다. 골의 발생, 골의 구조, 골의 성장과 발육 등에 대한 체계적인 지식을 습득하면 골 이식재에 대한 이해의 깊이를 더할 수 있을 것이다.

1. 골의 개조와 재개조 (Modeling & Remodeling)

일반적으로 골개조와 골재개조는 그 개념에 있어서 술자들을 혼동시키기 쉽다. 골은 성장이 끝난 후에도 지속적으로 생리학적인 변화를 경험하게 되는데 골 주변의 힘의 변화 즉 근육의 사용의 변화라던가 주변에서 가해지는 힘의 변화에 의해서 골의 형태가 달라지게 되는데 이것을 골개조(bone modeling)라고 한다. 한편 골은 형태의 변화는 일어나지 않지만 노화된 골의 일부가 제거되고 신생골이 형성되는 과정이 끊임없이 일어나며 이 과정이 우리가 생각하는 것보다 훨씬 활발하게 진행되는 것을 알수 있게 된다. 이 과정은 골아세포와 파골세포가 서로 교대로 작용하면서 일어나는 과정이며 이것을 골재개조(bone remodeling)라고 부른다. 골개조는 창상의 치유기간중에 일어나기도 하며 골에 부하가 가해지는 기간에 일어나기도 하는데 창상치유 과정에서 일어나는 골의 반응은 골개조과정의 하나이다. 이 과정은 임프란트를 식립한 후에 임프란트 주위에서 일어나는 반응이기 때문에 중요한 의미를 가지고 있다.

골의 재개조는 임프란트를 식립한 이후에 주변에서 반응으로 일어나게 된다. 교정의 예에서 보듯이 골에 견인력이 가해지면 골 침착이 일어나고 압박이 가해지는 부위에서 골 흡수가 일어나는 현상도 이러한 골개조의 일환으로 설명되어 진다. 일반적으로 골에 가해지는 크기에 따라서 골에서 일어나는 반응은 정 반대로 일어나게 된다. 골에 가해지는 자극이 지나치게 강한 경우에는 골의 흡수가 일어나게 되며 골에 가해지는 자극이 골이 견딜 수 있는 한계내에 있는 경우에는 골의 침착이 일어나 골의 부피가 커진다던지 골의 밀도가 증가하게 된다.

골의 성분의 변화는 또한 호르몬의 변화에 의해서도 일어나게 되는데 예를 들면 폐경기 여성에서 에스트로젠의 분비가 감소됨에 따라서 골의 량이 줄어들 뿐 아니라 골 소주의 결합이 소실되면서 취약한 골의 상태를 만들게 된다. 이 때문에 폐경기에 있는 여성이나 골다공증이 있는 환자에서는 임프란트의 성공률이 낮아지게 되는 것이다.

골을 형성하기 위해서는 BMP가 활성화 되어서 미분화 간엽세포를 골아세포로 분화시키는 과정이 필요한데 이 BMP가 활성화 되기 위해서는 우선 파골세포에 의해서 골 기질을 흡수해서 내부의 BMP를 방출시키는 과정이 필요하며 특별한 질환이 존재하여 골의 대사가 제한 되거나 골 흡수에 관여하는 호르몬의 분비가 억제되면 골흡수와 골형성의 순환작용이 사라지게 된다.

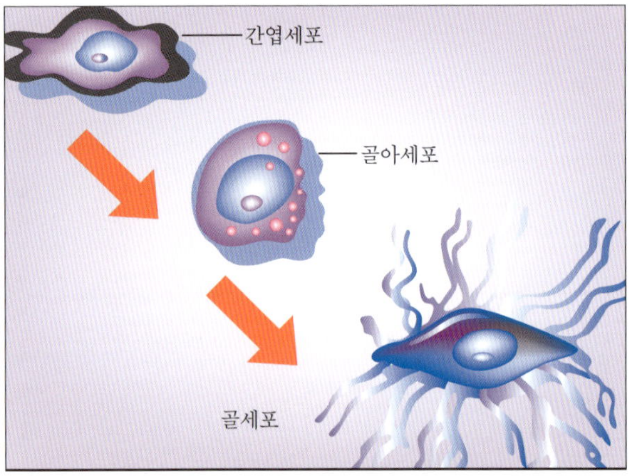

간엽 세포로부터 골 세포로 진행되는 과정을 도식화 한 것으로 골이 형성될 수 있는 환경이 형성되면 신체내에 있는 간엽 세포는 골 세포로 성장해 간다.

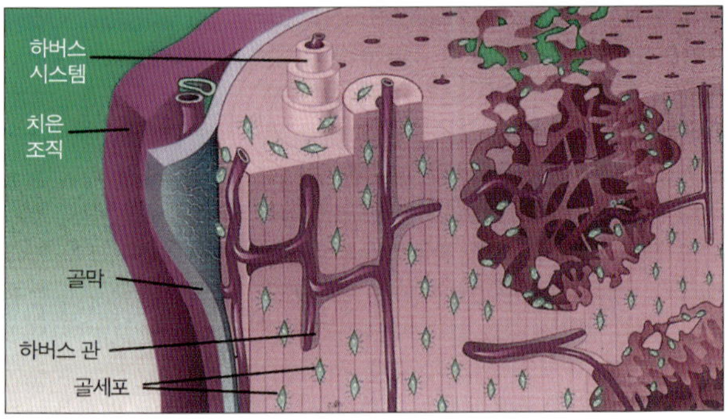

성숙된 골의 구조로서 골내에 존재하는 세포와 현관분포 등을 볼 수 있다.

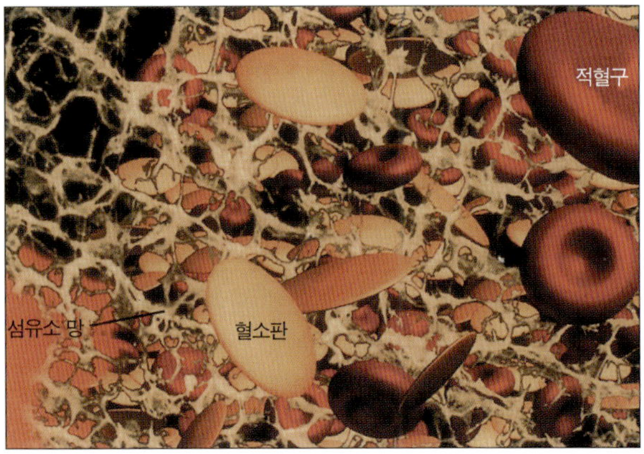

섬유소망, 적혈구, 혈소판 등이 혼합된 혈액은 골의 개조 과정에 매우 중요한 역할을 수행하게 된다.

2. 임프란트 표면에서의 골 결합반응

이식골의 분류
자가골(Autogenous Bone)
동종골(Allogenic Bone)
이종골(Xenogenic Bone)
합성골(Alloplastic Material)

1) 자가골(Autogenous Bone)

자가골이란 말 그대로 환자자신의 신체의 일부를 이용해서 골 이식을 시행하는 방법이다.

1980년 Bogne 등은 자가골을 이용한 상악동 골 이식술을 발표한바 있다.

골 이식을 위해서 사용할 수 있는 골은 구강외로부터 채취하는 것으로 두개골(calvarium), 장골능(illiac crest), 경골(tibia), 늑골(rib bone) 등이 있으며 구강 내로부터 채취되는 골로는 이부(chin), 하악 후방부(retromolar area), 상악결절(maxillary tuberosity), 골 융기(exostosis), 기타 bone shaving 또는 suction trap에서 얻어지는 골 등이 있다.

일반적으로 골 이식량이 많고 큰 규모의 피질골을 필요로 하는 경우는 구강외에서 채취를 하게 되는 경향이 있으며 이식되는 골의 량이 적으면 구강내에서 골을 채취하는 경향이 있다. 구강외에서 채취하는 골은 그러나 구강내의 골에 비해서 이식된 골의 흡수가 많이 일어나서 골의 증대 효과에 대한 예측이 불투명하다는 것을 문제 삼는 술자도 있다. 상악동 골 이식재로서 가장 안전하고 예후가 좋을 것으로 기대하고 있지만 흡수가 많이 일어나며 의외로 성공률이 다른 이식재에 비해서 유의하게 높다고 보고되지 않고 있다.

Schlegel 등은 (Bio-oss)을 이용해서 상악동 골 이식술을 시행하였는데 자가골 이식술과 비교해 본 결과 Bio-oss의 초기 비흡수성 때문에 결손부의 재생이 이루어지면서 골 이식을 시행한 부위의 원하지 않는 초기흡수를 방지할 수 있어 자가골 이식술과 비교할 때 좋은 결과를 얻었다고 보고 하였다.

1) 자가골 이식에는 입자형 자가골 이식과 블록형 자가골 이식으로 나눌 수가 있다. 입자형 자가골은 블록형 자가골과 비교할 때 골개조가 빠르게 일어나기 때문에 더 좋은 결과를 보여준다고 주장하는 학자들도 있다.

2) 그러나 1998년 Jensen 등이 상악동저 거상술과 임프란트 예후에 관한 보고에 따르면 자가골 이식시 블록골이나 입자형골에서 유의한 차이가 없었다고 보고하였다.

여러 가지 장단점이 이야기되고 있지만 자가골은 모든 골 이식재 중 유일하게 골 형성능력을 가지고 있으며 골 형성에 대한 신뢰할 수 있는 결과를 기대할 수 있기 때문에 이식재로서 선호하고 있다. 다음의 표에서는 자가골의 이식형태와 채취할 수 있는 골의 양에 대해서 이야기하고 있다(표3-1).

자가골 공여부의 이식골 형태 및 최대 채취량		
공여부	채취 형태	최대 채취량(ml)
구강외		
후방장골능	블록 / 입자	140
전방장골능	블록 / 입자	70
경골	입자	20-40
두개골	치밀 피질골 블록	40
구강내		
상행지	블록	5-10
하악 전방부	블록/입자	5
상악 결절	입자	2
기타(예, Bone shaving, suction trap)	입자	다양

표 3-1

2) 동종골(Allogenic Bone)

동종골은 사람의 사체에서 얻어지게 된다. 자가골과는 달리 면역상의 문제점을 안고 있어서 이식재로 사용되기 위해서는 거부 반응을 가져오는 면역력을 없애는 처리를 해야 하는데 이를 위해서 동결(frozen), 동결건조(freeze-dried, lyophilized), 탈회동결건조(demineralized freeze-dried), 방사선조사(irradiated)등의 방법을 사용한다.

면역과 함께 문제가 되는 것은 특별한 질병이 전염되는 것이다. 예를 들면 후천적 면역 결핍증(AIDS)이나 간염 등이 전염되는 것인데 이런 경우 이식을 받은 사람에게는 심각한 결과를 초래하는 것이기 때문에 처리 과정에서 각별한 주의를 요하게 되며 이식재를 선택할 때에는 믿을만한 연구소의 것을 사용하는 것이 좋다. 또한 골의 처리 과정에서 이식재의 골형성능과 골 전도 능력이 소실되게 되기 때문에 이식되는 골에 따라서 골이 재생되는 효과는 너무나도 다르다는 사실을 기억하고 있어야 한다.

동종 이식재의 장점은 시술도중 필요하면 언제든지 사용할 수 있으며 부가적인 수술을 하지 않아도 되기 때문에 환자의 부담이 줄어들고 전체 수술시간이 줄어든다. 또한 공여부에 대한 합병증을 막을 수 있으며 혈액소실을 최소화 할 수 있게 되는 것도 장점이 될 수 있다.

동종 이식재는 골 형성 능력이 없기 때문에 자가이식재보다 골이 형성되는 시간이 더 오래 걸리고 형성되는 골의 양이 더 적은 것으로 되어 있다.

동종 이식재 중 가장 많이 사용하게 되는 형태인 동결 건조골은 비탈회형태 (FDBA) 또는 탈회형태(DFDBA)로 공급된다. 탈회를 하는 경우 이식재 내의 미네랄 성분이 제외되면서 내부에 존재하고 있던 교원질이나 성장인자 중 골형성 단백질(BMP)를 노출시키게 되는데 이것으로 인해서 골유도 능력이 증가 되기도 한다. 비탈회골 (FDBA)은 경조직 성분이 남아있기 때문에 골 유도 효과와 함께 골전도 효과를 가지고 신생골을 형성하게 되며 골이식을 한 자리가 더 빠른 속도로 골 형성이 되고 단단해 진다는 보고가 있다. 상악동 이식술에 대한 임상 실험에서 DFDBA를 사용한 경우와 FDBA를 사용한 경우를 비교해 봤을때 전자의 경우는 치밀한 결합조직이 후자의 경우는 신생골이 형성된다는 보고도 있다. 차단막을 한때 사용하는 것이 골 이식후 예후를 신뢰성 있게 만드는 중요한 과정으로 생각하게 된다. 일반적으로 골천공의 치료시 소량의 치조제 증강, 신선발치창의 충전, 상악동 거상술, 임프란트 실패 후 처리 등의 치료에 FDBA가 효과적으로 사용한다고 주장하고 있다. 동종 이식재의 입자의 크기는 200-1000㎛의 크기를 사용한다. 사용하는 입자의 크기는 시술 내용이나 시술자의 선호도에 따라서 달라질수 있으나 이식후의 결과에는 영향을 주지 않는 것으로 알려져 있다. 동종 이식재로 사용되는 제품중에는 MTF (Dentsply Friadent CeraMal) Puros (Zimmer Dental Pacific Tissue Bank,USA) 등이 과립형태로 사용되며 DFDBA에 겔형태의 운반체를 결합시켜 조작을 용이하게 하고 있는 Regenafil (Regeneration Technologies) Grafton (Osteotech)등이 사용되고 있다. 최근에는 이식하는 골에 골 형성을 촉진하는 물질을 첨가 시키려는 노력을 하고 있다. osteogen 이나 tetracycline 등을 첨가시키기도 하는데 아직까지는 뚜렷한 차이점을 보이면서 실용화 시키기에는 부족한 상황이다. 방사선을 조사한 후 사용하는 경우도 자가골 대체 이식재로 사용하기 위해 연구중에 있으며 이것을 이용해서 이식을 하는 경우 신생골 형성이 촉진된다는 보고도 있지만 아직 실용화 단계는 아니다.

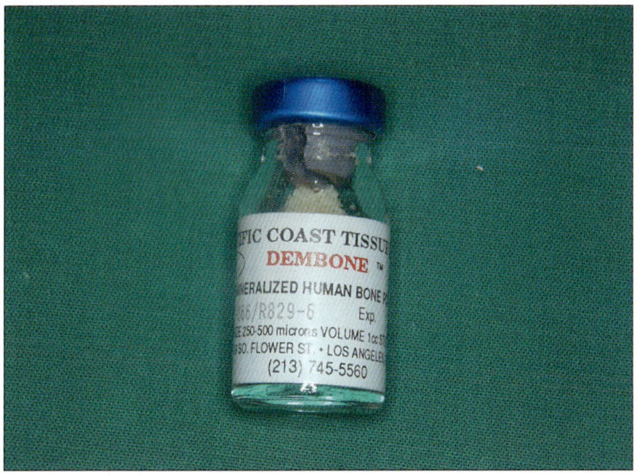

Dembone은 DFDB의 대표적인 재료중 하나이다. 사진은 입자가 굵은 Dembone의 모습을 보여준다.

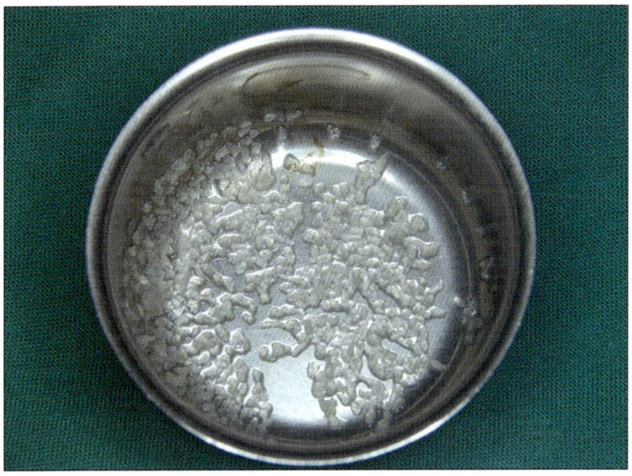

Dembone을 생리식염수에 적셔서 다루기 쉽게 해 놓은 모습

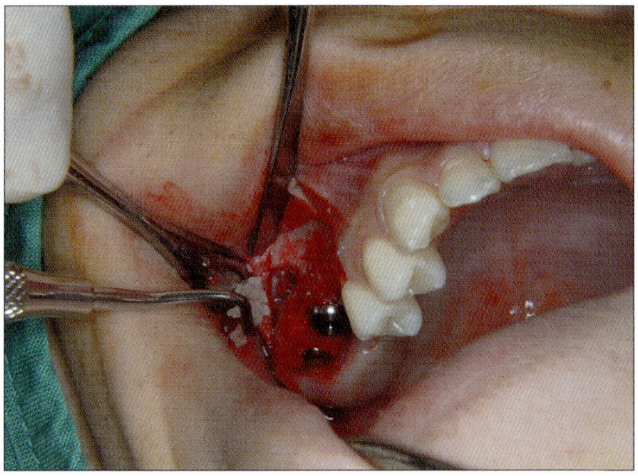

상악동에 이식을 하고 있는 모습

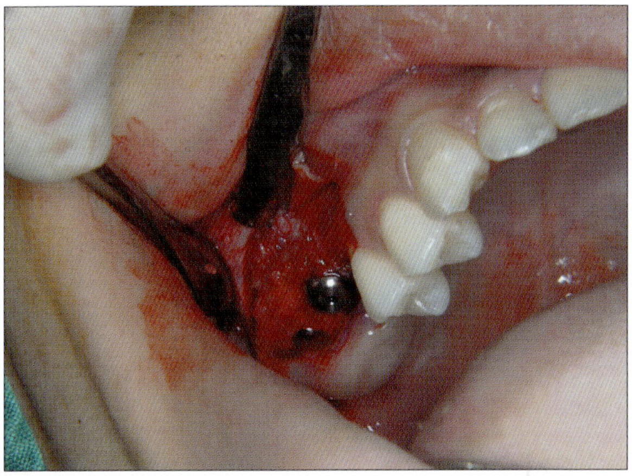

이식이 끝난 후의 모습으로 거상된 상악동의 하부에 골이 충분히 채워져 있는 것을 볼 수 있다.

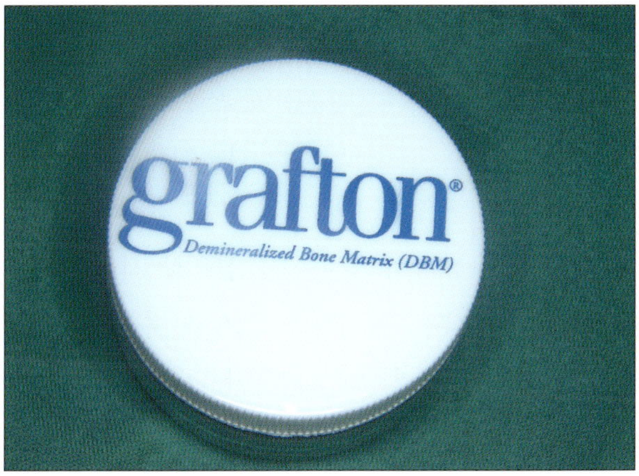

Grafton은 DFDB의 한 형태로서 조작이 간편하고 예후가 좋은 편이어서 자주 사용되고 있다.

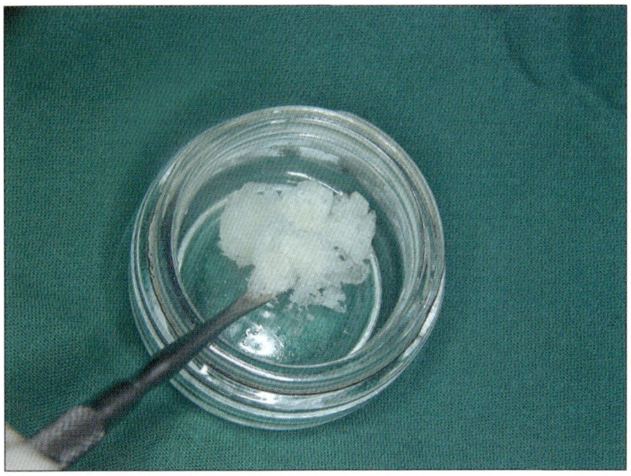

Grafton을 떠서 사용하고 있는 예

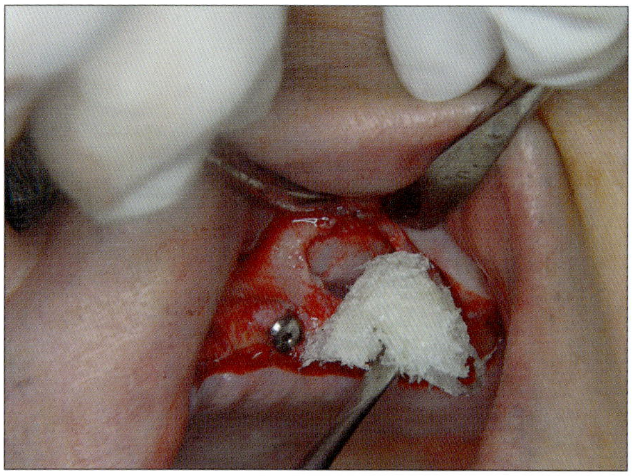

Grafton을 넣고 있는 모습

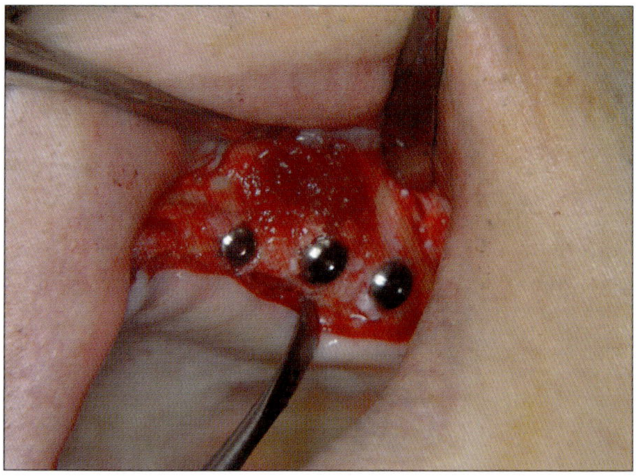

충전이 끝난후의 모습

3) 이종골(Xenogenic Bone)

이종골은 동물의 골을 이용해서 만든 골 이식재이다. 동종골과 마찬가지로 면역상의 문제점을 없애기 위해서 여러 가지 처리를 하게 된다. 돼지(Porcine), 쥐(Murine), 소(Bovine), 말 등의 동물이 사용된다. 이중 가장 많이 사용되는 것은 소(송아지)를 이용한 이식재인데 최근 광우병에 대한 염려 때문에 말을 이용한 이식재가 자주 사용되기도 하였지만 광우병에 대한 뚜렷한 증거가 없는 상황에서 최근에 다시 소의 뼈를 이용한 이식재가 많이 사용된다.

이종골을 사용하는 경우 면역상의 거부반응에 대한 문제 뿐 아니라 동물들마다 가지고 있는 특별한 질환이 수혜자에게 전이될 것이 염려가 되는 측면이 있어 사용시 주의를 요한다.

이종골 이식재로 가장 많이 사용되고 있는 것으로 소에서 추출한 후에 유기성분을 제거한 후 멸균처리를 해서 사용하고 있다.

Bio-Oss (Geistlich pharma AG)는 가장 많이 사용되는 이종골의 하나로서 이것은 소뼈의 유기성분을 제거한 후 멸균처리를 시행한 이식재이며 이식후 면역 반응을 일으키지 않기 때문에 필요한 부위에 자유롭게 사용이 가능하다. 골전도(Osteoconduction)능력을 가지고 있으며 시간이 경과하면서 골의 재형성 (remodeling)과정을 통해서 주위골과 융합된다.

이식재는 안정적이고 면역반응을 일으키지 않는데 일반적인 골형성능력 향상을 위해서 자가골과 혼합해서 사용하거나 PRP와 혼합해서 사용하는 것을 추천하고 있다. 그러나 Schlegel등의 보고에 의하면 Bro-Oss로 단독으로 사용한 것과 자가골 사용을 통한 상악동 이식술과의 차이는 거의 없는 것으로 이야기 되고 있다.

OsteoGraf/N(Dentsply Ceramed Dental Inc.)은 DFDBA와 섞어서 치료제 결손부위의 증강술에 이용하기도 하는데 상악동 이식술에 사용하는 경우에는 자가골과 80:20으로 섞어서 쓴 경우 현저한 골형성을 보인다고 보고하고 있는 논문도 있다. 이것은 소에서 추출한 다공성 수산화인회석 인자로서 이종골 이식재로 국내에서 많이 사용되고 있는 것 중의 하나로서 Pep Gen P-15가 있는데 이것은 소 뼈에서 추출한 수산화인회석에 P-15(합성펩타이드)를 첨가해서 골형성을 촉진시키기 위해 고안된 재료이다. P-15는 골형성에 관여하는 I형 교원질과 유사한 구조를 가지고 있으면서 골 세포의 이식, 분화, 증식을 유도하게 된다.

이 재료는 무기성분과 유기성분이 같이 존재하여 마치 자가골이식시 2가지의 기전이 동시에 골형성을 촉진하는 것과 같은 기능을 할 수 있다는 장점이 있다. 상악골 이식 시행시 Bio-Oss만 이용할 경우 또는 DFDBA를 단독으로 사용한 경우보다 P-15를 사용했을 경우 월등히 좋은 골형성 능력을 보고하기도 한다.

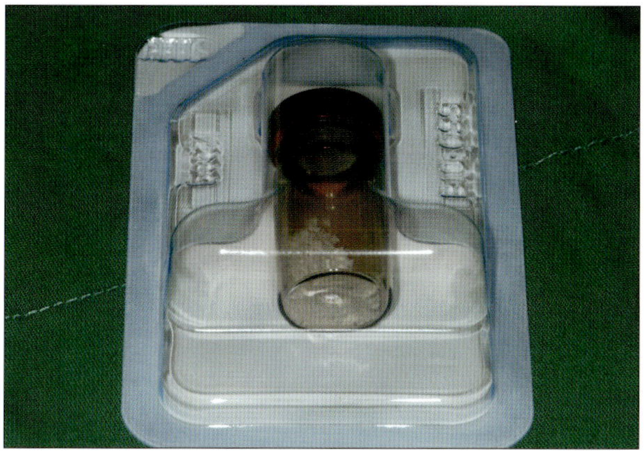

이종골 이식재로 많이 사용되고 있는 Bio-Oss의 모습

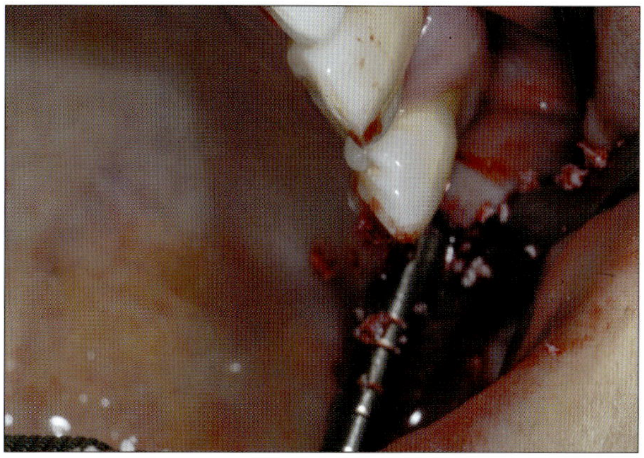

상악동에 이식재를 넣고 있는 모습. Bio Oss의 가장 큰 단점은 입자간에 서로 분리되기가 쉬워서 충전도중 잘 흘러나오는 것이다. 이것을 방지하기 위해서는 PRP와 혼합하거나 fibrin glue와 혼합하기도 한다.

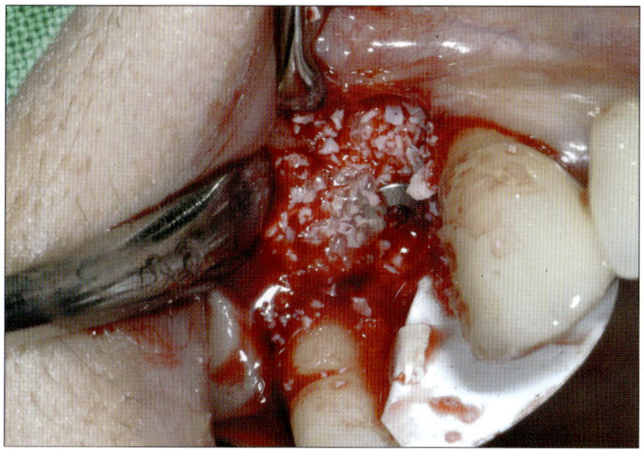

Bio-Oss를 이용해서 노출된 임프란트의 외벽을 덮어주고 있는 모습 Bio-Oss는 충분히 압축시켜서 다져 넣어야 하며 차폐막을 사용하여야 한다.

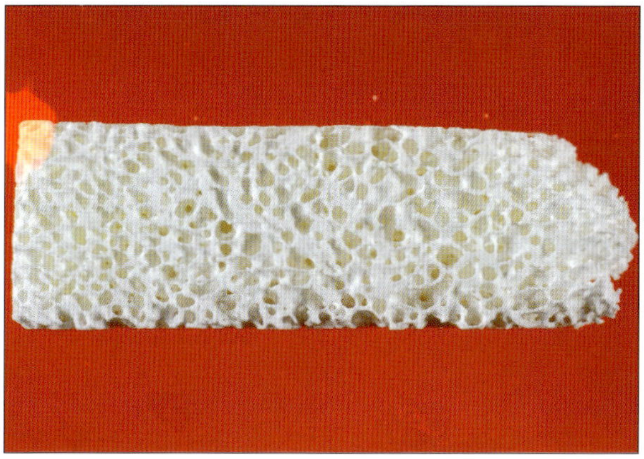

이종골 중의 하나인 Pyrost® 는 돼지뼈로서(Porcine) 한때 자주 사용된 적이 있으나 현재는 전혀 사용되고 있지 않다.

4) 합성골(Alloplastic Material)

합성골은 종류가 다양하고 자원이 풍부해서 값이 저렴하고 많은 양을 구할 수 있으나 골전도 능력만을 가지고 있어서 골이 형성되는 시간이 오래 걸릴 뿐 아니라 그 효과도 매우 미미한 경우가 많다.

합성골 이식재로는 OsteoGen

제3인산칼슘(tricalcium phosphate:TCP)

생활성 유리질 세라믹(bioactive glass ceramics)

황산칼슘(calcium sulfate)

탄산칼슘(calcium carbonate material)등이 사용된다.

OsteoGen은 골전도능을 가지고 있으며 비세라믹제이다. 유기물질이 없어서 교차감염의 위험이 없는 장점이 있으며 치조골 증대술, 임프란트 주위

결손부충전, 발치후 발치와의 성형, 상악동이식, 치주치료시의 조직증대술 등의 목적으로 사용될 수 있다. OsteoGen을 이용한 골형성 기전은 다공성구조물사이로 골형성세포가 침투하면서 신생골을 형성하며 6~8개월에 걸쳐서 서서히 흡수하는 반응을 보인다.

300~400㎛의 결정을 가지고 있고 4~6개월후에 80%정도가 흡수된다.

TCP(tricalcium phosphate, 제3인산칼슘)는 자연골에는 존재하지 않는 합성물질로 수산화 인회석과 유사한 성분을 가지고 있다. 일부는 결정형 수산화 인회석으로 변환되며 대부분 신생골 형성은 TCP의 흡수에 따른 반응으로 생각하고 있다. TCP의 흡수율은 입자의 크기, 다공성, 화학구조의 차이에 따라서 달라지는데 TCP의 주작용은 골전도를 위한 기질로의 역할이다. 이 재료는 단독으로 사용하는 경우와 다른 골이식재와 섞어서 사용하기도 한다. 또한 자가골이나 이종골을 이식시 이식재의 조작성을 돕기위한 보조 재료로서 사용하기도 한다. 안전성과 생체적합성이 뛰어나지만 경우에 따라서 빠른 흡수속도로 인해 치료결과에 대한 안정성이 부족하기도 하여 단독으로 사용하는 것을 권하지 않기도 한다.

대표적인 재로로서 β-TCP(베타 제3인산칼슘)인 Cerasorb(Curasan, kleinosthein, Germany)가 있다. 3-24개월 후 완전히 분해되며 자연골로 대치된다.

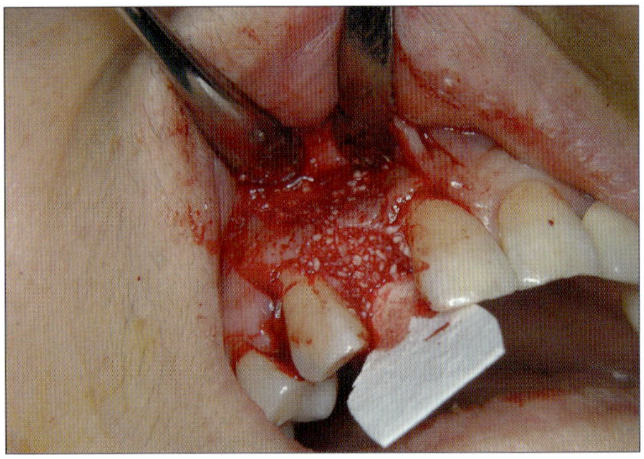

B-TCP를 이용하여 결손된 부위에 이식을 시행하고 있는 모습

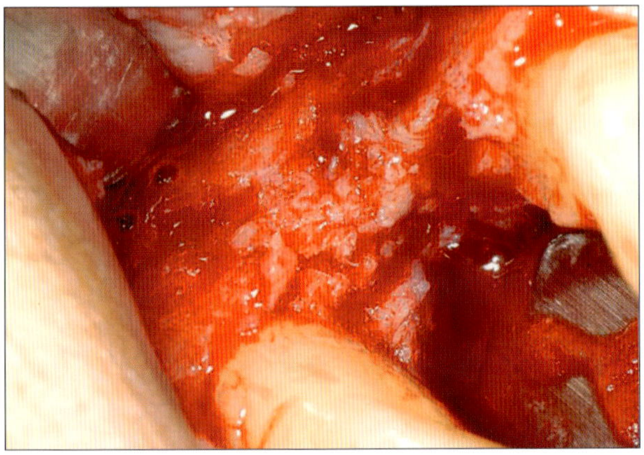

3개월후의 모습으로 이식부위에 이식물이 모두 흡수되고 연조직으로 대치되어 있는 모습을 볼 수 있다. B-TCP의 장점은 흡수가 잘 되고 골로 대체되는 성향이 강한 것이나 때로는 지나치게 빠른 흡수로 인해서 이와같이 골 형성이 되지 못하고 연조직으로 파괴되는 결과를 가져 오기도 한다. 그러나 상악동과 같이 주변의 골로 둘러쌓여 있고 보호된 곳에서는 좋은 예후를 보여주기도 하며 자가골과 혼합하에 사용한다면 더 좋은 결과를 얻을 수 있게 된다.

〈탄산칼슘〉

탄산 칼슘이 주성분으로 되어있는 합성 세라믹 이식재인 산호절은 산호의 탄산 칼슘골격을 원료로 합성한 제품이며 Biocoral은 제조과정에서 변형을 가하지 않은 자연산호이다. 탄산칼슘 이식재는 자연골의 3차원적인 구조와 유사한 형태를 가지고 있다. 발치후 치조제를 보호하기 위해서 사용하게 된다.

Interpore 200은 다공성 산호질 수산화인회석의한 종류로 수산화인회석에 약간의 TCP가 통합되어 있다. 골전도 기능을 가지고 있으며 입자형 또는 block 상태로 시판되고 있다.

Block형태의 것은 치조제 증강술을 위한 onlay 이식재로 사용되기도 한다. 모양을 다듬기는 비교적 용이하다고 하나 잘못 조작시 부서지기 쉬운것이 단점으로 지적되기도 한다. 이식재가 골로 대체되는 능력은 이식재가 흡수되면서 골로 치환되는 능력과 비례하게 되는데 Interpore 200의 경우 흡수속도가 느리고 골로 대체되는데 걸리는 시간이 상당히 긴 것으로 알려져 있다.

Biocoral은 제조과정에서 변형을 가하지 않은 aragonite 형태의 자연산호로서 98%이상의 탄산칼슘을 포함하고 있다. 수술시 조작이 쉽고 이식후 골증대 효과가 뛰어나다. 장시간 흡수가 일어나지 않는 것은 이 재료의 단점중 하나라고 생각되지만 국내에서도 많이 사용되고 있는 재료 중 하나이다.

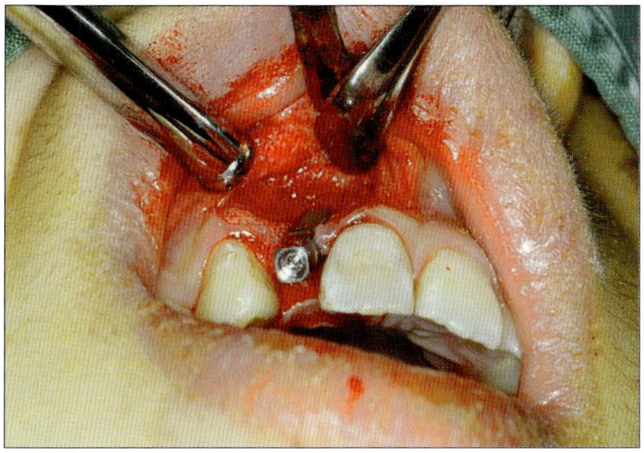

임프란트의 일부가 노출되어 있는 모습

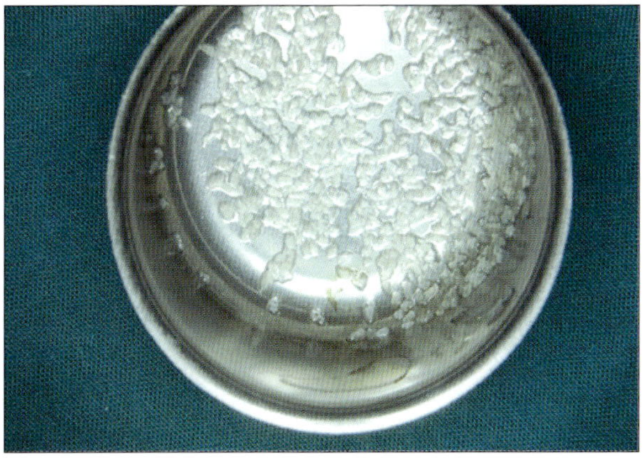

탄산칼슘제품인 Biocoral을 생리식염수와 함께 섞어 놓은 모습. Biocoral은 입자형태의 제품이다. 건조상태에서만 조작이 어려우나 혈액이나 PRP 또는 자가골 등과 혼합하여 사용하면 조작이 비교적 간편하고 좋은 결과를 얻을 수 있는 장점을 가지고 있다.

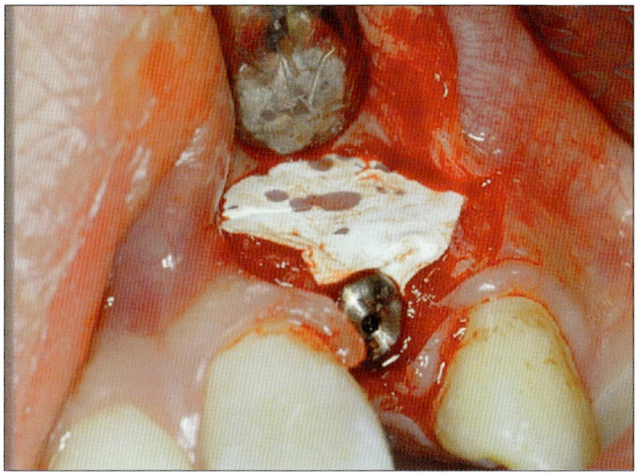

이식 3개월후에 노출시킨 이식부의 모습으로 이식골위로 차폐막이 보인다. 입자형의 이식제를 사용하는 경우 차폐막을 반드시 사용하도록 한다.

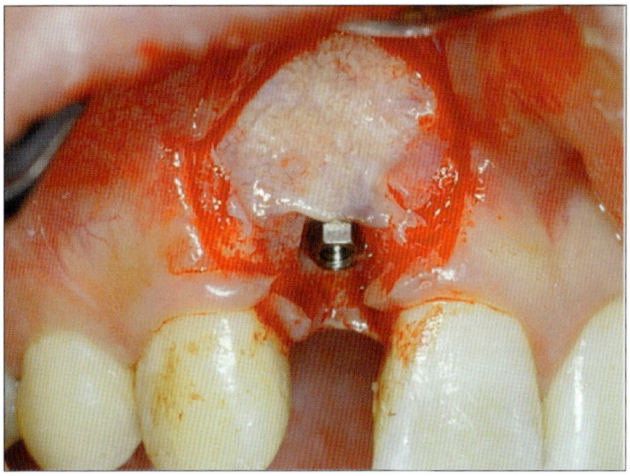

아직 완전히 성숙한 골로 대체되지 않은 상태의 이식물. 이것을 좀 더 성숙시키기 위한 기간이 필요하며 아직 강도가 약하고 골조직의 구조가 미약한 상태이다.

〈생활성 유리질 세라믹(bioactive glass ceramics)〉

생체내의 치아나 골격들은 일정한 비율의 칼슘염과 인산염을 가지고 있는데 Bioglass는 이들과 유사한 비율의 칼슘염과 인산염을 가지고 있으며 이외에 나트륨염과 규산염을 가지고 있는데 이 나트륨염과 규산염은 골을 광화(mineralization)시키는 과정에서 필수적인 성분이다. 형태가 일정치 않은 비정형(amorphous)을 보인다.

골을 유도하는 기능이 있는데 이것은 이 재료가 가지고 있는 높은 생물학적 활성도 때문인 것으로 생각된다.

숙주세포와 빨리 반응하고 결합조직내 교원질과 결합함으로 조직치유과정이 촉진된다.

세라믹표면에 교원질이 침착되면 이식재는 부드러운 접착성 표면을 갖게 된다.

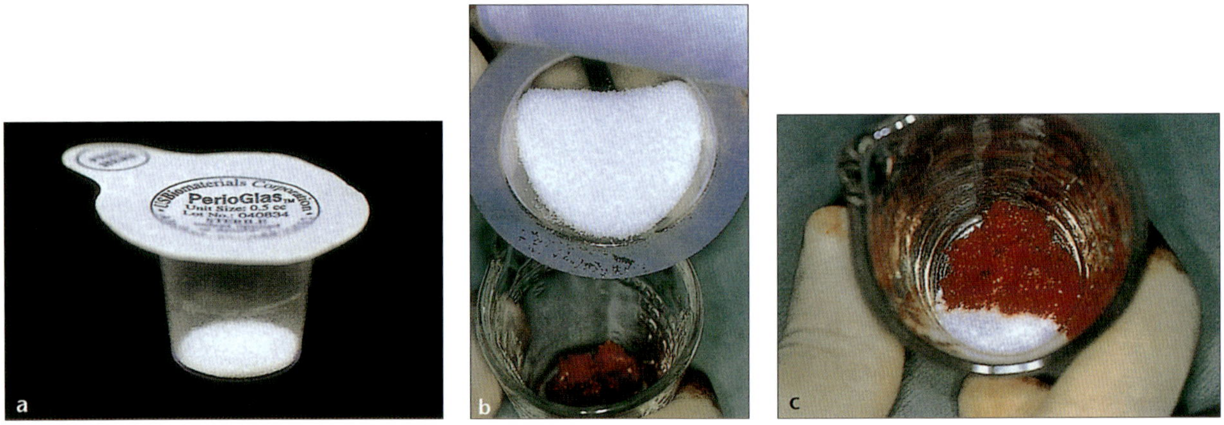

Bioglass는 골과 연조직 모두에 결합이 이루어지는데 이식재 입자가 연조직과 교원질로 부착되어 움직이지 않게 된다. 원추형으로 만들어서 발치와에 이식하면 골조직과 화합적으로 결합하며 발치와의 골형성과 발치후치조제 형태 보존을 위해서 사용한다.

Perioglass는 합성입자 형태의 bioglass이며 골조직과 어떤 종류의 연조직에 잘 결합하게 된다.

칼슘, 인, 규소, 나트륨의 원소들로 구성되어있는데 신생골 형성속도가 빠르고 화학적결합이 잘 일어나기 때문에 연조직의 하방이동이 차단된다는 보고도 있다. 또한 골결손부에서 빠르게 응고되며 이와 더불어서 지혈효과도 나타나는 것으로 보고되고 있다.

Biogran(Orthovita Co)은 흡수성 골 이식재로서 기본적으로 Perioglass와 같은 칼슘, 인, 규소, 나트륨의 성분으로 이루어져 있으나 친수성이 크고 지혈능력이 있어서 출혈이 있는 부위에 사용시 잘 유지되는 경향을 보인다.

생리식염수나 혈액과 혼합하면 조작이 용이한 덩어리형태로 변한다.

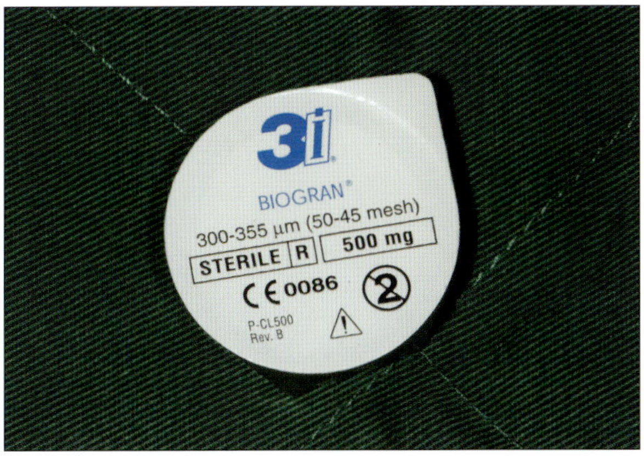

이식재로 사용되는 Biogran의 모습. 500mg 단위로 되어있고 입자의 크기는 300~500㎛이다.

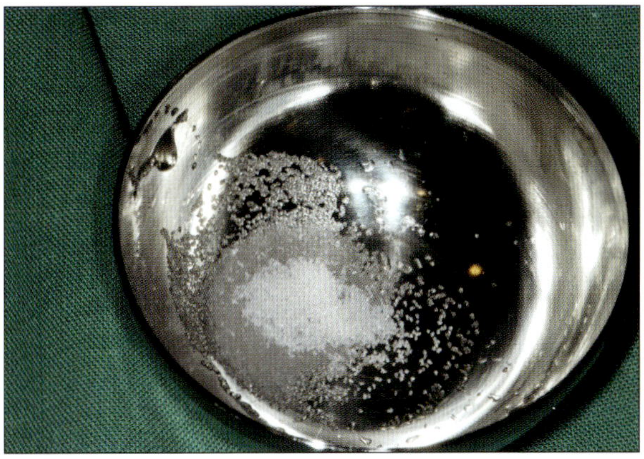

Biogran을 이식하기 위해 준비하고 있는 모습. 생리 식염수와 섞어서 조작을 편리하게 해 주었다.

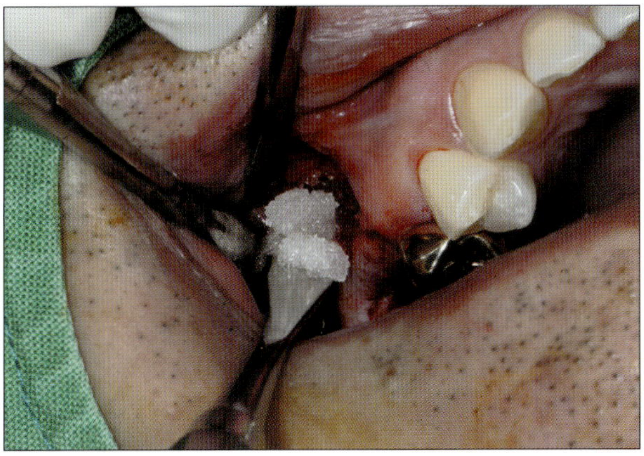

이식재를 넣고 있는 모습. Biogran은 섬세하고 고급스러운 질감을 가지고 있으며 조작이 편하다.

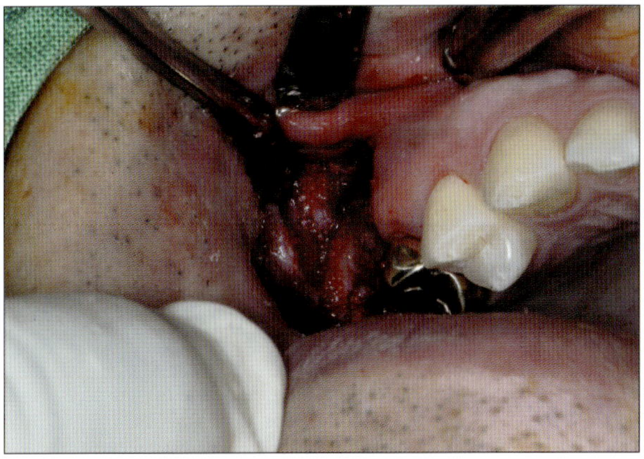

이식재를 다져 넣은 모습

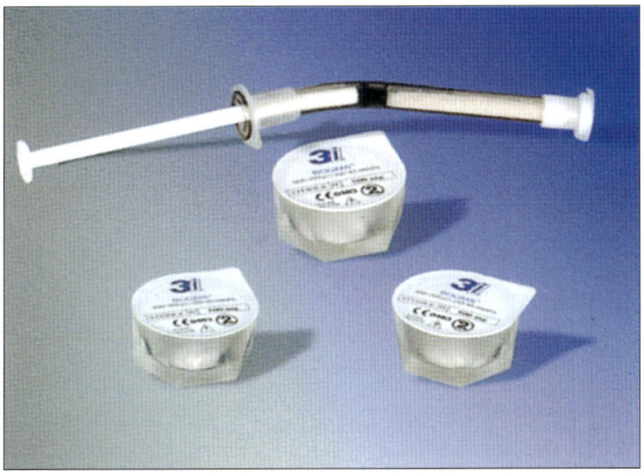

여러가지 형태의 Biogran 모습

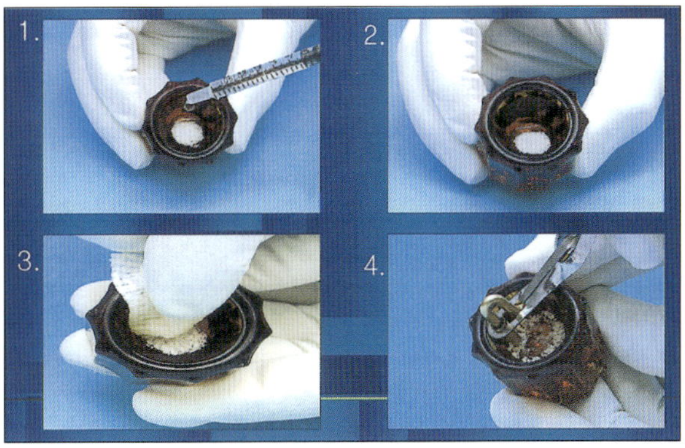

Biogran의 조작 예

〈황산칼슘 (calcium sulfate)〉

대표적인 재료로서 국내에도 많이 소개되고 있는 Capset(Lifecore Biomedical, USA)이 있다. 일반적으로 소석고(plaster of paris)라고 알려진 황산칼슘은 신경외과 수술시 두개만의 일부결손이 있는 경우에 사용되기도 한다. 임프란트시술시에 골 대체물로 사용하기도 하고 골 이식을 할 때 이식재를 보호해 주는 차단막의 기능으로도 사용된다.

소석고 분말과 희석재(diluent)로 구성되어 있다. 쉽게 원하는 형태로 만들 수 있으며 접착성이 강하다.

상악동 점막 이식술시는 잘 사용하지 않으나 일반적인 골 이식술에는 그 편리성 때문에 자주 사용한다.

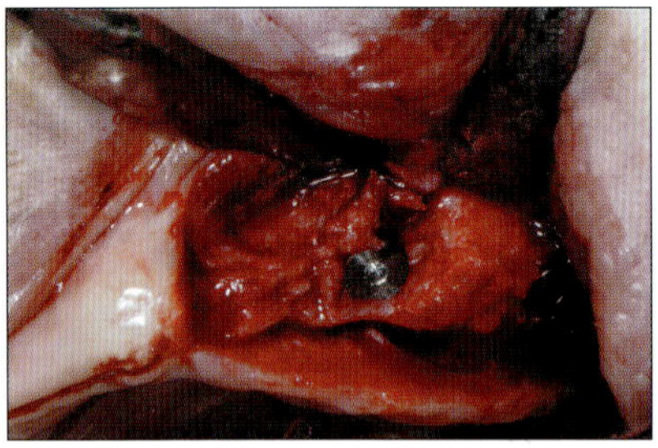

골결손이 있어서 임프란트의 일부가 노출되어 있는 모습

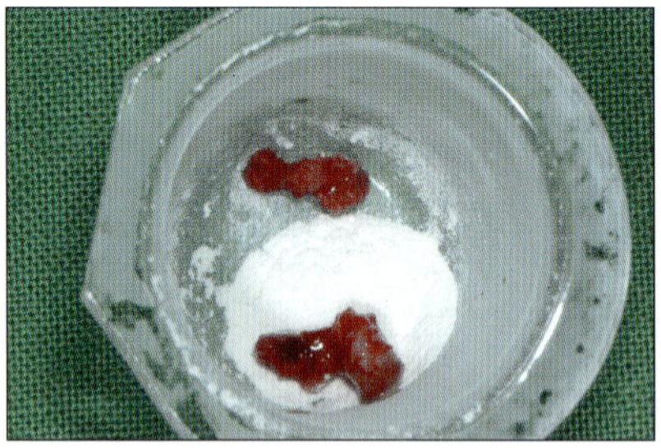

황산칼슘을 단독으로 사용하여 차단막대신 그 역할을 해 주기도 하지만 자가골이나 합성골과 함께 혼합해서 사용하기도 한다.

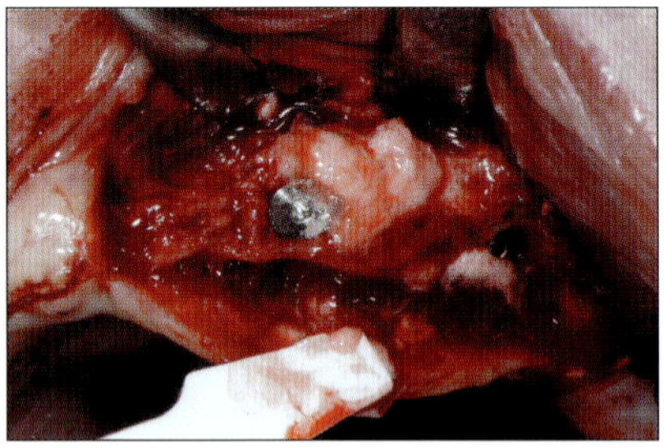

결손된 임프란트 주변을 채워주고 있는 모습

IV 상악동 점막 거상술과 골 증대술

Ⅳ 상악동 점막 거상술과 골 증대술

1. 상악동 점막 거상술의 적응증

1. 상악 치조골의 과도한 흡수 또는 상악동의 하방 이동으로 인해 치조골정과 상악동저의 점막 사이의 골이 얇아져 있는 경우
2. 상악동에 염증이 존재하지 않는 경우
3. 골 증대술을 시행하기가 어려운 경우

2. 상악동 점막 거상술의 금기증

1. 과도한 상악동염이 존재하는 경우
2. 상악동의 점막이 너무 얇아서 쉽게 파열되는 경우
3. 당뇨, 간장질환 등 치유에 영향을 줄 수 있는 질환이 있는 경우
4. 과도한 흡연자가 흡연을 계속하는 경우(상대적 금기증)
5. 정신적으로 불안정한 환자
6. 생활이 불규칙하여 술후 관리가 어려운 경우
7. 경제적인 문제가 있는 환자(상대적 금기증)

3. 골 증대술의 적응증

1. 치조골의 흡수가 너무 심해서 치조골의 협설측으로 임프란트를 식립할 수 있는 공간이 부족한 경우.
   폭이 좁아져 있는 경우
2. 치조골의 부분적인 결손이 존재하여 Implant의 식립이 불가능한 경우
3. 치조골의 흡수가 심해서 수직적인 높이가 낮아져 있는 경우
4. 치조골 흡수로 인해 심미적인 장애가 발생할 경우
5. Crown / Implant ratio가 불리한 경우

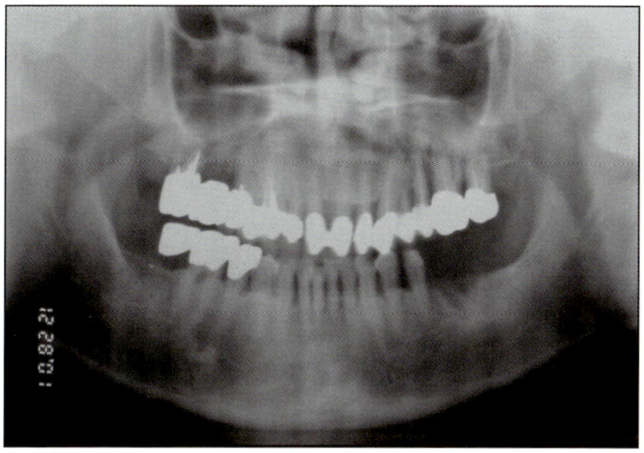

임프란트시술을 위해서 내원한 환자의 파노라마사진

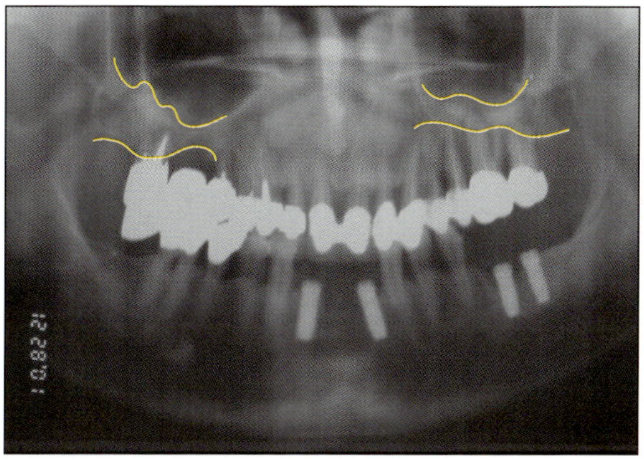

하악에 임프란트가 식립되어 있고 상악은 심한 치조골위축을 보이고 있다.

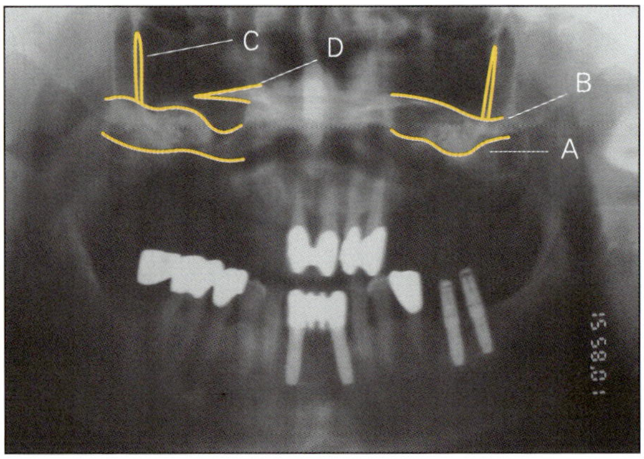

발치후 남아있는 잔존치조골과 (A) 상악동의 하연(B)의 모습으로 상악동하연은 매우 불규칙하며 치조골과의 거리가 짧은 것을 볼 수 있다. 상악동중간에 벽처럼 보이는 구조(C)는 관골(zygoma)의 전방경제선이 그림자로 보이는 것이며 상악동저 상방에 비강부위로 나타나는 구조물(D)은 구개골의 그림자이다. 이 구조는 간혹 상악동하연과 혼동되기도 한다.

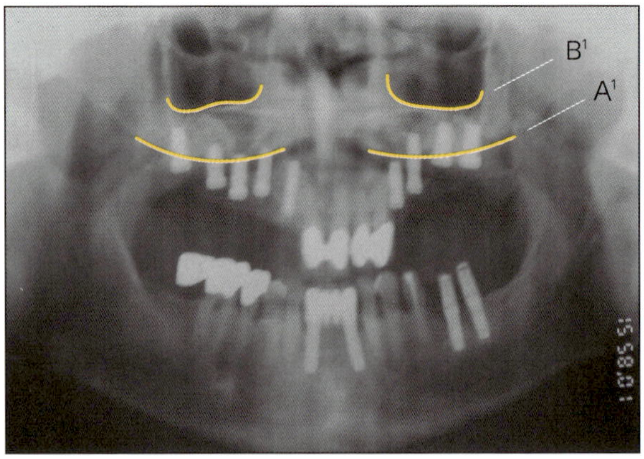

상악동하연이 상방으로 이동되어 있다.(B^1) 잔존치조골의 위치는 변함이 없는 것을 보여준다.(B^2)

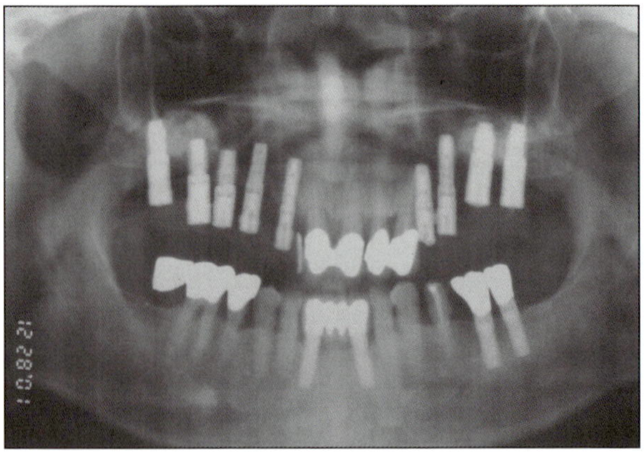

2차수술을 한 후의 파노라마사진

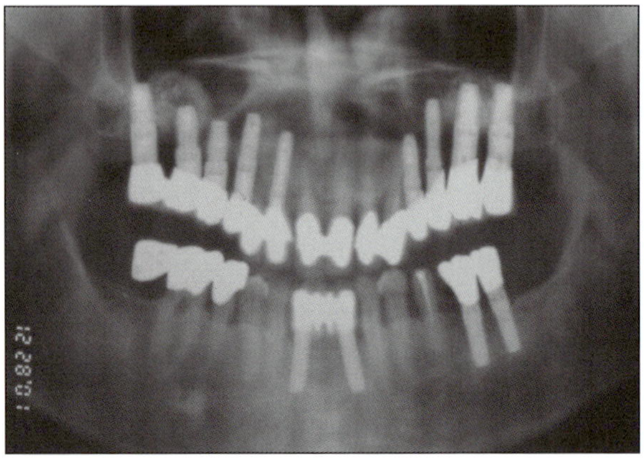

상악동 골이식을 한 부위에 임프란트와 보철이 완성된 상태, 기존의 치조골이 심하게 흡수되어 있어서 Crown / Inplant(C / I) Ratio가 좋지 않은 것을 볼 수 있다. 이러한 경우는 치조골 증대술을 통해서 임프란트를 식립할 공간을 확보해 주는 것이 바람직할 것으로 판단된다. 치조골 증대술을 시행하기 위해서는 고난도의 수술기법이 요구되며 실패율이 상악동 점막거상술에 비해서 높기 때문에 신중히 고려를 한 후 선택하도록 한다.

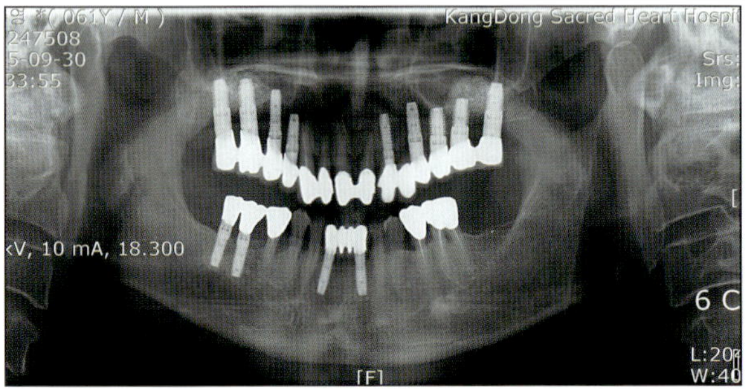

보철물 장착후 5년이 지난후

4. 골 증대술의 금기증

1. 수술에 대한 두려움이 심한 환자
2. 만성 소모성 질환이 있는 환자
3. 시술 부위에 감염성 질환 또는 종양이 있는 환자로서 아직 치유가 완전치 않은 환자
4. 수혜부의 구강점막이 없거나 점막의 장력(tension)이 너무 강한 환자
5. 점막이 너무 얇아서 골이식 후 피개가 어려운 경우
6. 술후 의사의 지시를 잘 따르지 않는 환자(자주 내원이 어려운 환자)

5. 골 증대술과 상악동 점막 거상술의 장단점 비교

	상악동 점막 거상술	골 증대술
장 점	1. 시술이 비교적 용이함 2. 길이가 긴 Implant를 식립할 수 있다. 3. 술 후 환자의 부담이 적다. 4. 수술부위의 봉합부가 안정적이며 과도한 인장력의 발생이 적다.	1. Crown/Implant ratio를 증가시킬 수 있다. 2. 심미적인 문제를 해결하는데 도움이 된다.
단 점	1. Crown/Implant ratio를 개선시키지 못한다. 2. 상악동에 감염의 위험성이 있다. 3. 시술이 불가능한 경우가 발생한다(점막 파열 등). 4. 비염, 상악동염 등이 있으면 수술이 제한된다.	1. 시술 시간이 길고 환자에게 수술에 대한 부담이 커진다. 2. 이식골이 흡수가 되는 경우가 발생한다. 3. 이식부의 봉합이 불안정하고 벌어지는 경우가 발생한다. 4. 자가골 이식을 하는 경우 수술에 대한 부담이 배가 된다.

V 상악동 점막 거상술에 관한 술식

Ⅴ 상악동 점막 거상술에 관한 술식

1. 상악동 점막 거상술을 위한 단계별 술식

1) 절개

절개선은 치조정이나 설측에 둔다. 피판을 쉽게 박리하고 수술 시야를 좋게 하기 위해서 수직 절개선을 형성해 주는 것이 필요한데 수직 절개는 시술을 하고자 하는 부위에서 가능한 5mm 이상 떨어진 곳이 좋으며 후방부에 대한 수직 절개선을 가하는 경우 치아를 기준으로 하게 되며 치아가 없는 후방 무치악의 경우에는 상악결절 부위에서 수직 절개선을 형성하게 된다.

수직 절개선이 협점막이행부를 넘어가면 피판을 박리하고 시술 시야를 확보하는 면에서는 유리하지만 출혈이 심해지고 술 후 부종이 심해질 수 있다. 그러나 술후 피판을 재위치 시킬때 인장력이 가해지지 않도록 자연스럽게 봉합해주기 위해서는 협점막 이행부를 지나서 절개를 해주어야 한다.

특별한 목적이 아니면 절개선은 한번에 골막까지 접근하도록 하며 부분층 박리를 하는 경우에는 골막 상방까지만 날이 들어가도록 조절한다

2) 피판 형성 및 관리

피판을 박리 한 후에 수술을 할 부위를 노출 시키기 위해서 피판을 상방으로 거상해야 하는데 이때 가능한 골막이 손상되지 않도록 주의를 기울이도록 하며 기구의 접근이 용이하고 시술 시야가 확보 되도록 충분한 박리가 필요하다. 형성된 피판을 견인시키고 있기가 어려우면 협점막에 봉합을 해둔다. 상악동 점막 거상술을 시행하는 경우에는 부분층 박리 보다는 전층 박리를 시행하도록 한다.

3) Window opening

피판을 박리한 후에는 점막을 노출시키기 위해 측방의 골을 제거하는 과정이 필요하다. 이 과정을 window opening이라 하며 일반적으로는 round bur를 이용하여 골을 제거 하게 된다.

형성하는 창의 크기는 상황에 따라 달라지는 것이지만 일반적으로는 높이가 10mm 내외이며 길이가 15mm 내외로 형성하게 된다. 창을 형성하는 동안 골의 하방에 존재하는 점막이 보라색으로 비쳐 보이거나 골과 점막의 경계부에서 출혈이 심하게 일어나게 된다.

골의 삭제는 사각형 또는 타원형이 되도록 하는 것이 일반적이며 골을 전체적으로 고르게 제거해서 가벼운 충격(tapping)에 의해서 점막에 붙어있는 골이 살짝 안으로 밀려들어가도록 하는 것이 좋다.

점막에 붙어있는 골편은 따로 떼어내었다가 골이식이 끝난 후에 형성된 창을 덮어주는 방법과 점막과 함께 상악동 안으로 밀어넣어주는 방법이 있다. 어느 방법이 더 좋은 것인가 하는 것은 술자에 따라 다르겠지만 필자의 경우 점막에 대한 손상이 더 적을 수 있으며 상악동 내에 자가골의 함량을 더 많이 가져갈 수 있다는 생각에서 후자를 선호하는 편이며 상악동 수술 후 개구창 부위를 덮어 줌으로서 상대적으로 골 형성이 약하게 일어날 수 있는 부위에 골 형성을 촉진시킬 수 있으며 점막을

관찰하면서 거상술을 시행할 수 있으며 이식된 내용물을 보호 할 수 있다는 의미에서 전자를 선호하는 술자도 있다.

4) 점막 거상

일단 골이 분리가 되면 점막을 들어올리는 과정으로 들어간다. 점막이 두텁고 건강한 환자의 경우에는 특별히 문제가 되지 않지만 간혹 비닐같은 느낌이 드는 얇은 점막을 만나게 되는 경우가 있는데 이러한 점막은 각별한 주의를 기울여서 조심스럽게 박리를 해 나가야 하며 그렇다 하더라도 부득이하게 점막이 파열되는 경우를 보게 된다. 또 점막이 골에 유착된 듯한 느낌을 주는 경우도 있다. 점막이 골에서 박리되면서 약간 끈적끈적한 느낌을 주게 되는데 이 경우도 점막의 파열이 쉽게 일어나기 때문에 주의를 해야 한다. 점막은 내측으로 그리고 상방으로 거상해 들어간다.

일단 점막이 파열되면 나머지 부분을 조심스럽게 박리를 해 본다. 다행이 더 파열이 일어나지 않고 점막이 거상되면 작은 파열 구멍은 점막이 겹쳐지면서 막힐 가능성이 있기 때문에 통상적인 방법으로 골을 이식하게 된다.

점막의 파열이 심한 경우라면 분쇄형의 골질을 이식하는 것은 의미가 없으며 이때에는 block bone을 이식하도록 한다. 점막의 감염이 의심되거나 상악동염 혹은 비염이 의심되는 경우라면 골이식이나 implant 식립을 하지 않고 다음으로 연기하는 것이 좋다.

점막 거상시 파열된 부위에 fibrin glue 등을 이용해서 접착시키는 방법도 있다. Shlomi등은 점막 거상술도중 손상된 점막에 의해서 이식된 골의 결과를 비교해 보았을때 점막이 손상되지 않은 경우에 비해 별다른 차이를 발견할수 없다고 보고하고 있다. 또한 손상된 점막은 Lambone이라는 성숙골판(DFDB human lamellar bone sheet)을 이용하여 막아줌으로 물리적인 막을 형성해 주면 정상적인 골이식이 가능하다고 보고하고 있다. (Lambone : Pacific Coast Tissue Bank. LA. CA)

아주 드물게 비강이 좁은 환자의 경우 그리고 상악골의 흡수가 심해서 점막의 거상을 많이 해야하는 경우에 비강과 연결되는 공기 구멍인 상악동구(ostium)를 막게 되는 경우가 생기게 되는데 이것이 막히게 되면 상악동 내로 연결되는 환기구가 막히게 되는 것으로 상악동의 공기 조절 기능이 사라지며 상악동염의 원인이 될 수 있기 때문에 주의를 기울여야 한다. 상악동구(ostium)는 코의 middle concha와 inferior concha사이에 있으므로 상악동 점막을 거상하기 전에 이 위치를 미리 파악해 두고 거상을 할 거리를 미리 결정해 두는 것이 필요하다.

5) 골이식

자가골 또는 인공 골을 이식하는데 상악동 내에 들어가는 골은 대부분의 경우 과립형이기 때문에 생리식염수 또는 혈액과 혼합하여 점도를 증가 시킨 후에 사용을 하게 된다. 이식할 골을 운반할 도구(carrier)를 사용하며 condensor를 이용하여 골을 다져 넣는다. 이식되는 골은 다른 부위에 접촉되어 오염되지 않도록 주의해야 한다.

6) Implant 식립이 동시에 이루어지는 경우

상악동 점막 거상술을 임프란트 식립과 동시에 행하는 경우는 일반적으로 상악동 점막의 하방과 치조골 정 간의 거리가 4-5mm 이상 되는 경우에 시행하는 것을 원칙으로 하고 있다. 잔존 치조골의 두께가 이보다 적은 경우는 식립된 임프란트의 초기 고정이 약해서 실패의 확률이 높은 것으로 알려져 있다. 그러나 술자에 따라서는 간혹 이보다 적은 량의 잔존골이 남아있는 경우에도 심지어 1-2mm 정도의 잔존골이 있는 경우에도 임프란트를 수술과 동시에 식립해 주기도 한다.

이 때에는 초기고정을 충분히 얻기 위해서 드릴의 크기를 작은 것으로 마무리하고 가능한 큰 지름의 임프란트(wide diameter)를 식립한다. Tapping을 절대하지 말고 구멍의 크기도 osteotome을 이용해서 넓히는 것이 drill을 사용하는 것보다 유리하다. 이렇게 함으로써 임프란트가 식립된 부위의 골질을 좀 더 치밀하게 만들어 임프란트의 초기 고정력을 높일 수 있게 된다.

Artzi 등은 상악동점막 거상술과 발치후 즉시 임프란트를 동시에 시행하여 통계를 내어 결과를 발표했는데 이 시술을 시행한 10명의 환자 모두가 치조정의 골흡수 소견을 보이지 않고 양호한 결과를 2년간 지속하고 있다고 하였다.

상악에서는 일반적으로 치주질환이 심해서 발치를 하게 되는 경우 골의 흡수에 의해서 상악동과 치조정사이의 거리가 짧아지며 골의 밀도가 약하고 (대부분이 D_3 또는 D_4 골)상악동의 pneumatization으로 인해서 상악동의 하방이동이 일어난다. 이러한 이유 때문에 임프란트는 가능한 직경이 넓은 것을 사용하는 것이 초기고정력을 높이고 임프란트와 골사이의 접촉면적을 넓혀주는 역할을 함으로서 성공률을 높일 수 있게 되는 것이다.

(1) 상악동 점막 거상술의 일반적인 술식

(증례 1)

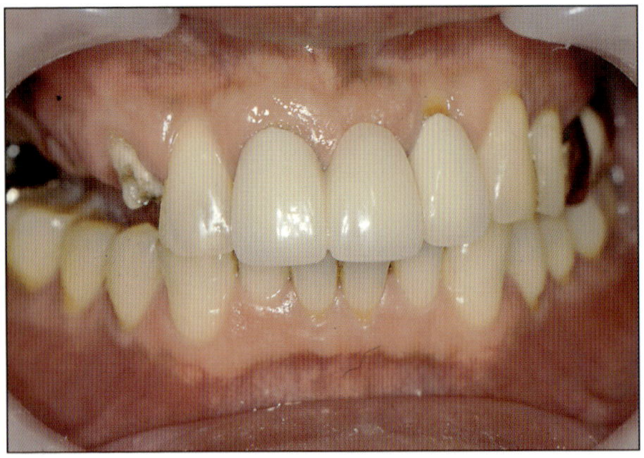

임프란트를 식립할 환자의 정면사진, 우측에 무치악부가 보인다.

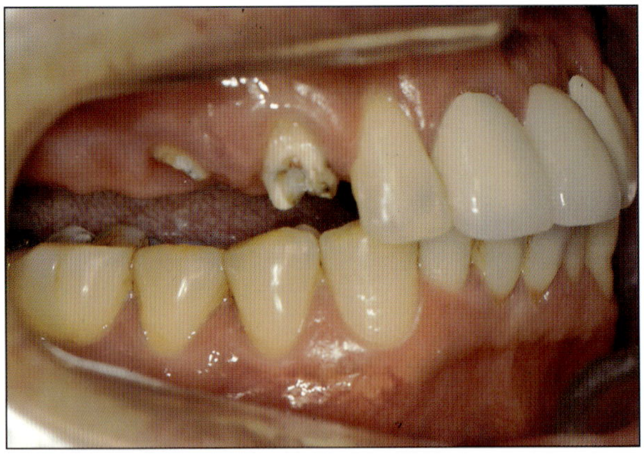

우측무치악부의 사진으로 잔존치아의 모습들이 보인다. 심한 우식증을 보이고 있다.

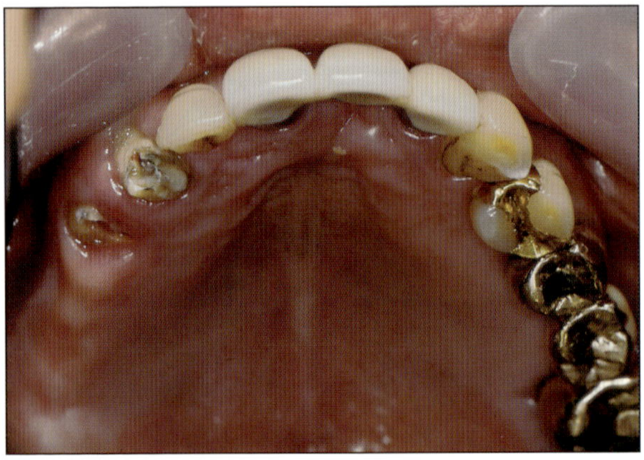

하부에서 본 모습으로 치조골의 폭은 임프란트를 식립하기에 충분하며 잔존치의 치조골도 비교적 건강할 것으로 예상된다.

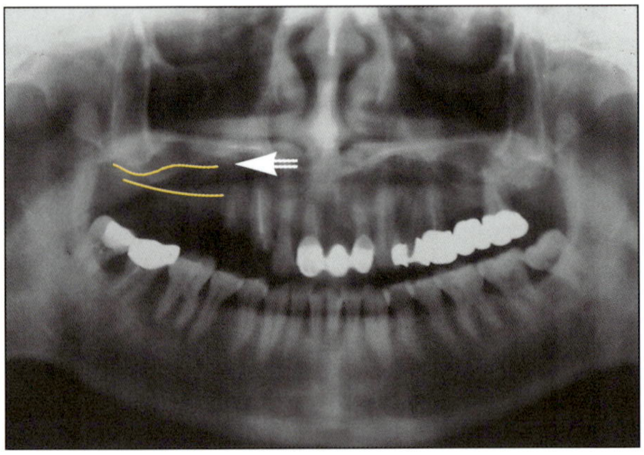

파노라마사진의 모습으로 상악동하연(⟵)이 치조골과 가까이 존재하는 것을 볼 수 있다.

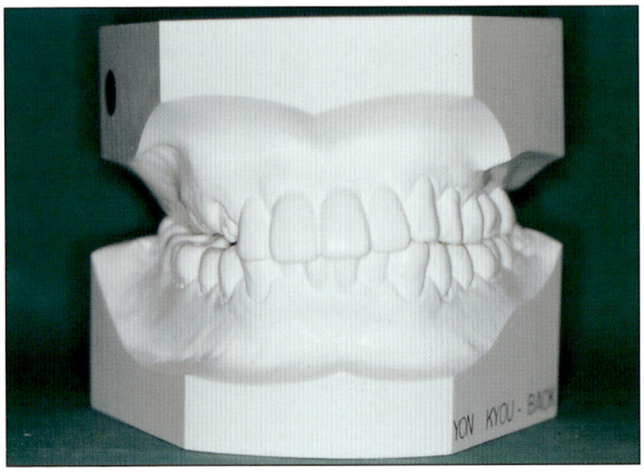

환자의 진단모형(study model)

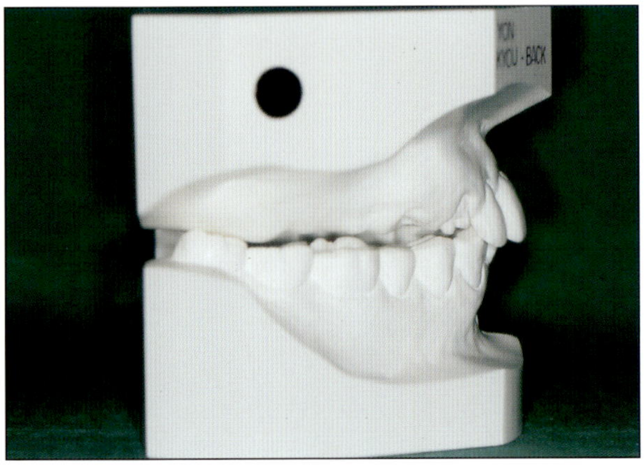

진단모형의 측면모습, 하악치아와의 거리가 짧아서 보철물의 길이가 비교적 짧은 상태로 임프란트를 식립할 수 있기 때문에 C/ I ratio를 좋게 할수 있다.

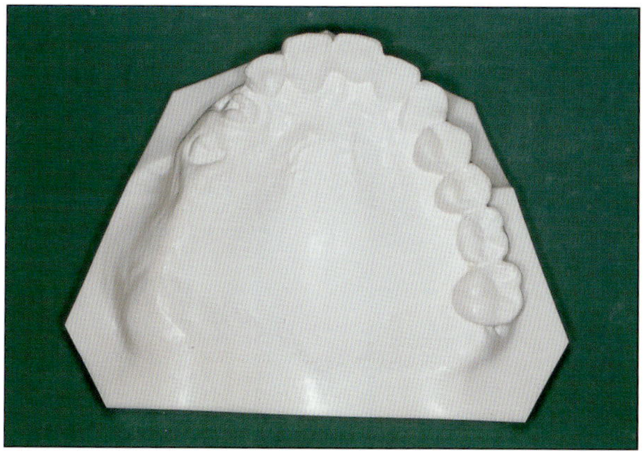

구개측에서 본 무치악 치아의 상태

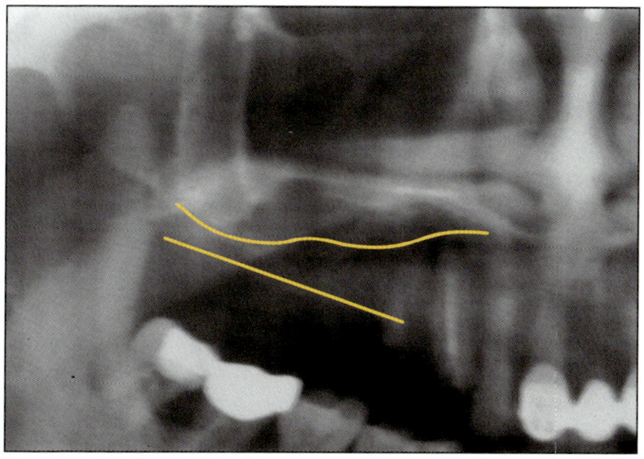

무치악 부위를 확대해서 보여주는 파노라마사진

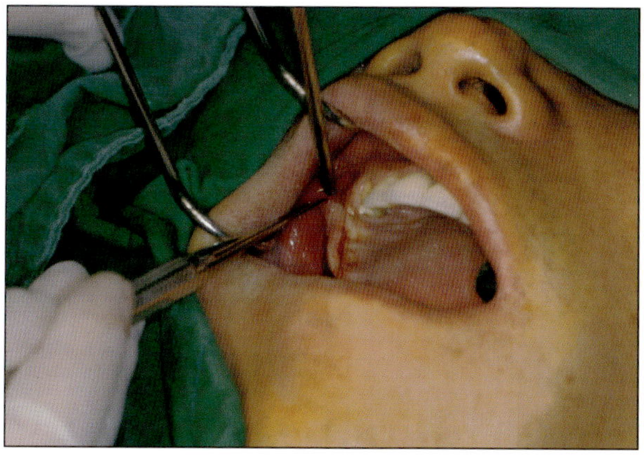

상악동 골이식술을 위해서 측면에 창(window)을 형성해야 한다. 이를 위해서 드릴 (drill)을 하고 있는 사진

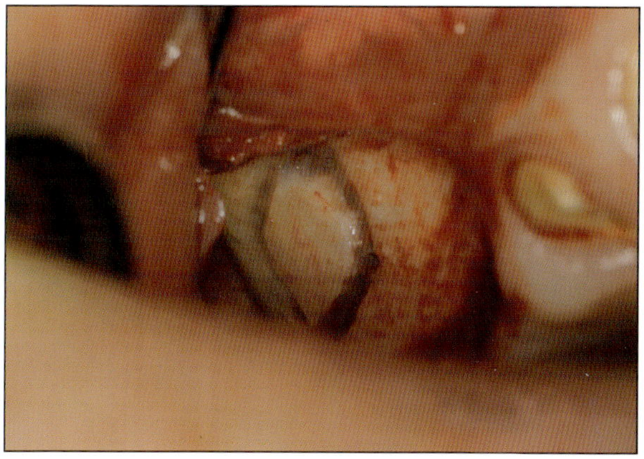

창이 형성된 모습, 날카로운 부분이 없이 부드럽게 하는 것이 이후에 점막을 조작하기가 유리하다.

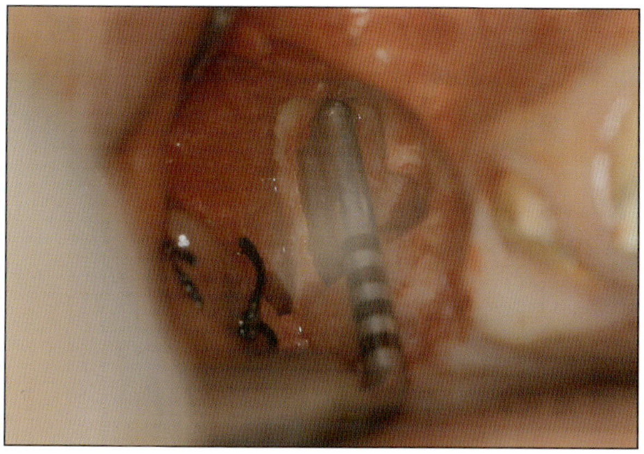

상악동의 하연으로부터 잔존치조골까지의 거리를 측정해 보고 있다. 약 6mm가량의 치조골이 남아 있는 상태이다. 잔존치조골이 5mm이상 남아 있는 상태이면 상악동 점막을 거상한 후 즉시 임프란트를 식립해도 예후가 좋은 것으로 되어 있다. 요즘의 추세는 남아 있는 잔존치조골의 거리보다도 임프란트를 식립후 초기 고정력이 어느 정도인가 더 중요한 기준으로 제시되고 있다.

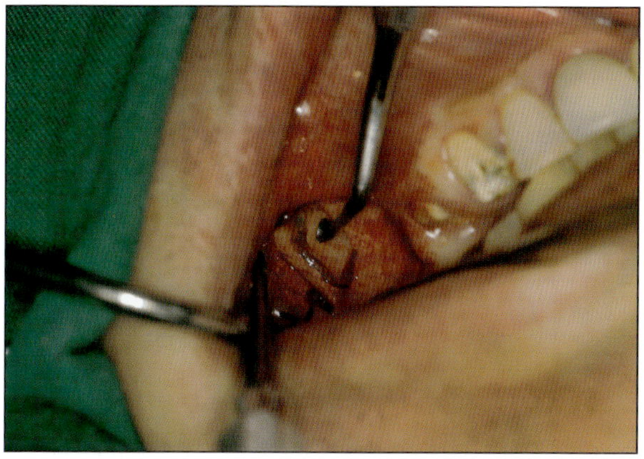

상악동 점막을 거상한 후의 사진, 거상을 시행한 이후에 점막의 천공여부를 살펴 보는 것이 중요하다.

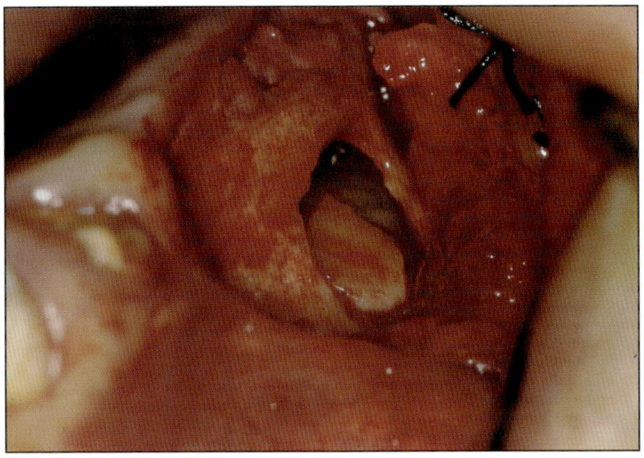

거상된 점막이 건강한 상태라면 환자의 호흡과 함께 점막이 움직이는 모습이 명확히 나타난다. 사진은 환자의 호흡과 함께 상악동 내의 압력이 높아지면서 점막이 이미 형성된 창(window)으로 밀려 내려오는 모습이다. 다시 음압이 형성되면 점막은 공기의 흐름과 함께 상방으로 밀려 올라간다.

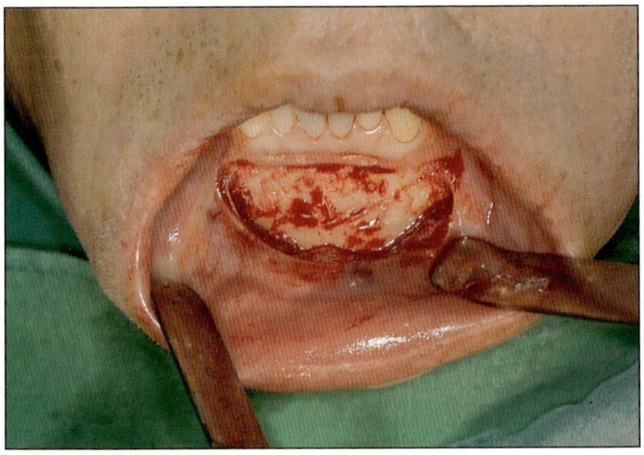

상악동에 이식할 골을 채취하기 위해서 하악의 이부(chin)를 골 공여부로 이용하기로 하였다.

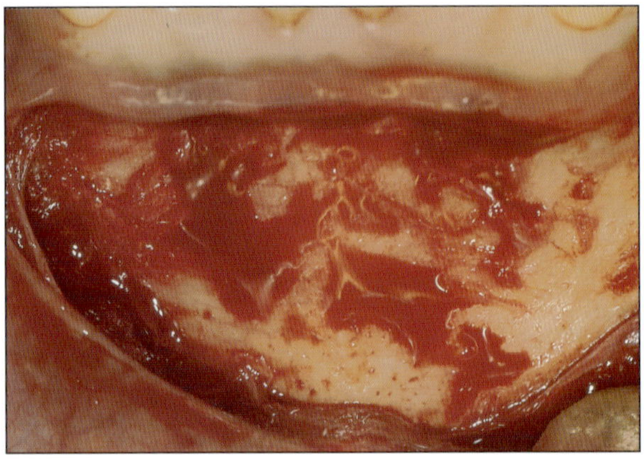

골 공여부로 사용될 이부(chin)의 모습. 이부는 비교적 풍부한 양의 이식골을 채취할 수 있는 부위이다.

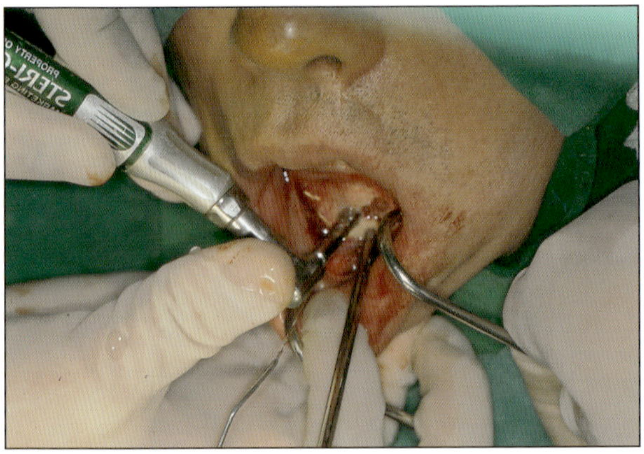

트레핀 바(treppine bur)를 이용하여 골을 채취하고 있다.

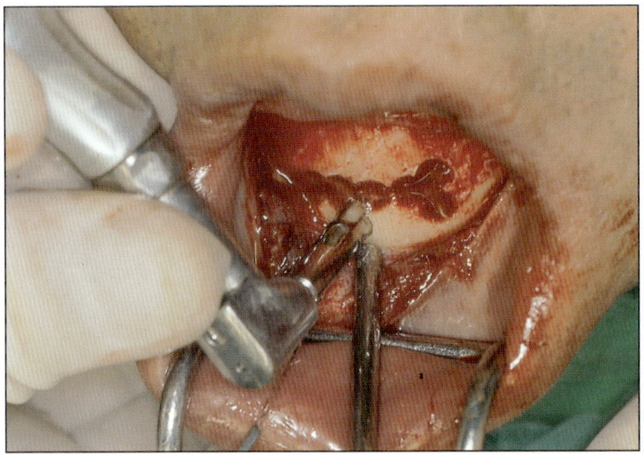

골이 채취되고 있는 모습. 트레핀 바를 이용하면 손쉽게 골을 채취할수 있고 피질골과 수질골을 함께 채취할 수 있는 장점이 있다.

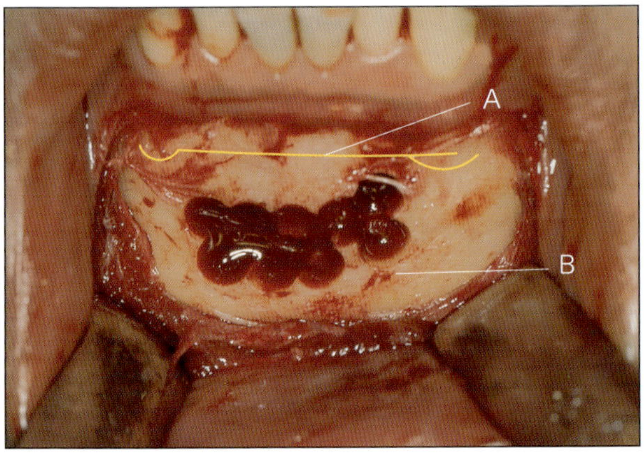

필요한 양만큼의 골을 채취한다, 이때 하악전치의 치조단(A)을 손상시키지 않도록 주의하며 이것을 위해서 치조단의 형태가 비추는 위치로부터 5mm가량의 안전거리 (safty zone)을 두는 것이 좋다. 또한 이부돌기(mentum)는 가능하면 보존하는 것이 술후 하악의 형태를 보존하는데 유리하다(B).

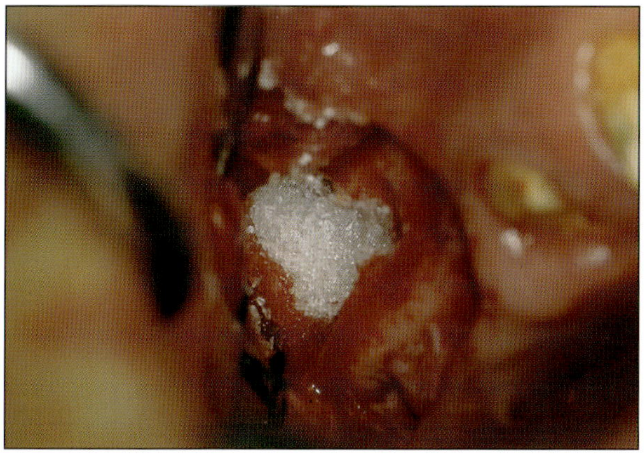

점막하방의 공간에 H•A를 먼저 넣어준다. H•A는 방사선 불투과성을 띄고 있어서 술후에 점막거상술이 성공적으로 되었나의 여부를 방사선으로 검사하는 경우 유용하게 사용될 수 있다.

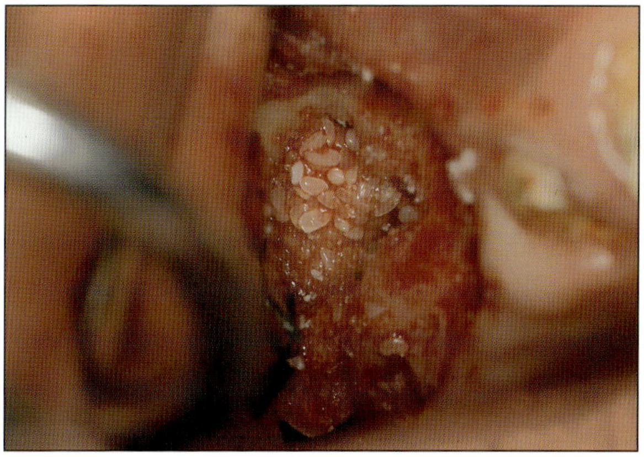

다음에 DFDB를 넣어 주고 있는 모습. DFDB는 안정적인 골 이식물로 골 유도 및 골전도 기능이 좋으며 형태유지에 유리하다.

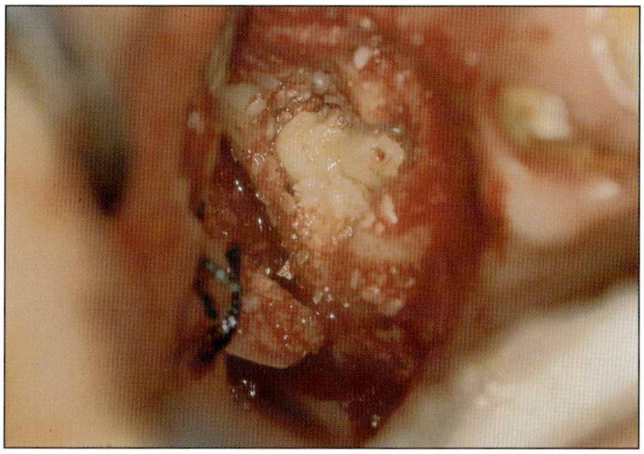

채취된 자가골을 분해 한 후 최종적으로 상악동에 이식해 준다. 자가골의 골 형성능력은 상악동에 이식된 이식재를 빨리 안착시키며 임프란트의 고정 및 생착을 도와준다.

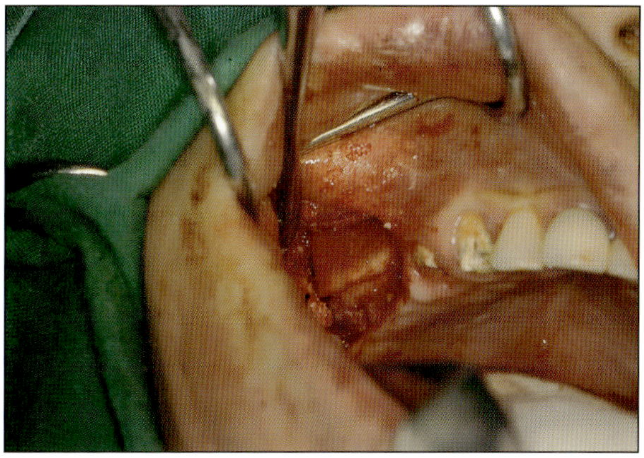

이식이 완성된 모습

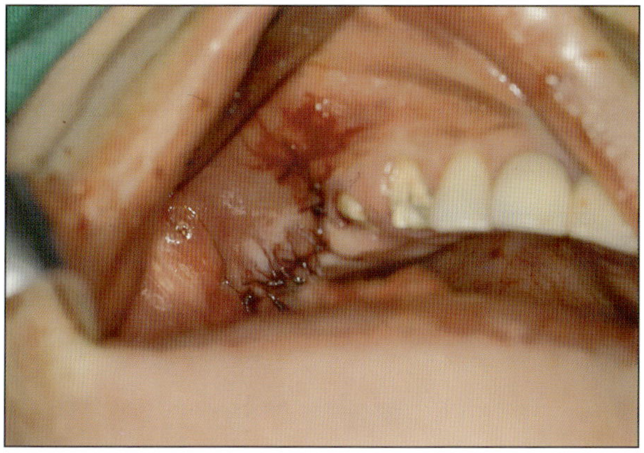

봉합이 끝난 후의 모습. 협측으로 점막이 부풀어 올라와 있고 협점막이 약간 당겨져 있는 것을 볼 수 있다.

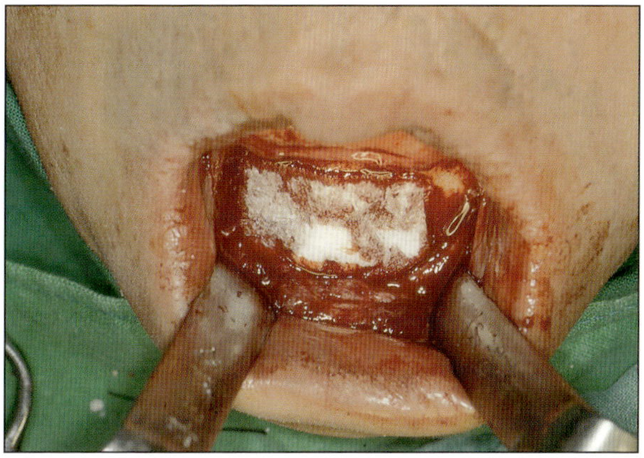

골 공여부의 공간은 Colla-Tape을 이용해서 채워주고 있는 모습

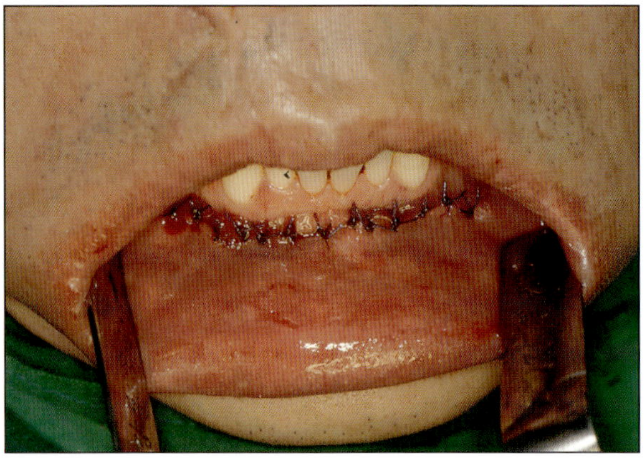

봉합이 끝난 후의 이부

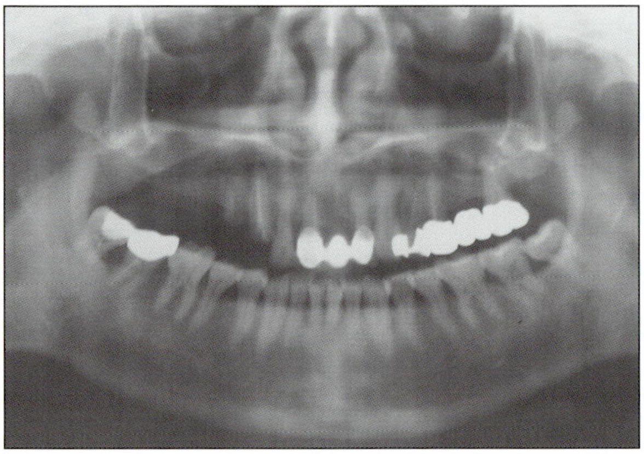

술전 파노라마사진. 우측 상악 전방부의 잔존치골이 보이며 구치부에는 얇은 치조정과 하방으로 내려와 있는 상악동을 볼 수 있다.

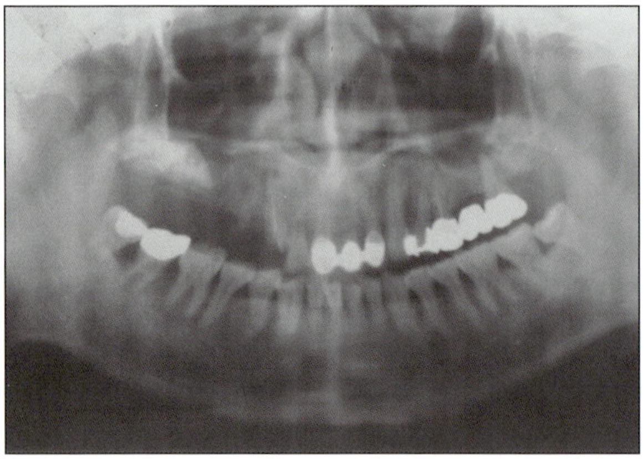

상악동 거상술 후 모습

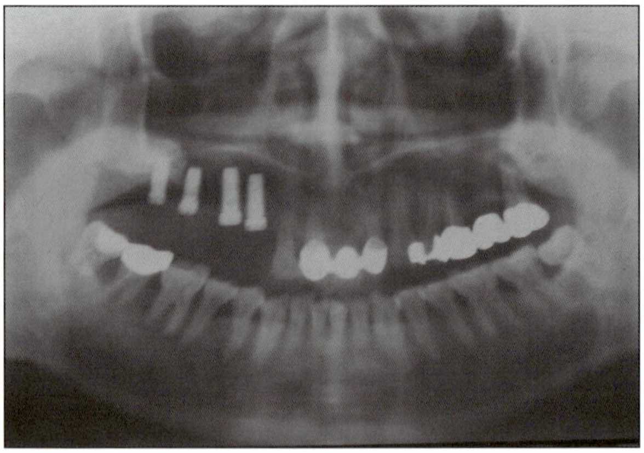

상악동 골이식후 임프란트를 식립한 후의 사진. 상악동의 하방점막이 상방으로 이동되어 있으며 이식된 골이 방사선불투과성으로 임프란트 주변에 나타난다.

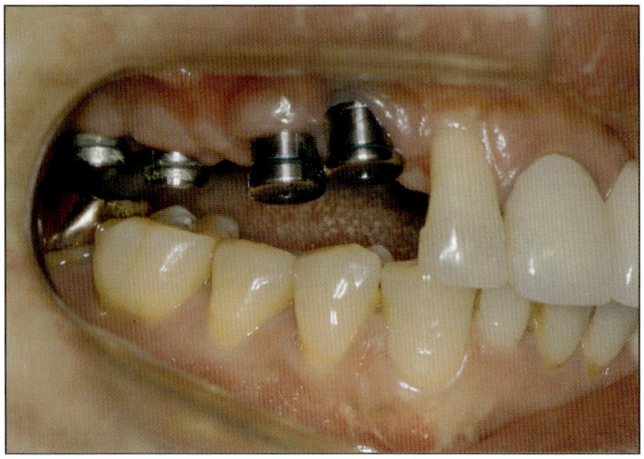

2차 수술 후의 구강내 사진

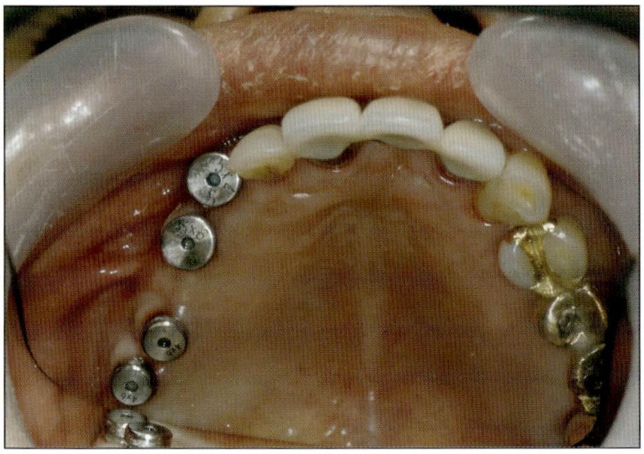

구개측에서 본 모습

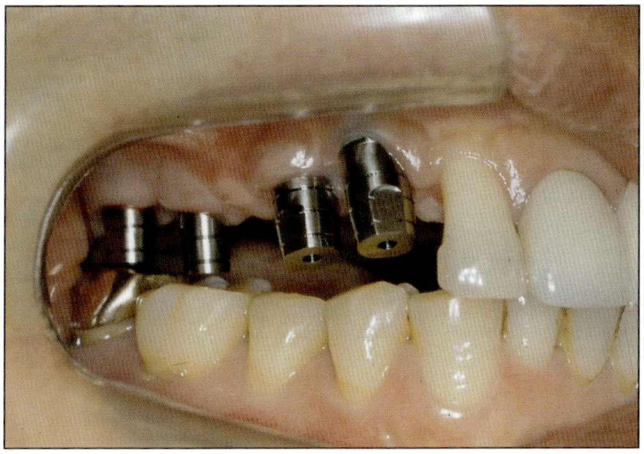

지대치가 들어가 있는 상태의 구강내 모습

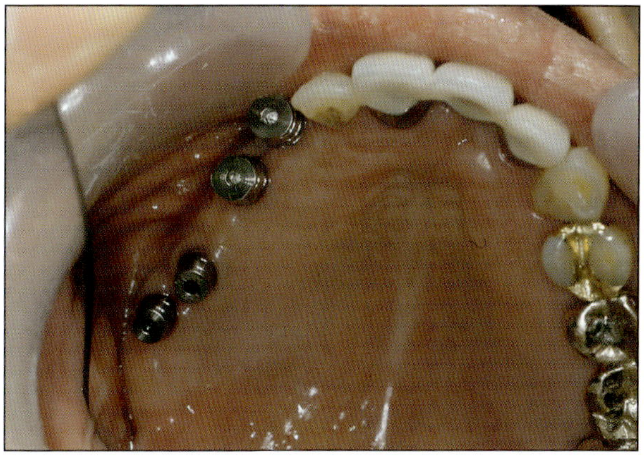

구개측 사진. 전치부의 각도는 약간 협측으로 기울어져 있다.

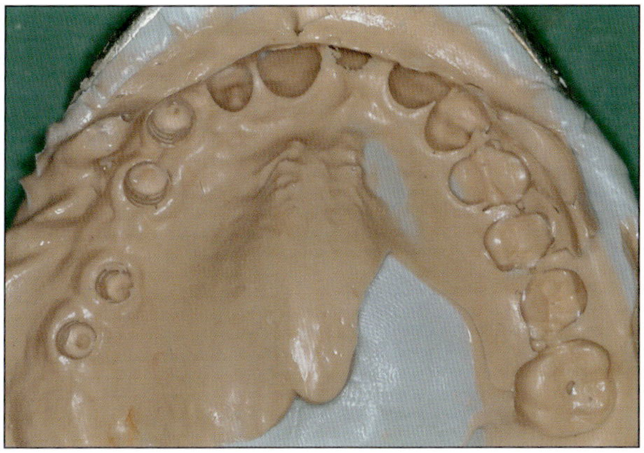

인상을 채득한 모습

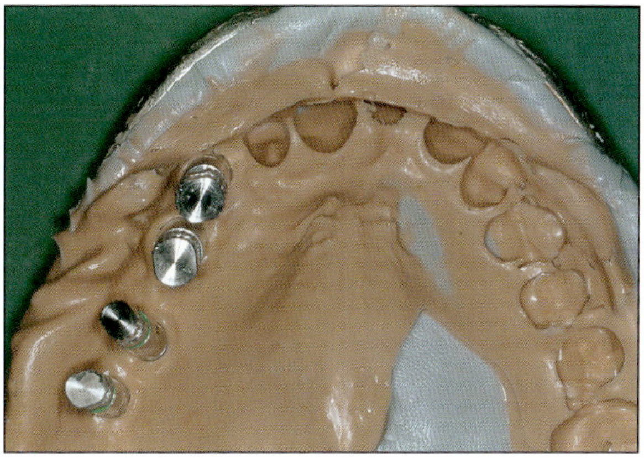

채득된 인상에 기공용 모형(lab analog)을 끼워준 상태

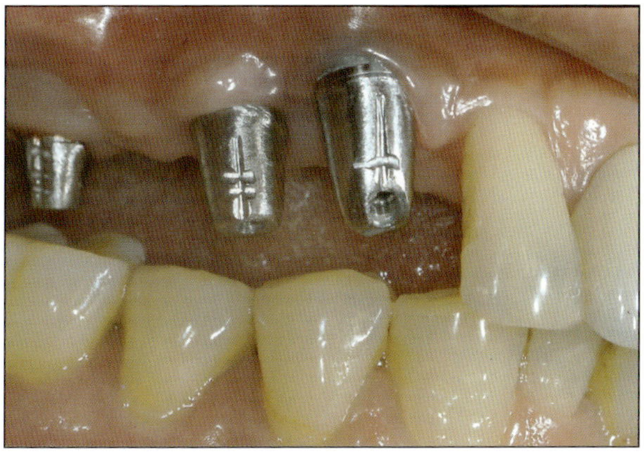

기공실에서 가져온 지대치를 임프란트와 연결한 모습

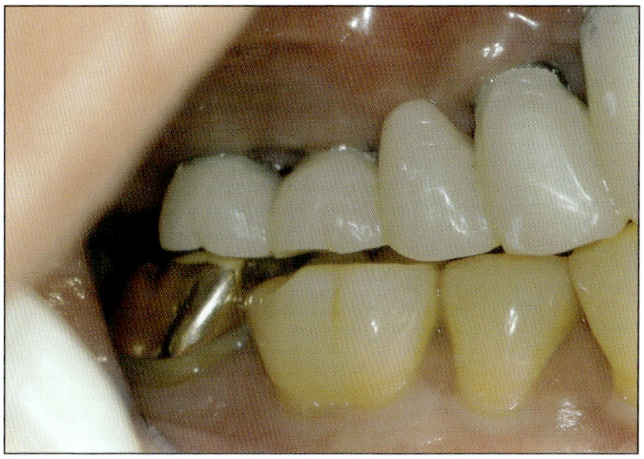

보철이 완성된 모습

상악동 점막 거상술의 일반적인 술식 (Grafton®, DFDB)

(증례 2)

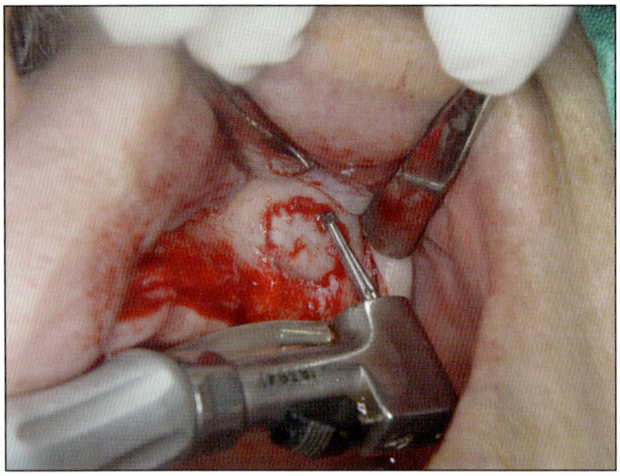

상악동에 창을 형성하기 위해서 round bur를 이용해서 골을 삭제하는 모습

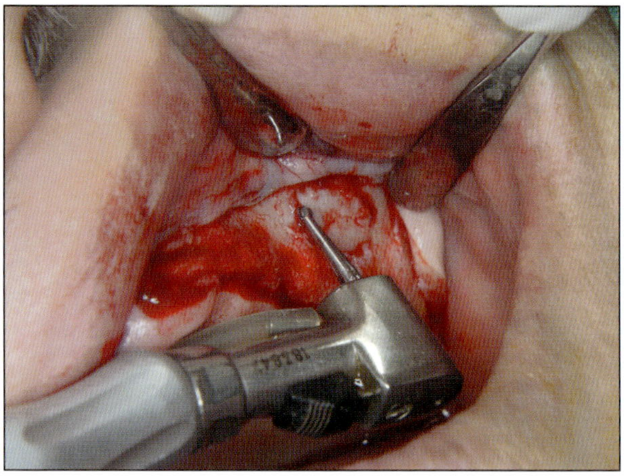

bur를 사용할 때에는 힘이 수직으로 가해지지 않도록 각도를 조절해 주어야 한다.

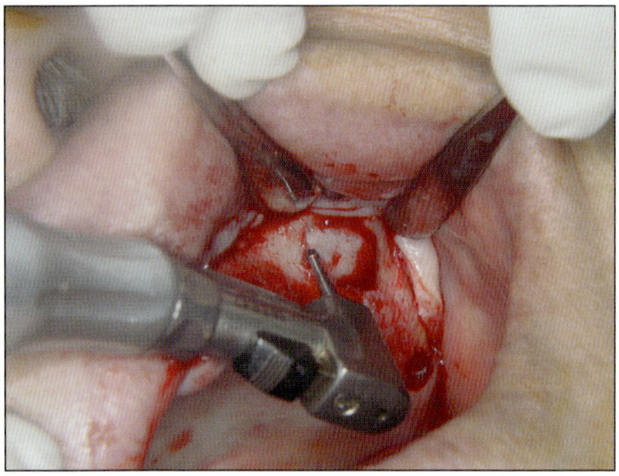

bur를 이용해서 골의 삭제될 외형을 만들어 준다. 골을 삭제하는 과정에서 점막을 손상시키지 않도록 주의해야 한다.
일반적으로 round bur는 점막에 손상이 가기 쉽기 때문에 diamond bur 나 green stone을 사용하는 경우도 있다.

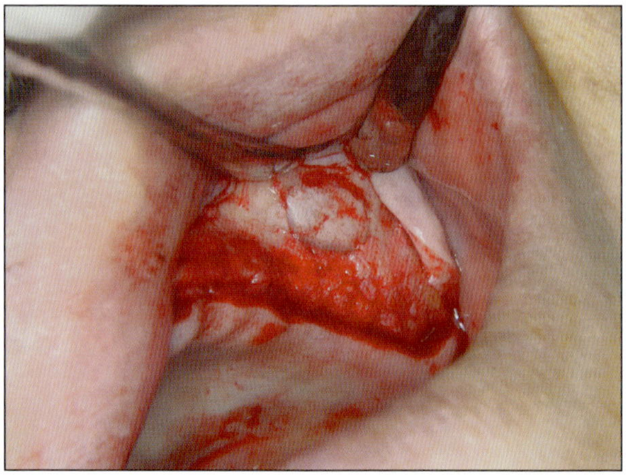

골 하방의 점막이 비칠때까지 골을 삭제해 준다. 골 삭제가 끝난 후의 모습
골삭제가 완성되었는가 하는 문제를 일단 경험에 의존해야 하는 것이 일반적이다. 보통 골삭제도중 출혈량이 많아지거나 골 밑으로 보라색점막이 비쳐 보이는 시점을 골 삭제가 어느 정도 완성된 단계로 생각하기로 한다. 정확한 양 만큼 골을 삭제해 내는 것은 쉬운일은 아니지만 골 삭제가 불충분하면 일단 골을 드러낼 수 없을뿐 아니라 골을 밀어 넣어 점막과 함께 거상술을 시행하려는 시도를 한다 하더라도 자칫 골이 골절되면서 주변 점막을 파열시키기도 하기 때문에 가능하면 충분한 양의 골 삭제가 이루어져야 하는 것이다. 너무 많은 양의 골이 남아 있으면 골절을 시키기 위해서 마레팅(marretting)을 하는 도중 환자의 머리가 울려서 술후 이명(tenatus)을 호소하는 원인이 되기도 한다. 골삭제는 후방부가 시야가 좋지 않아서 불충분하게 삭제되는 경우가 많다.

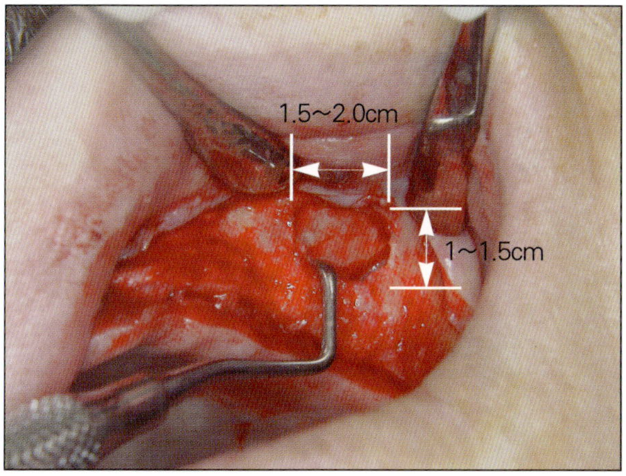

상악동 창의 일반적인 크기는 폭이 1.5~2.0cm정도이고 높이가 1~1.5cm 정도 되도록 한다. 너무 작은 창을 형성하면 안에서 기구의 조작이 힘들어 점막이 손상되기가 쉽다. 반대로 너무 크게 창을 형성하려면 골 삭제에 어려움을 느낄수 있어서 특별한 경우가 아니면 적절한 크기로 창을 형성하도록 한다.

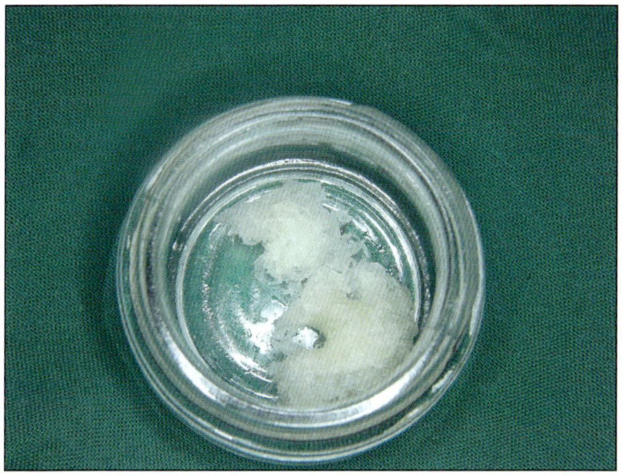

점막이식에 사용할 재료, DFDB의 일종으로 이 경우는 자가골 사용없이 DFDB만 사용하였다.
이식재에 대해서는 후에 자세히 다루겠지만 근자에 와서는 DFDB를 단독 사용하는 경우 좋은 예후를 얻고 있다는 보고가 증가하고 있는 추세이다.

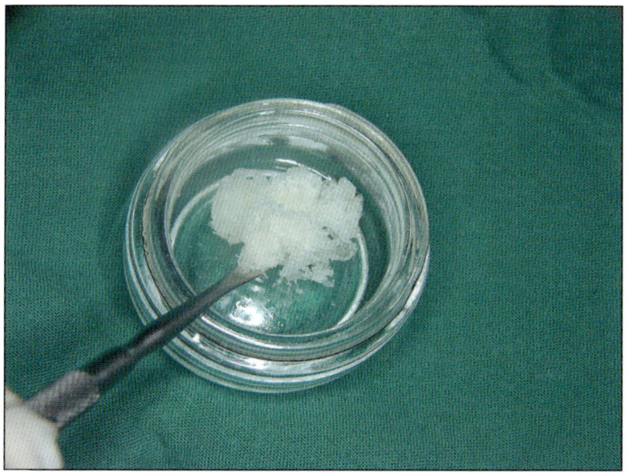

필요한 양만큼 떠서 상악동 내부를 채운다. 그림과 같이 조작이 간편하게 제작된 sponge형 골이식재는 가격이 비싼대신 구강내에 재료를 흘릴 염려가 없고 이식재를 충전하는데 시간이 적게 걸리는 장점이 있다. 이식후 이식된 골의 흡수 속도는 입자 형에 비해서 좀더 빠른 경향을 보이기도 한다.

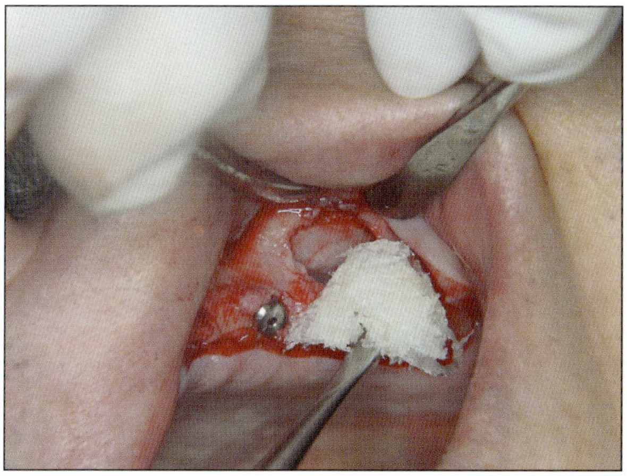

임프란트를 식립한 후에 외부를 다시 채워준다.

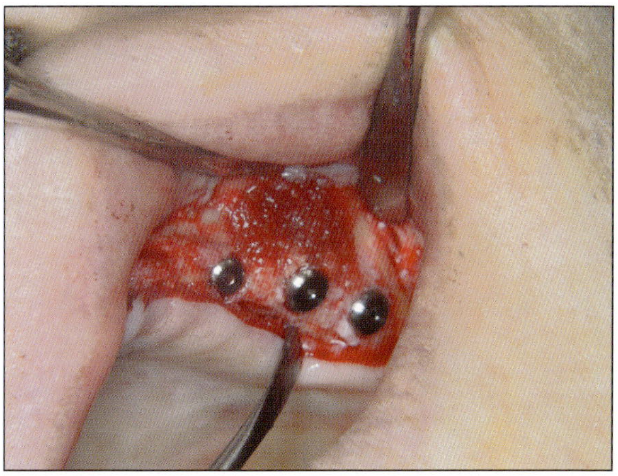

상악동 외부까지 골이 다 채워진 모습

(2) 창을 넓게 여는 경우

무치악 부위가 넓고 상악동이 전체적으로 하방에 위치할 때에는 창의 형성을 넓게 하는 것이 필요하다.

일반적인 경우 창의 형성을 넓게하면 수술시야가 좋고 시술이 편리 하기는 하지만 이식재가 많이 소비되는 단점이 있다.

(증례 1)

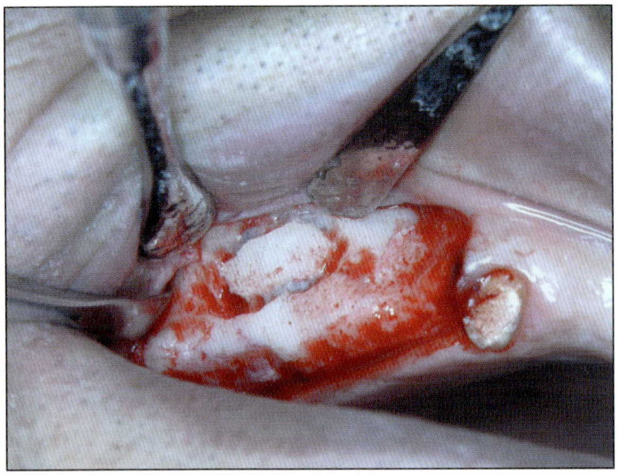

치아를 식립할 부위가 많고 상악동이 넓게 되어 있다면 그림과 같이 충분히 넓게 상악동을 노출시킨다.

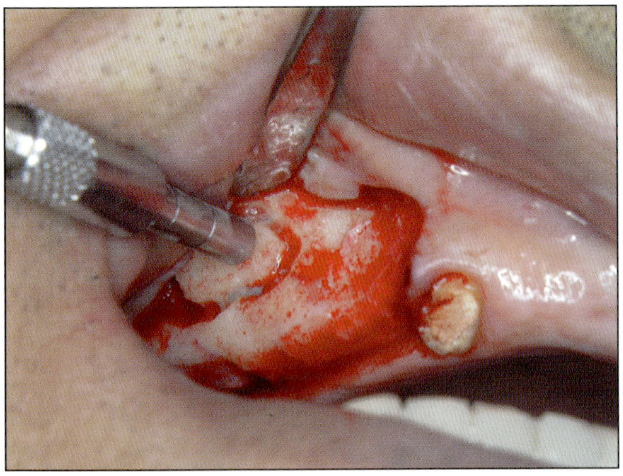

상악동 외벽을 완전히 제거하기도 하지만 그림과 같이 osteotome을 이용해서 상악동 안으로 밀어 넣기도 한다. 이 술식의 장점은 상악동 외벽이 모두 삭제가 되어 있지 않아도 미세한 골절과 함께 창을 형성하는 부위로부터 분리를 할 수 있다는 것이다. 그러나 골삭제가 충분하지 못하거나 어느 한 두 곳에 잔존골이 두껍게 남아 있는 경우에는 osteotome으로 가해지는 충격이 너무 커서 환자가 머리가 울리거나 이로 인해서 이명이 생겼다는 증례도 있기 때문에 주의해야 한다. 또한 무리한 힘으로 골절을 시키는 경우 점막이 함께 찢어지는 경우도 있기 때문에 주의를 해야 한다.

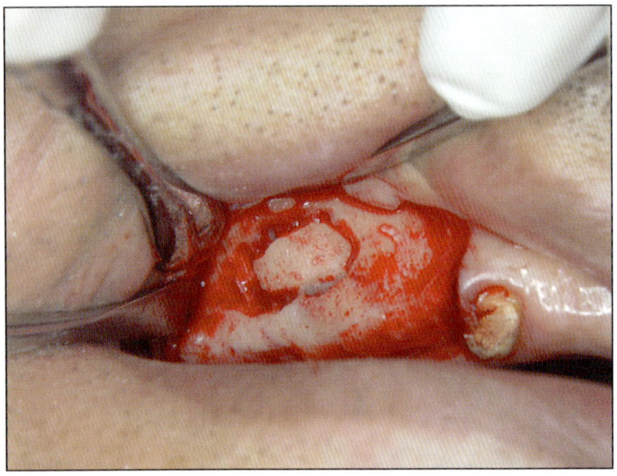

osteotome으로 가볍게 타격을 가하면 그림과 같이 창을 형성한 골이 안으로 밀려 들어간다.

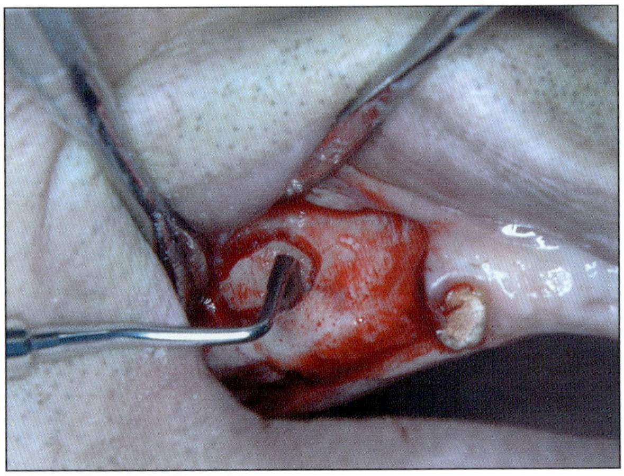

창을 형성한 골 외벽전체가 움직이고 있는지를 확인한다.

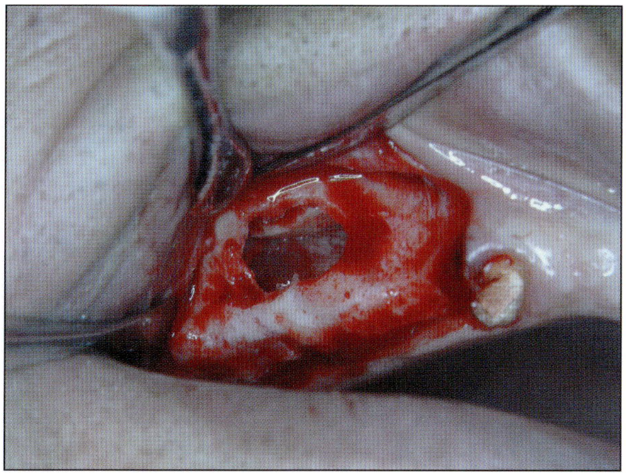

주변의 점막을 박리하고 상악동을 위로 올리는데 이때 점막이 붙어있는 골을 함께 위로 올린다. 그림은 상악동 점막이 위로 들어 올려져서 공간이 형성된 모습이다.

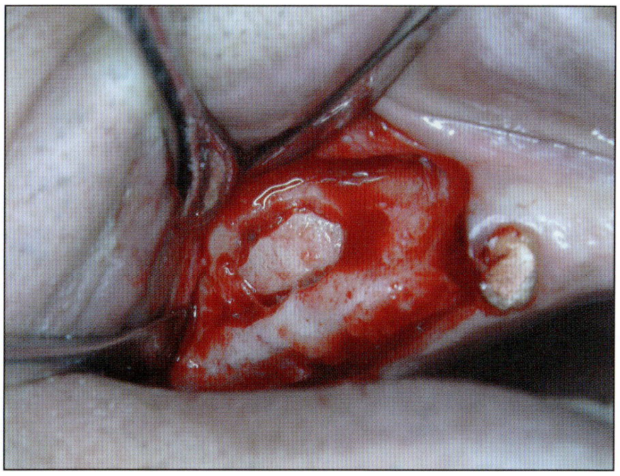

점막 손상이 없이 상악동 점막이 거상되면 호흡을 하는 동안 올라갔던 점막이 다시 내려왔다 올라가는 것을 반복하게 된다. 환자의 호흡과 함께 상악동 외벽이 내려와 있는 모습. 상악동 외벽을 형성하는 골은 일단 분리해서 따로 보관하고 있다가 골이식이 다 끝난 후에 창을 덮어 놓거나 또는 이식재로 이용하는 방법이 있다. 어느 방법이든 술자의 기호와 숙달도에 따라서 행한 것이지만 가장 기본적인 것은 점막을 손상시키지 않아야 한다는 원칙이다. 골을 떼어낼때에는 점막이 손상되지 않도록 주의를 기울인다. 골을 떼어내면 장점은 점막전체를 관찰하면서 점막을 거상할 수 있는 것과 골이식이 끝나고 떼어낸 골을 다시 덮어줌으로 상악동내의 골형성을 촉진 시킬수 있다는 것이다.

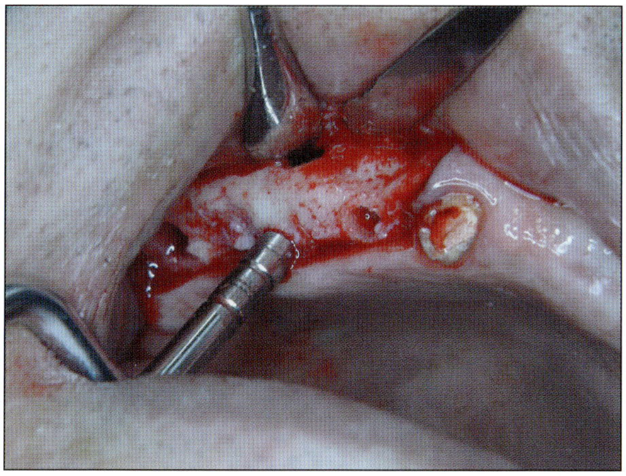

drill을 이용해서 임프란트를 식립할 부위를 형성한후에 이것을 확장하는 단계에서는 가능하면 osteotome을 사용하여 하도록 한다. osteotome을 사용해서 확장하게 되면 골의 밀도를 높일수 있어 임프란트를 식립시 초기고정력을 증가 시킬수 있다. 그러나 의외로 골질이 단단하거나 잔존골이 많아서 osteotome만으로는 형성된 구멍을 넓힐수가 없는 경우도 있기 때문에 drill과 병행하기도 한다. 무리해서 osteotome을 강하게 사용하는 것은 술후에 환자에게 공포감이나 이명 등의 부작용이 발생할 수 있는 위험이 있기 때문에 삼가도록 한다.

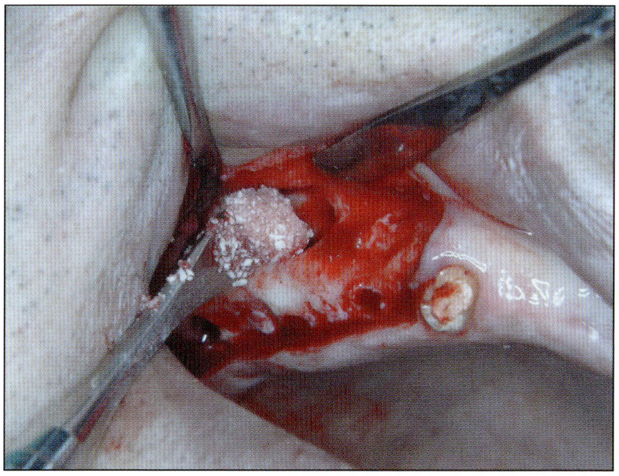

이식한 골을 채워넣고 있다. 이식재가 흐르지 않도록 주의하며 과립형 이식재는 blood나 PRP와 혼합을 하면 조작이 용이해지며 약간의 생리식염수에 적셔서 사용하기도 한다. 감염이 되지 않도록 주의한다.

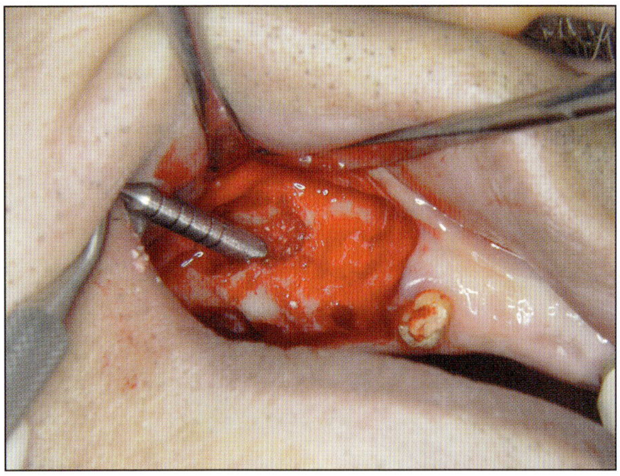

이식한 골을 다져 넣고 있는 모습. 그림과 같은 형태의 condenor가 유용하다.

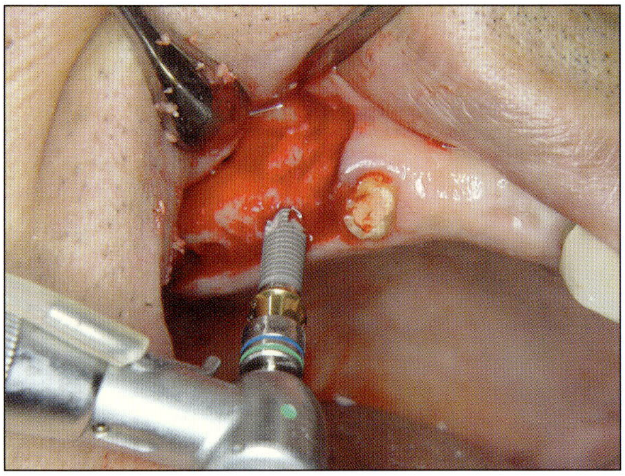

임프란트를 식립하고 있다. 저자들은 이경우에 self-tapping이 되는 임프란트를 사용하며 따로 tapping을 하지 않는다. 상악은 골질이 무르기 때문에 tapping을 하면 초기 고정력이 소실 될 가능성이 있다.

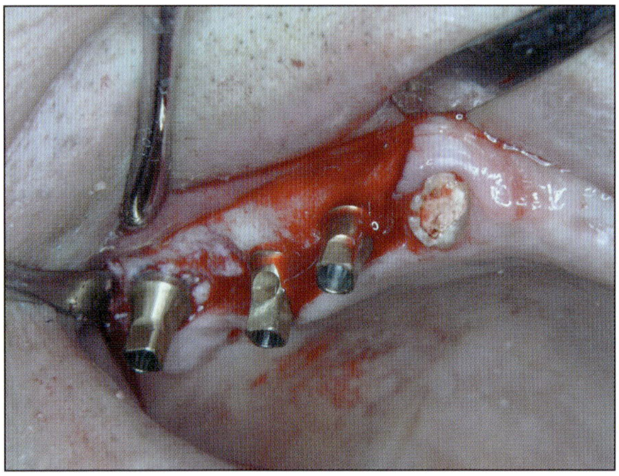

임프란트가 식립된 모습

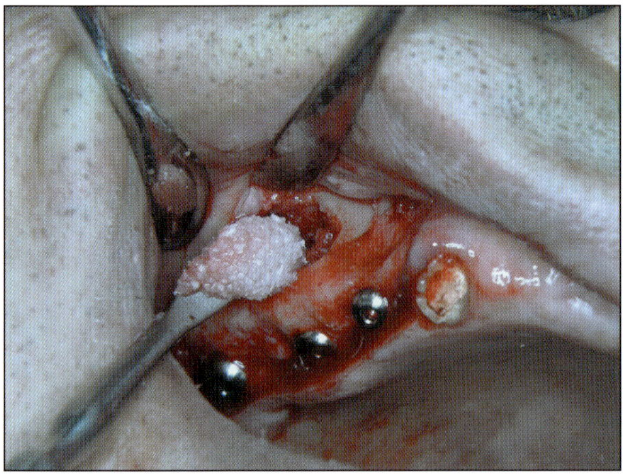

임프란트 식립이 끝난 후에 나머지 부분에 다시 이식한 골을 채워 넣고 있다.

(증례 2)

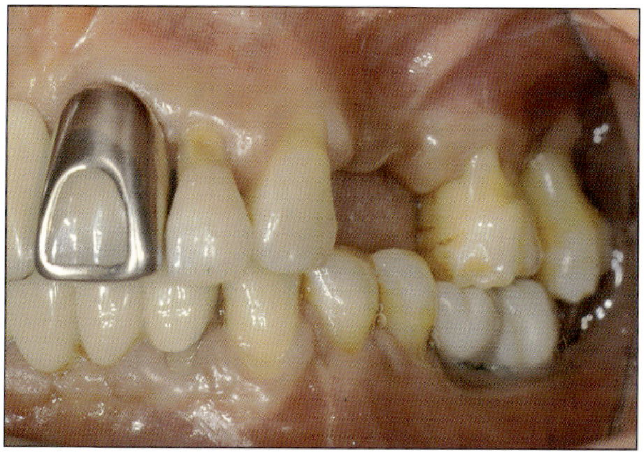

상악우측 소구치부 결손을 보이고 있는 환자의 모습

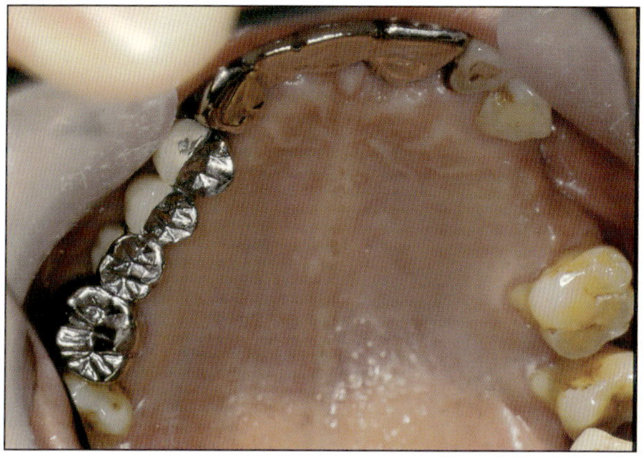

구개측에서 본 모습. 제1, 제2 소구치가 결손되어 있다.

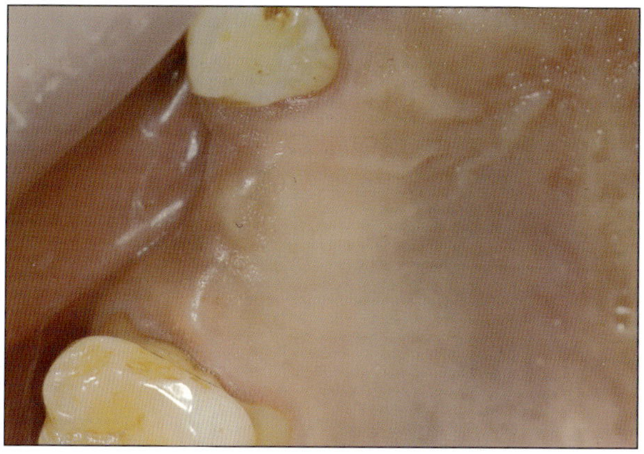

확대한 모습으로 2개의 임프란트를 동시에 식립할 계획을 세우고 있다.

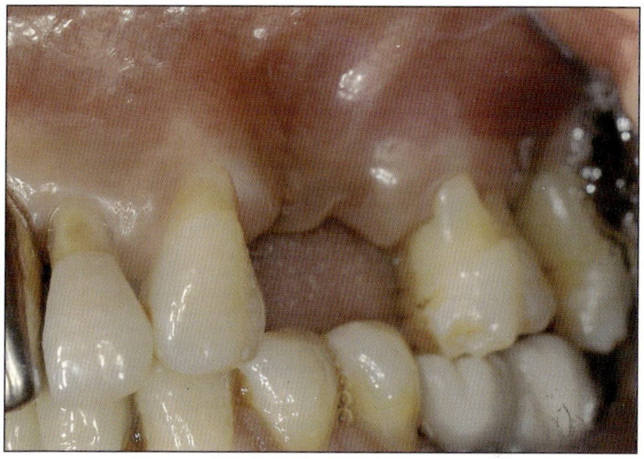

교합을 check해 보고 필요한 임프란트의 길이를 측정한다. (C/ I ratio 고려)

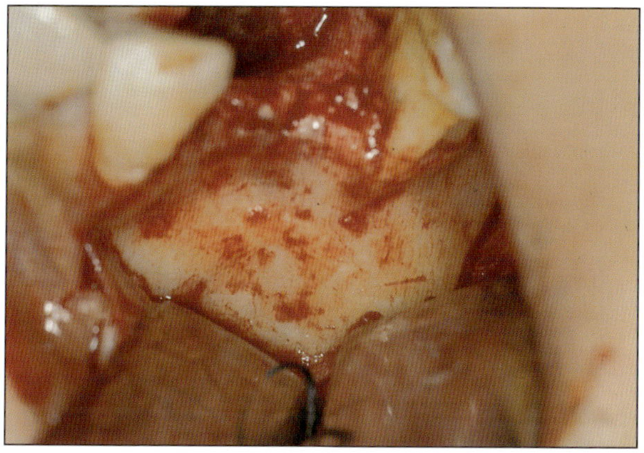

피판을 형성하고 창을 만들기 위해서 상악동 외벽골을 삭제한다.

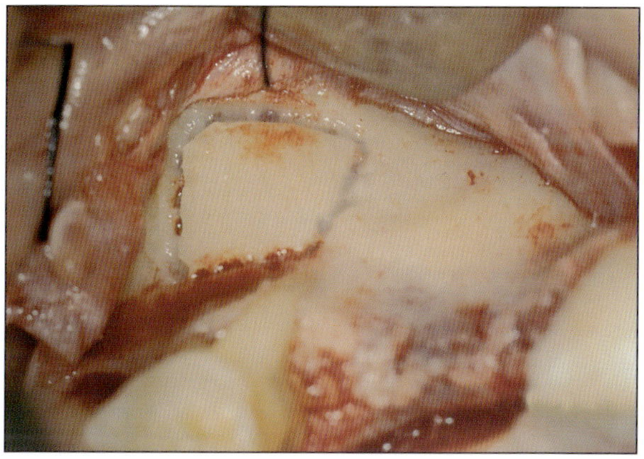

창이 형성된 모습. 골의 주변이 골고루 삭제되어 있고 거친부분이 없어야 점막 손상을 최소화 시킬 수 있게 된다.

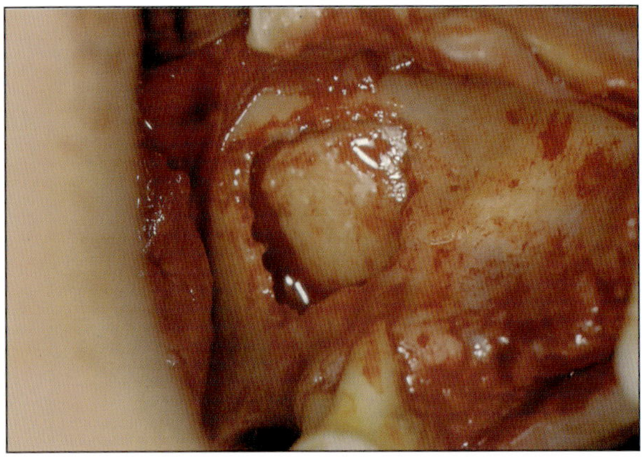

점막과 분리된 상악골을 함께 밀어 넣는다.

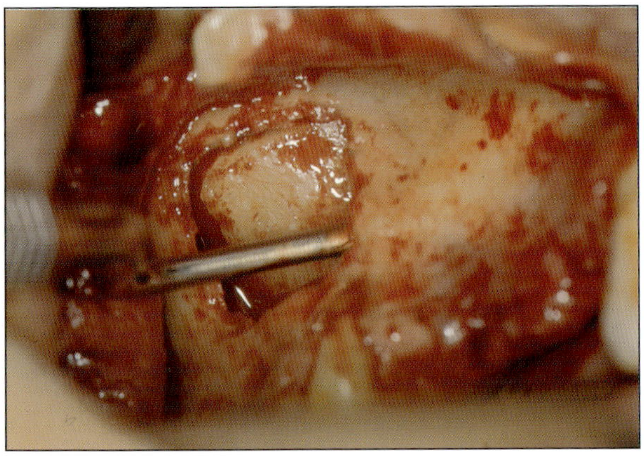

측방으로 기구를 넣어서 골 삭제가 더 필요여부를 측정하고 있다

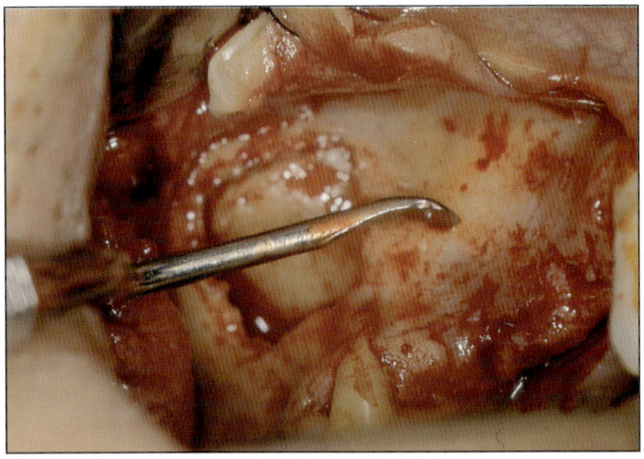

기구를 이동해서 확대시킨 창의 넓이를 계산하고 있다. 이 정도로 깊은 부위를 blind 방법으로 거상하면 기구의 조작이 어렵고 정확한 방향으로 점막거상이 어려워서 자칫 점막을 손상시킬 수 있는 위험성이 있다.

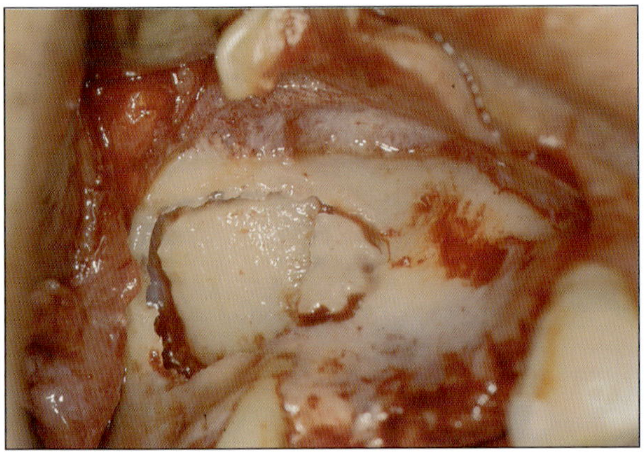

추가로 골을 삭제하여 창의 넓이를 넓힌 다음 점막을 거상한다. 이렇게 함으로서 점막거상을 안전하고 편하게 시행할 수 있게 된다.

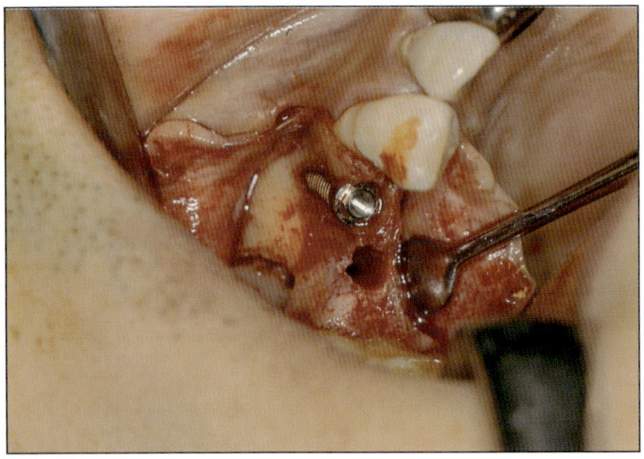

임프란트를 식립하고 있는 모습

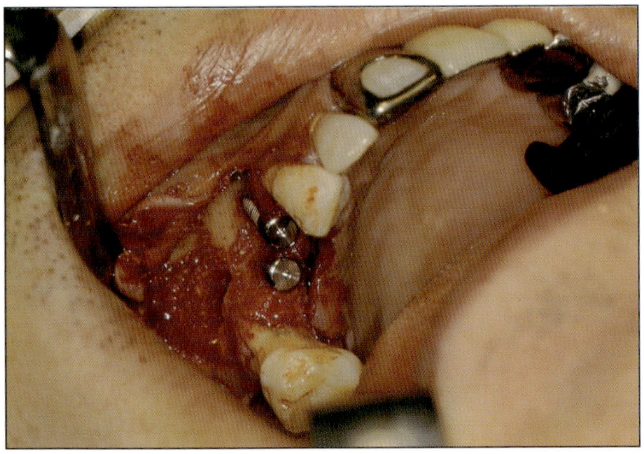

임프란트 식립이 완성된 상태. 협측골이 부족하여 임프란트 나사산이 노출된 것을 볼 수 있다.

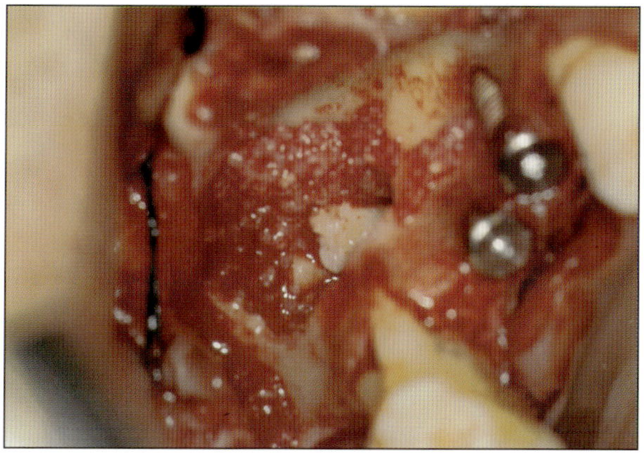

외벽으로 난 구멍을 통해서 이식골을 채워주고 있다.

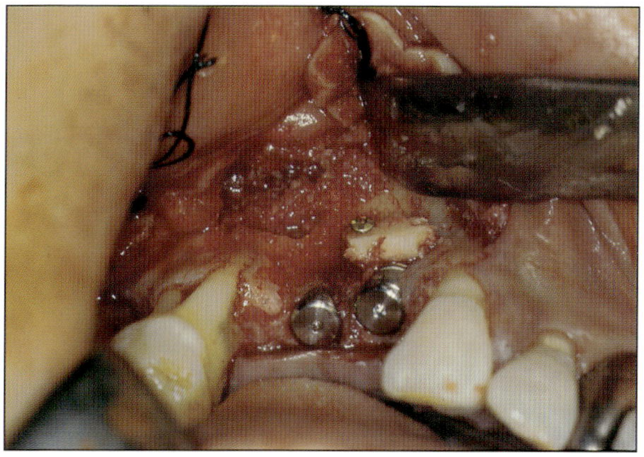

노출된 나사산을 block Bone 으로 고정한 후 임프란트 사이 사이에 잘 들어가도록 골을 가능한 단단히 다져 넣는다.

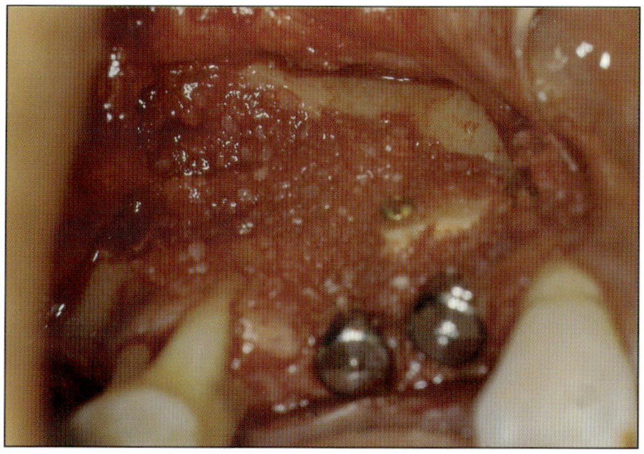

골을 충분히 채워넣고 봉합을 준비한다.

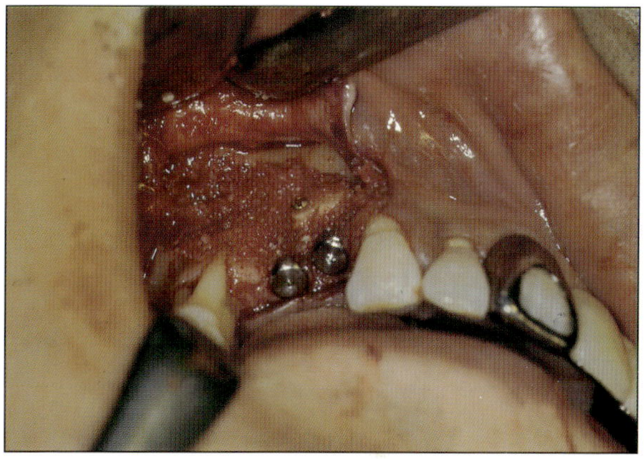

봉합전의 모습. 골이식이 시작되면 생리식염수로 닦아내는 과정과 주변 혈액이나 잔사 등을 흡입해 내는 과정 등이 제한되기 때문에 미리 구강내 세척, 기구 세정등을 해서 가능한 무균적인 조작을 통해 골이식을 시행하고 봉합까지 완성해야 한다.

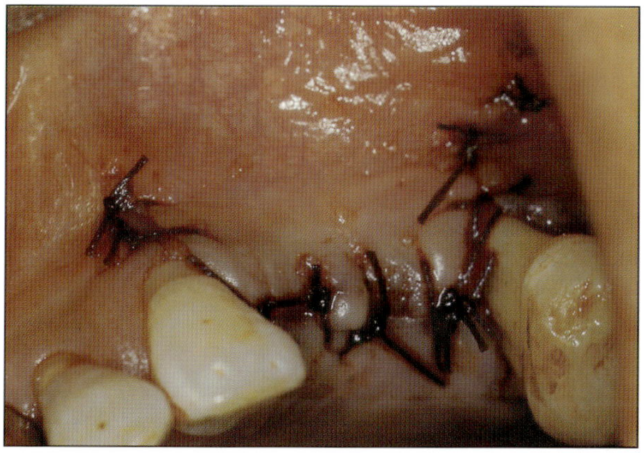

봉합후의 모습

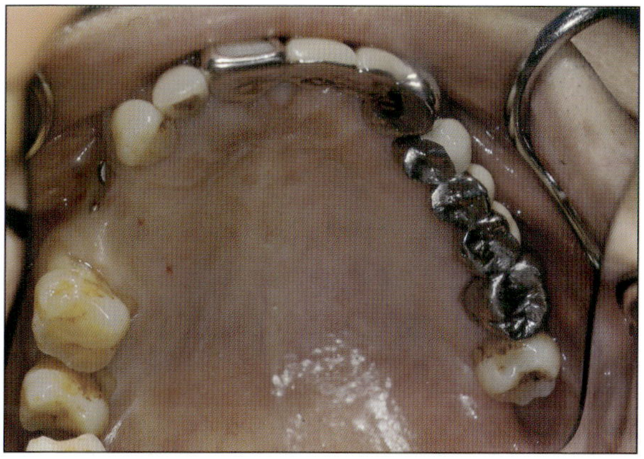

봉합후의 구개측 모습으로 협점막부위에 약간의 부종을 관찰할 수 있다.

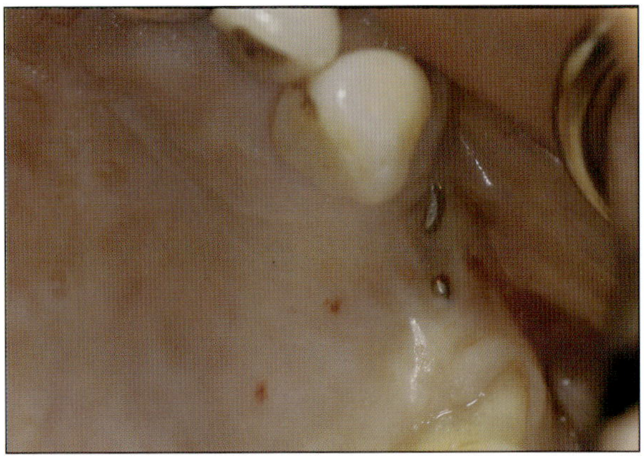

2차수술을 준비하고 있는 환자의 구강내 사진

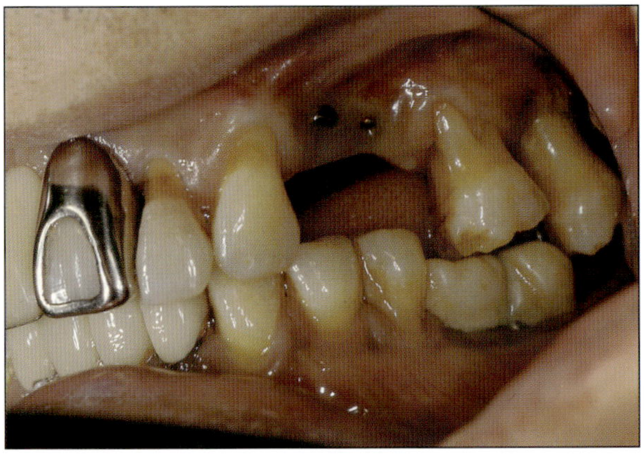

2차수술을 위해 내원한 당시 임프란트의 일부가 노출되어 있는 모습

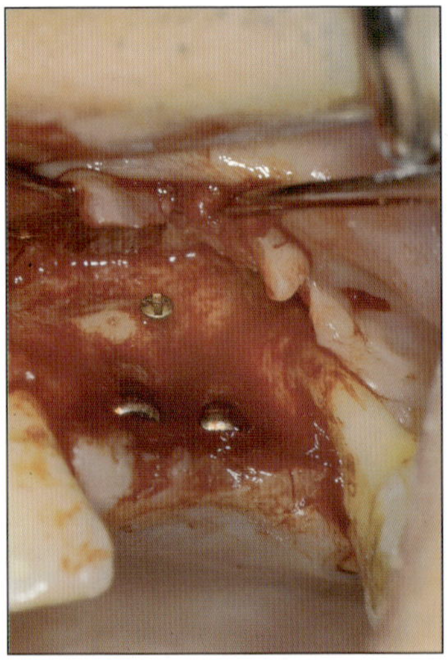

절개선을 가하고 피판을 형성한다.

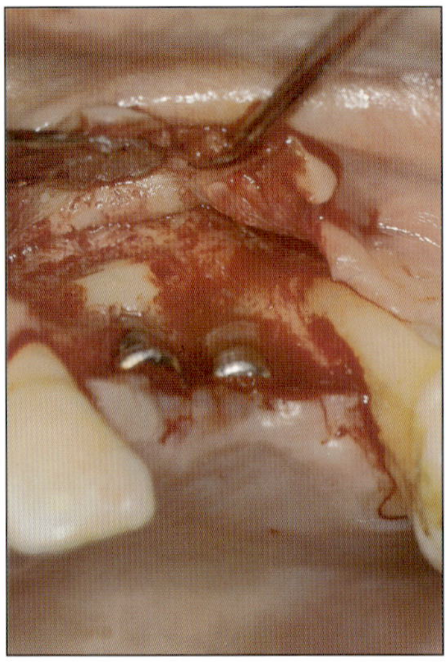

피판을 형성하고 있는 모습으로 조심스럽게 협측으로 진행시켜 나간다.

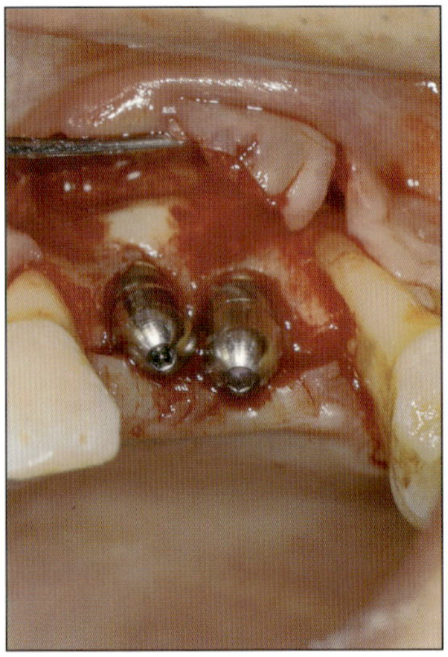

healing screw를 제거하고 PME를 끼워 넣은 상태

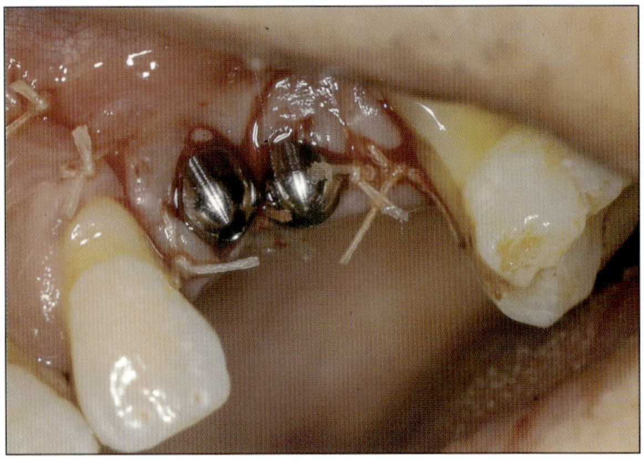

봉합이 완료된 상태

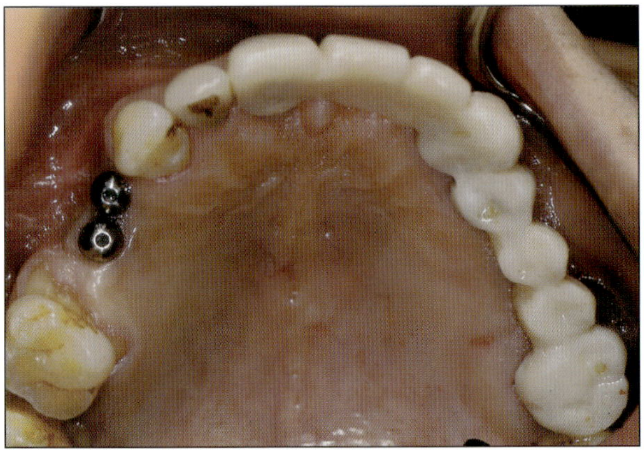

구개측 모습

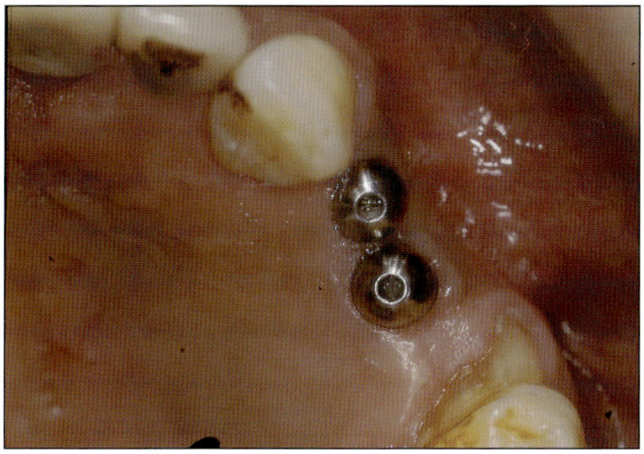

2차 수술후 점막치유가 완성된 상태

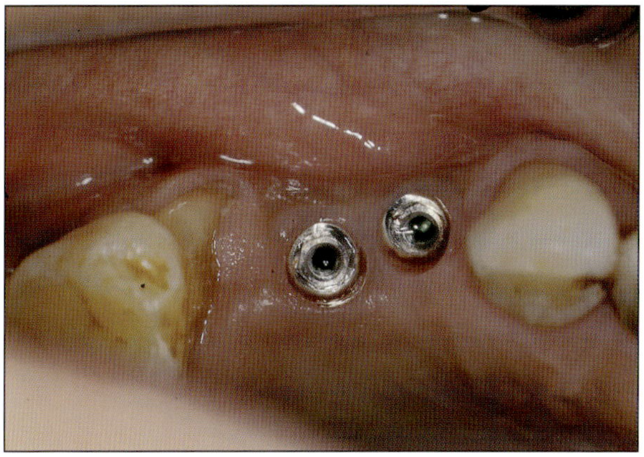

PME를 제거하고 임프란트를 노출시킨다.

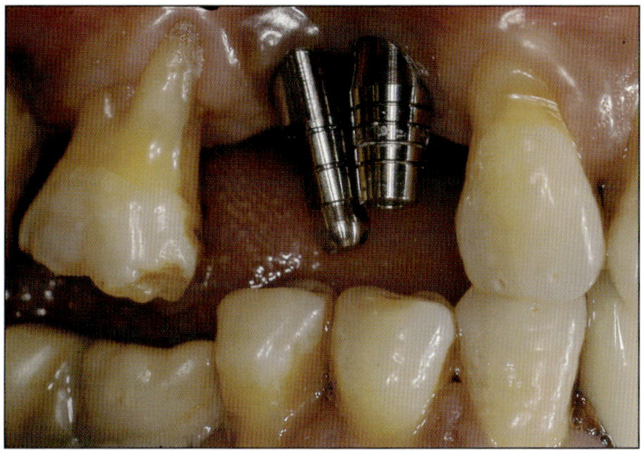

인상용 지대치를 연결한 모습. 식립방향이 좋지 않아서 보철시 약간 불편함이 예상된다.

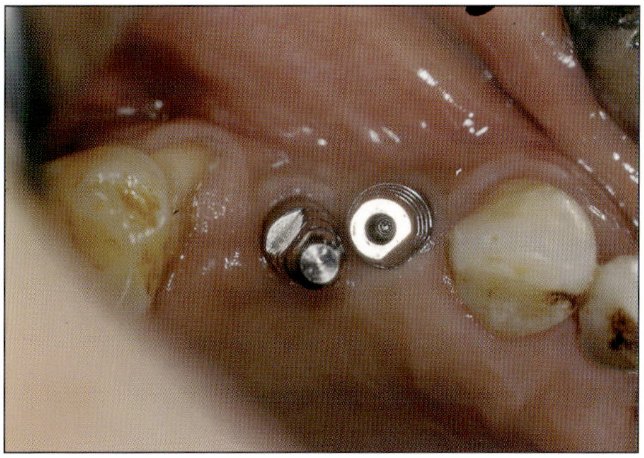

교합면에서 바라본 모습

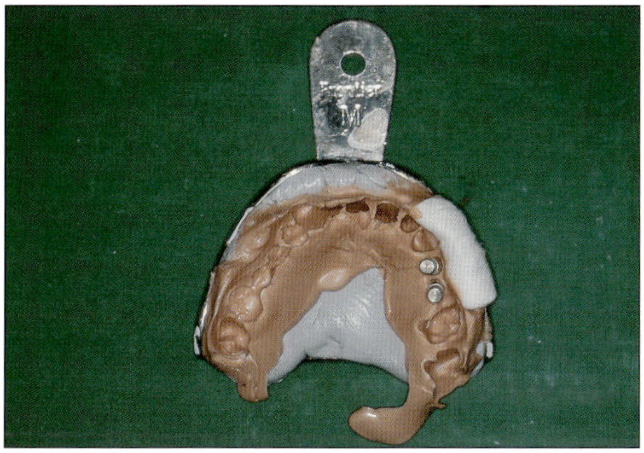

인상채득 후의 모습

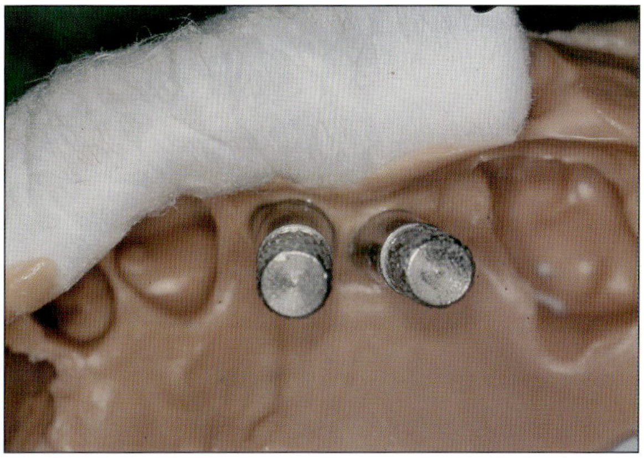

인상채득 한 곳에 인상용 지대치와 기공용 모형 (lab analog)을 끼워 넣는다.

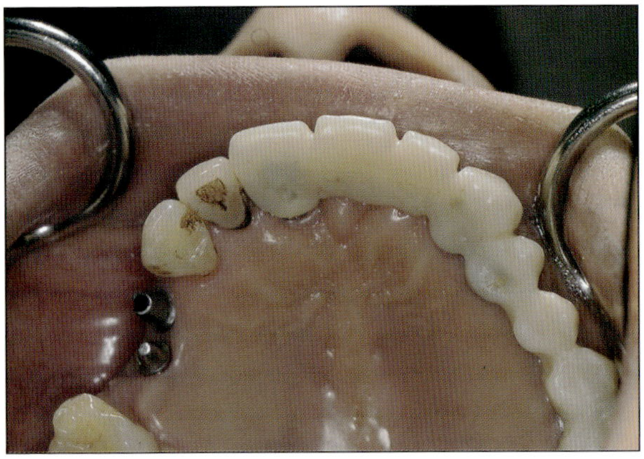

기공실에서 제작한 보철용 지대치를 연결한 모습

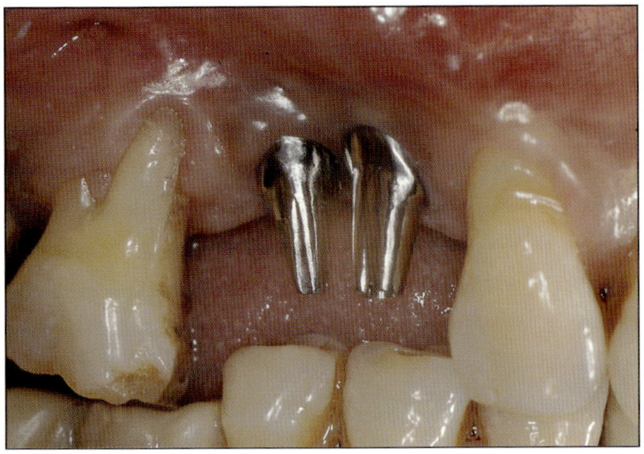

지대치의 측면 모습으로 보철을 하기에 적합한 path가 형성되어 있다.

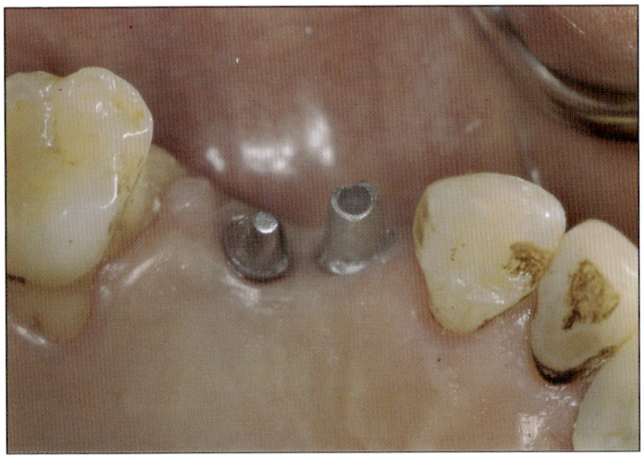

지대치의 교합면 모습

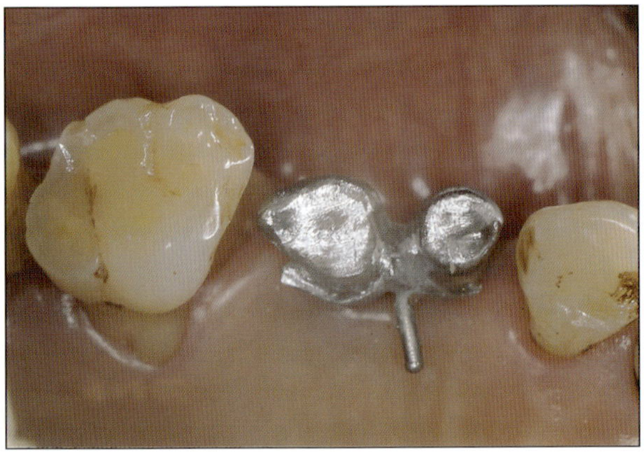

기공실에서 제작된 metal frame을 맞춰 보고 있다.

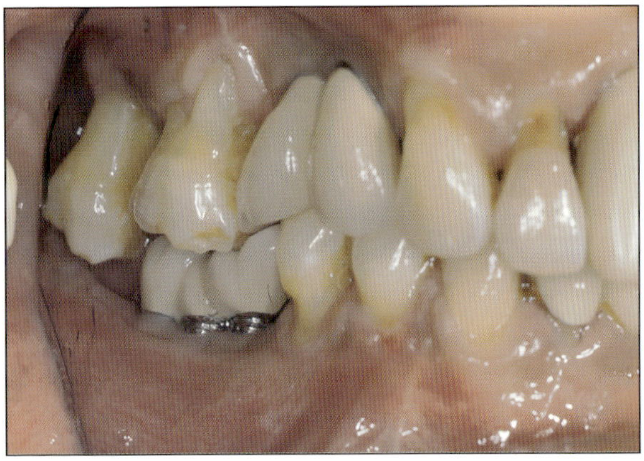

보철을 장착한 후의 모습

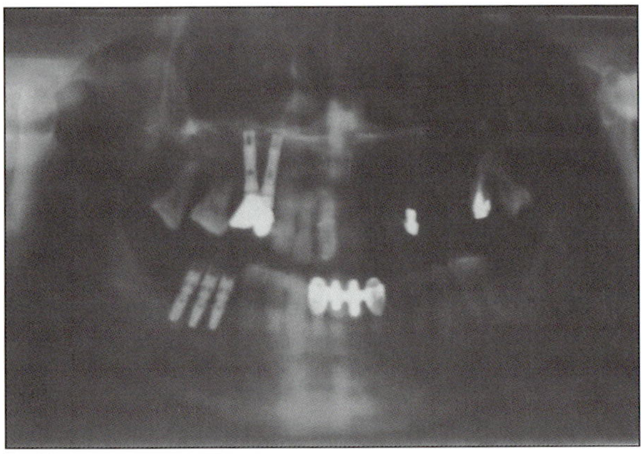

치료가 끝난 후의 파노라마 사진

(3) 창을 최소의 크기로 형성하는 경우

창의 형성을 적게하면 이식재가 적게 들어가지만 조작이 어렵고 시야가 좋지 않아 시술 시간이 길어질 수 있다. 또한 기구의 방향을 술자가 조절하기가 불편함으로해서 점막을 손상시킬 위험도 존재한다.

술자가 생각하기에 창의 크기는 최소한 10mm X 10mm를 유지하는 것이 바람직하리라 본다.

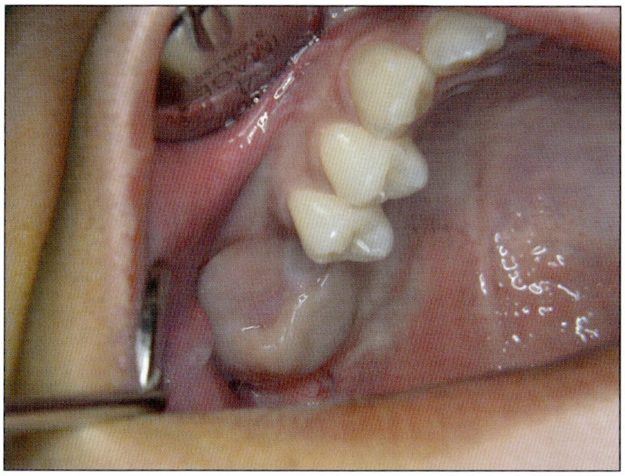

상악우측 무치악부위에 상악동점막 거상술과 함께 임프란트 식립을 시행하려고 한다.

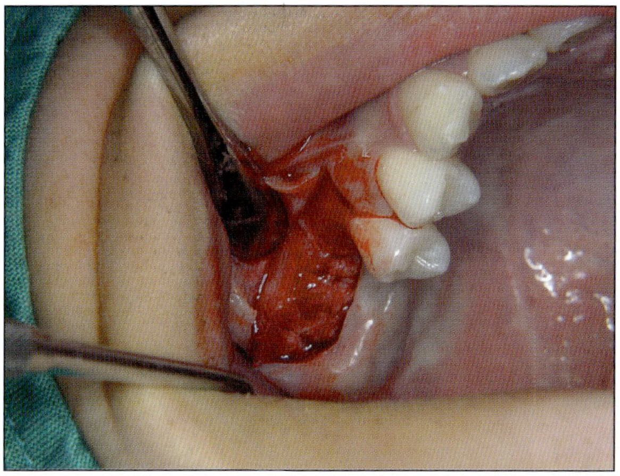

절개를 한 후 피판을 형성한 모습

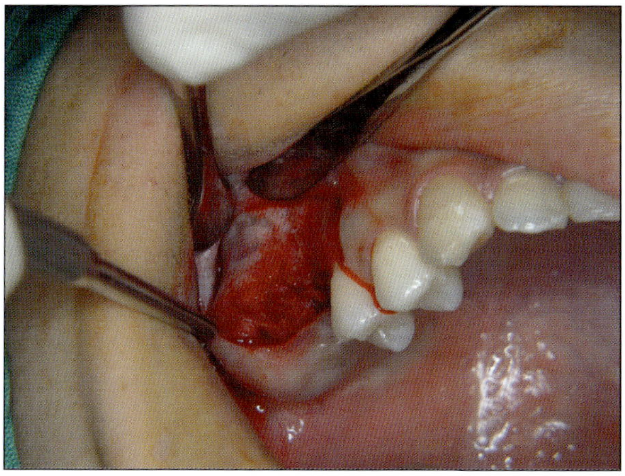

제 2대구치 부위만 점막을 거상하기 위해서 국소적인 창 형성을 계획하였다.

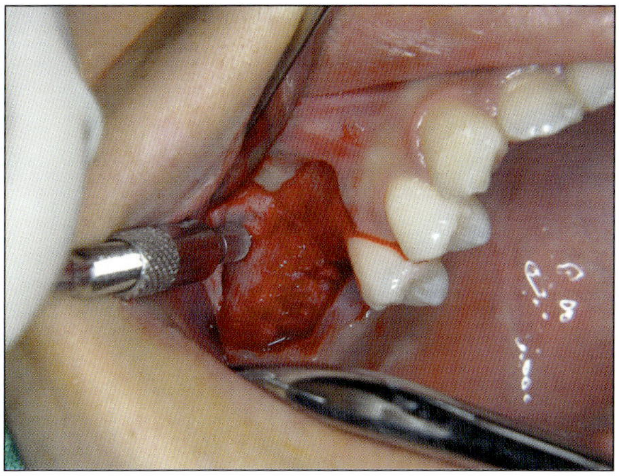

주변이 삭제된 골을 osteotome을 이용하여 상악동 내로 밀어넣고 있다.

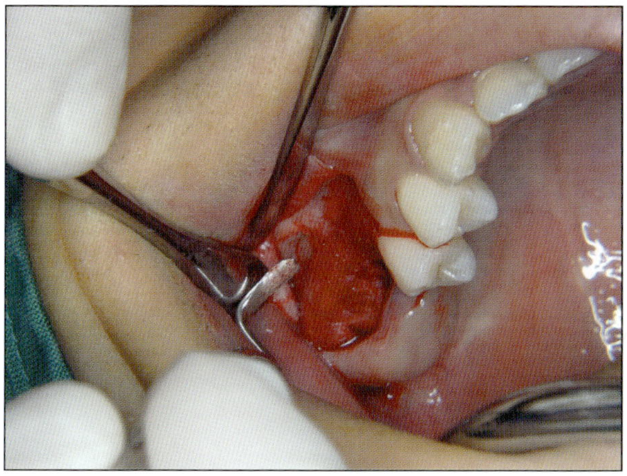

측벽이 열려진 부위로 상악동점막을 거상하기 위해서 점막거상용 curette를 이용해서 점막을 분리하고 있다.

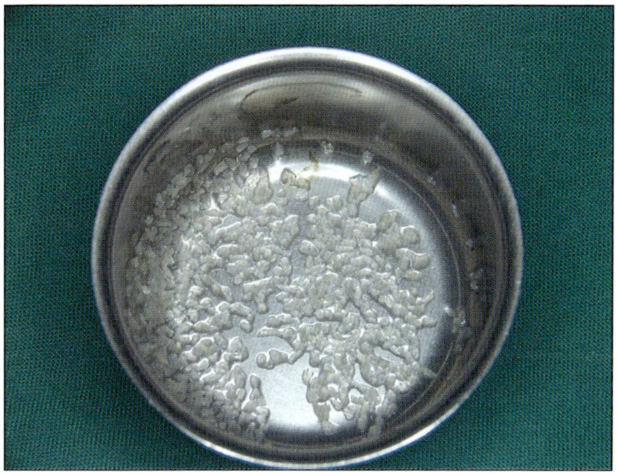

점막을 거상한 부위에 채울 DFDB를 준비한다.

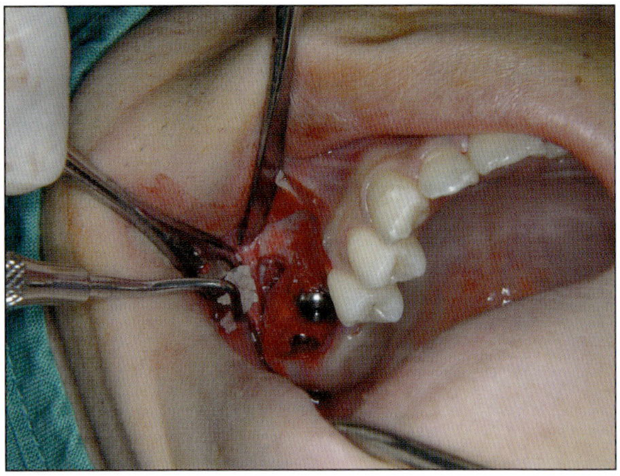

상악동내로 DFDB를 넣고 있다.

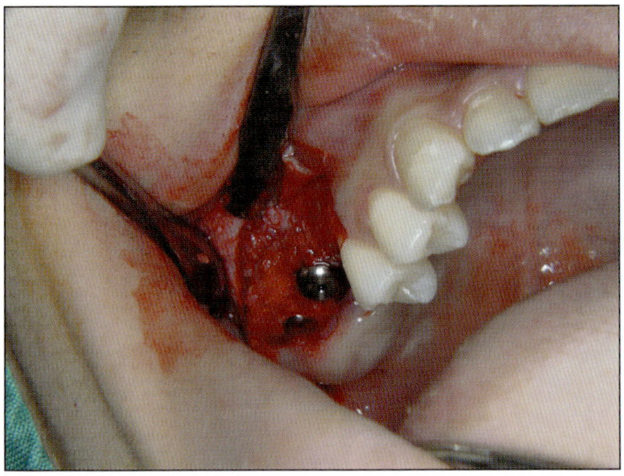

DFDB가 완전히 채워진 모습

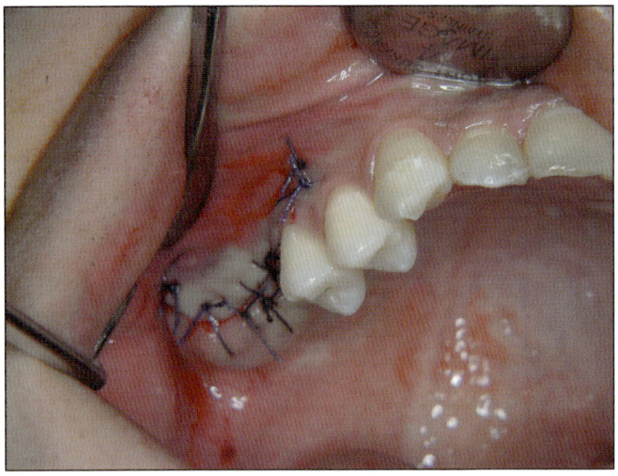

봉합이 완료된 모습

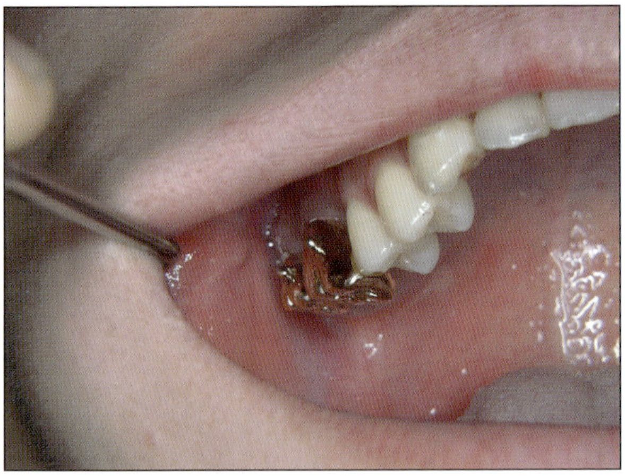

보철수복이 완료된 상태

(4) 단일치아를 위한 상악동 점막 거상술

단일 치아를 식립하는 경우라 하더라도 간혹 상악동이 밑으로 내려와서 임프란트를 식립하기 어렵게 하는 경우가 있다. 이때는 인접치치근을 손상시키지 않도록 주의하면서 창을 형성하고 점막을 거상해준다.

(증례 1)

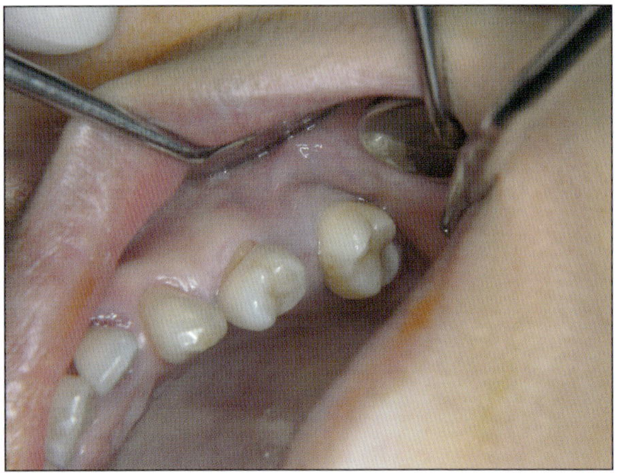

상악좌측 소구치결손을 보이고 있는 환자의 모습으로 제2 소구치 결손이며 제1 소구치는 회진되어 있다.

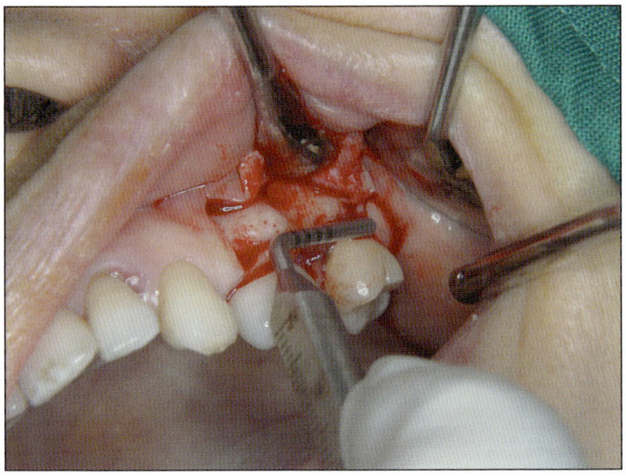

제1 소구치와 제1 대구치 사이의 간격이 6mm정도 나오는 것을 보게 된다.

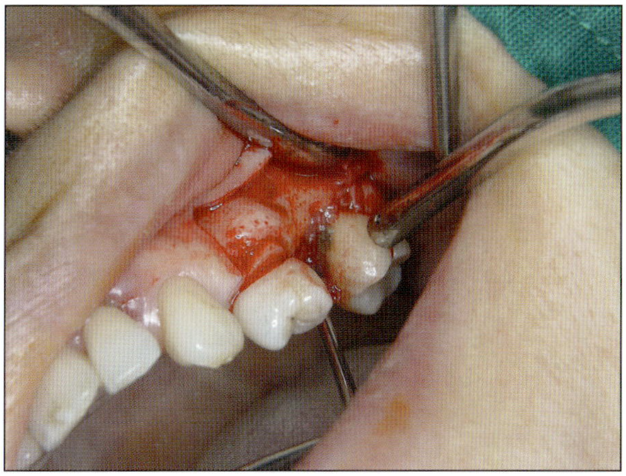

피판을 형성하고 주변의 연조직을 정리하고 있다.

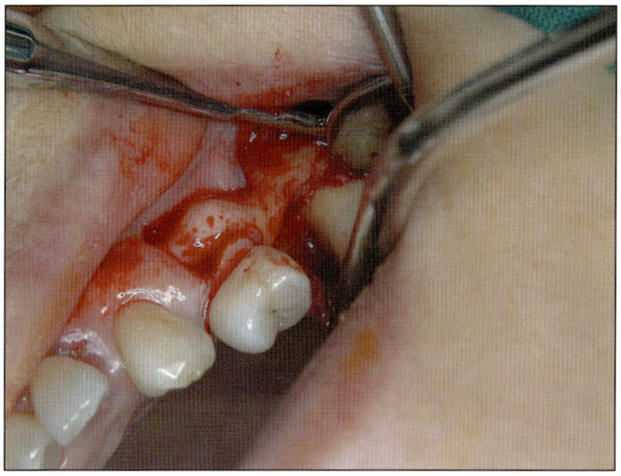

인접치의 치근을 확인 할 수 있도록 충분한 넓이로 피판을 형성한다.

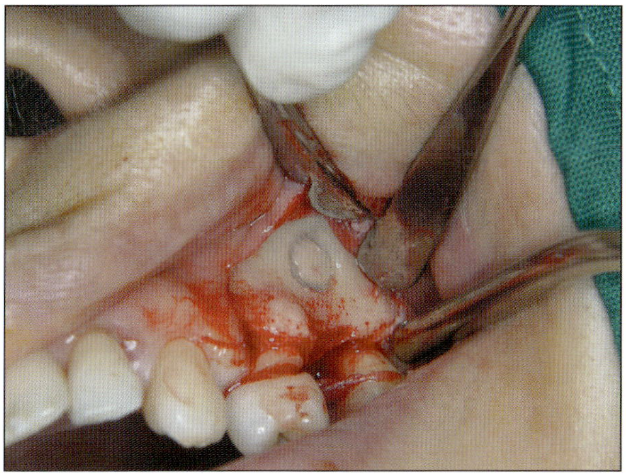

골삭제후에 상악동 점막이 고르게 비춰 보이는 것을 볼 수 있다. 적절한 크기의 창을 형성하되 너무 작은 경우 기구가 안에서 자유롭게 움직이지 못함으로 점막을 손상시키는 위험이 있기 때문에 어느 정도 필요한 크기의 창을 확보하도록 한다.

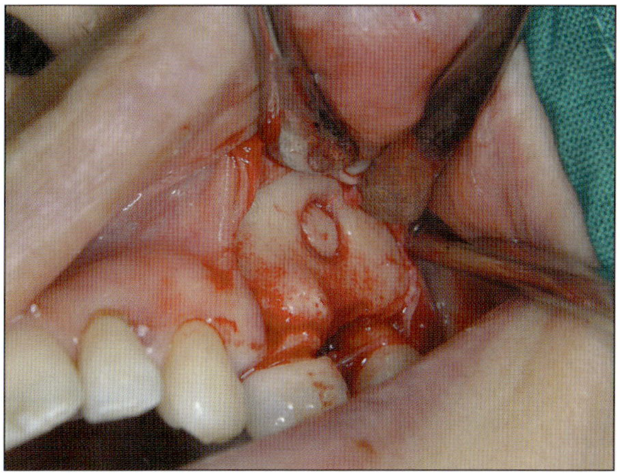

osteotome을 사용해서 피질골을 분리하고 점막피판을 안으로 밀어 넣는다. 이때 너무 과격한 힘으로 한번에 밀려 들어가는 것은 점막을 손상시킬수 있기 때문에 주의해야 한다. 분리된 골이 자유롭게 움직이는 것을 확인한다.

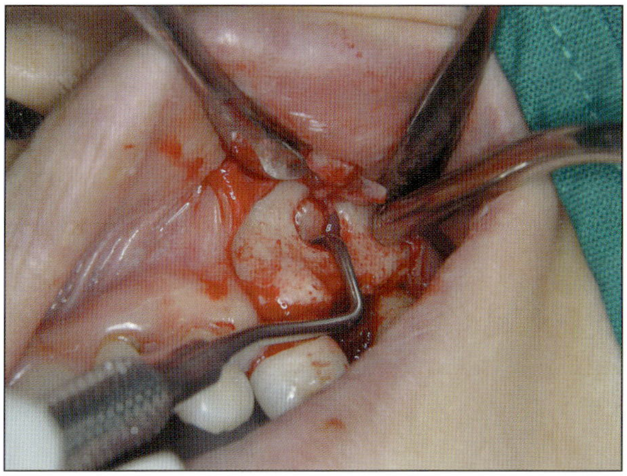

점막거상용기구(sinus curette)를 이용해서 점막을 박리하고 있다.

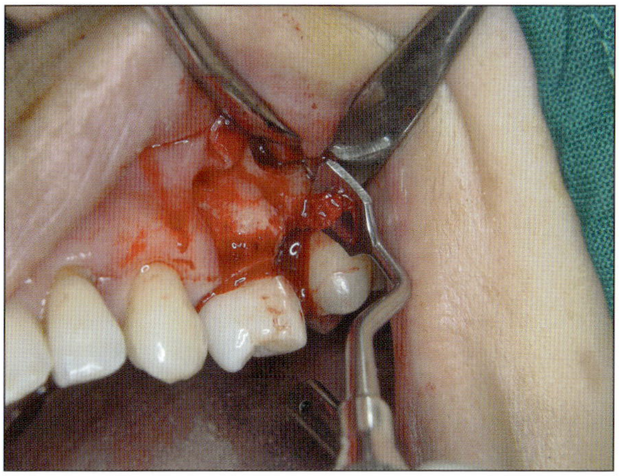

내부에 골을 채워준다.

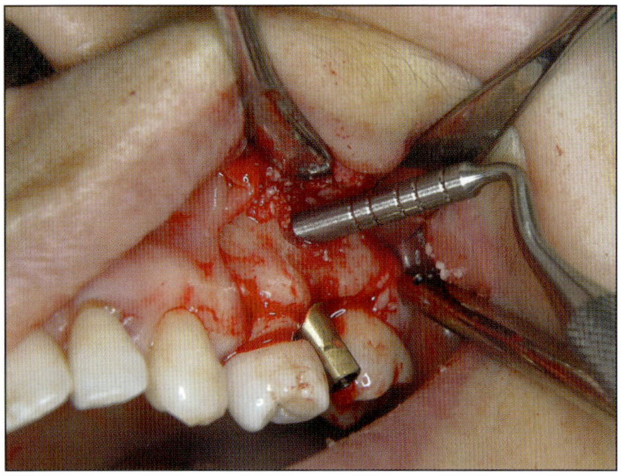

임프란트를 식립한 후 외부공간에 이식골을 다져넣는다.

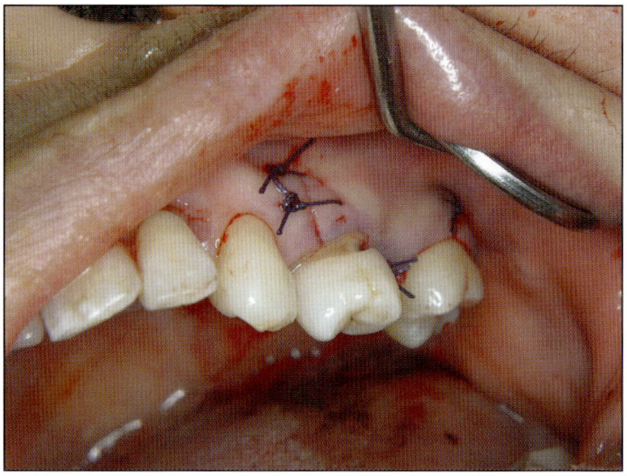

봉합후의 모습

(증례 2)

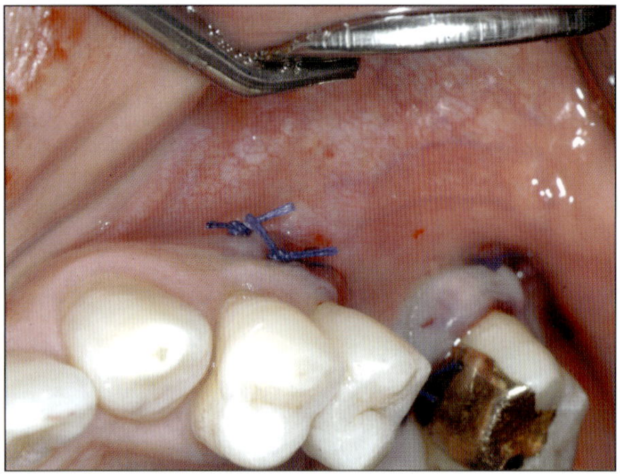

하나의 치아가 상실되어있는 경우에 치근이 소실되면서 다른 부위보다 상악동이 밑으로 처지게 되는 경우가 자주 발생하게 된다.

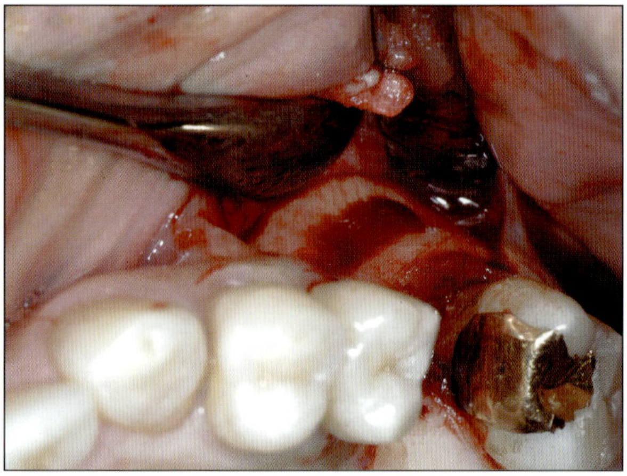

피판을 박리하여 골을 노출시킨다.

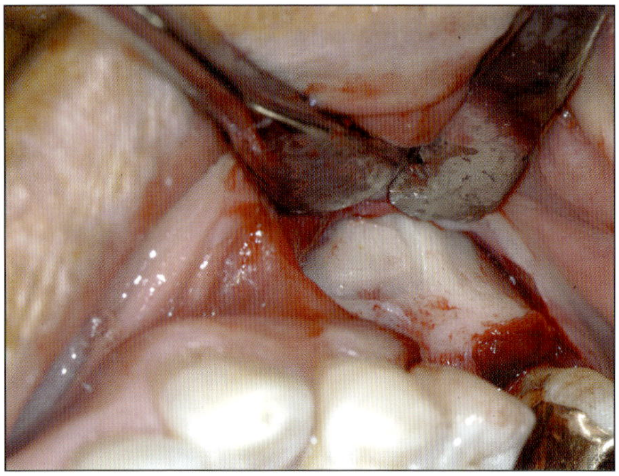

인접한 치아 사이로 약간 솟은 듯한 형태의 상악골을 발견할 수 있다.

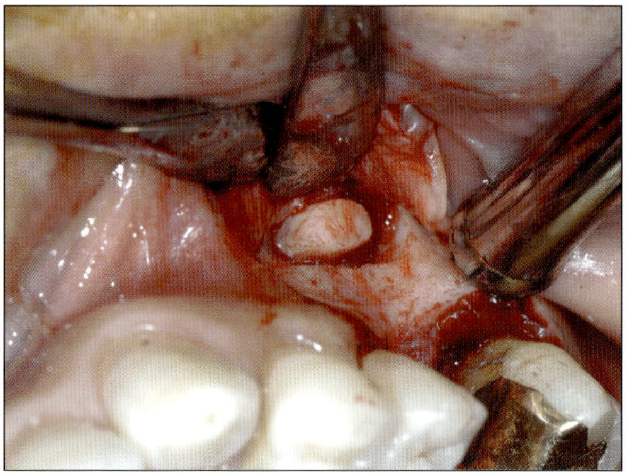

해당 부위의 상악골을 round bur로 삭제하면서 창을 형성한다. 단일 치아이면서 좌 · 우의 치아가 존재 하면서 치근의 위치가 인접해 있기 때문에 창의 크기와 위치를 정할 때 이것을 고려하여 형성한다.

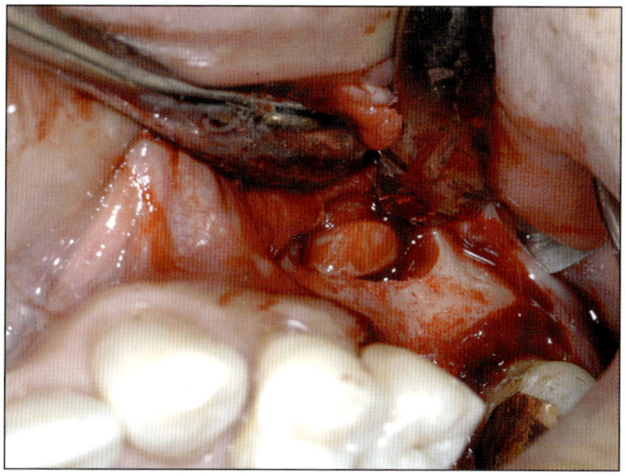

상악동의 창을 형성한 후에 측면골을 안으로 밀어 넣고 점막을 박리하고 있는 중의 사진. 점막이 성공적으로 박리되고 환자의 호흡에 따라 거상된 점막이 움직이고 있는 모습을 보이고 있다. 상악동 측면의 골이 평균보다 넓은 것을 볼 수 있다.

(증례 3)

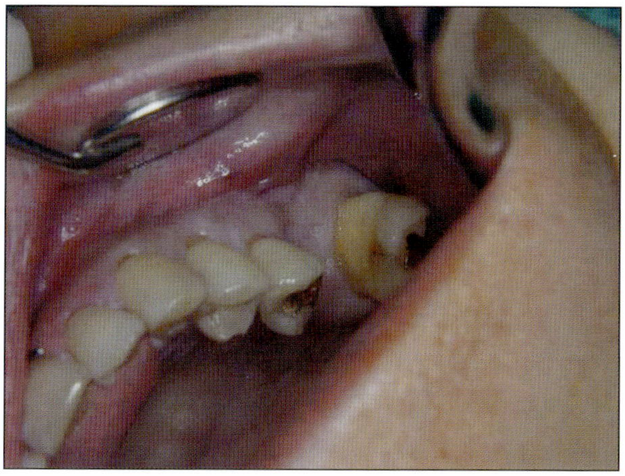

상악 좌측 제1대구치가 결손되어 있으며 이 부위에 상악동이 확장되어 밀려내려와 있어 이의 거상술이 필요한 상태이다.

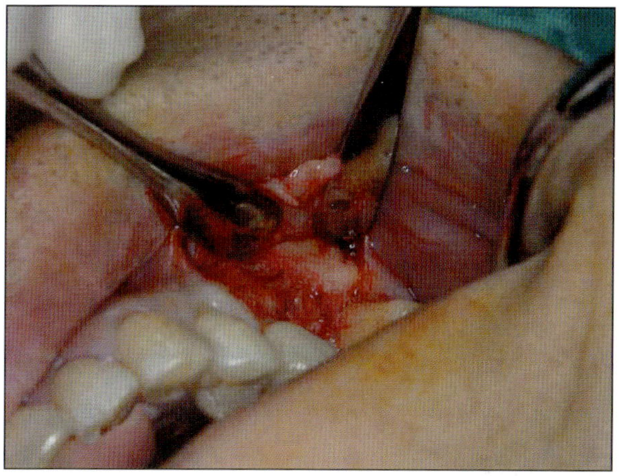

절개를 가하고 점막을 박리하고 있다. 점막의 박리는 골 표면이 깨끗하게 노출되도록 한다.

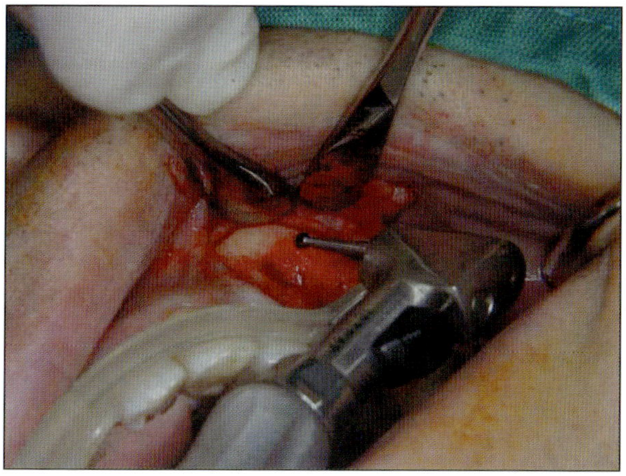

골에 창을 형성하고 있다. round bur를 사용하고 있는 모습. 골에 형성하는 창은 round bur, diamond bur, green stone, piezo surgial kit, laser등 다양한 방법을 사용해서 할 수 있다.

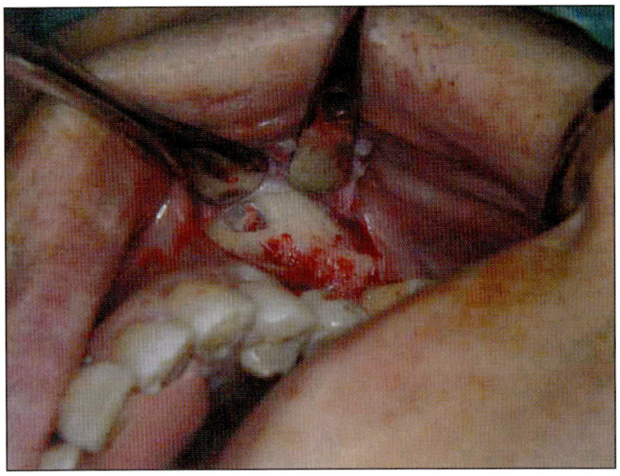

창을 형성하기위한 골삭제가 끝난 모습. 단일치아의 식립을 위해서 최소한의 크기로 골을 삭제 하였다.

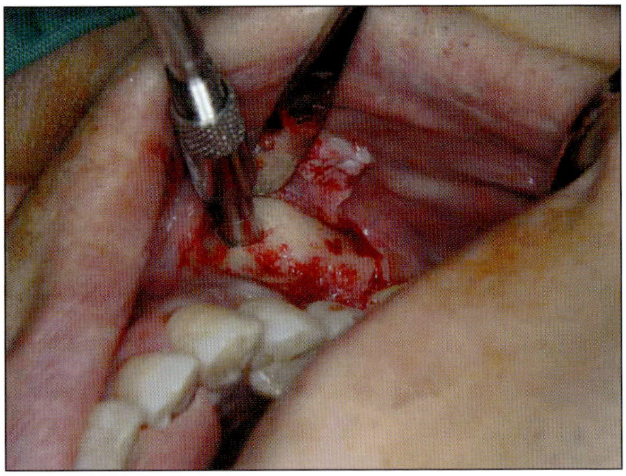

Osteotome을 이용해서 창을 안으로밀어 넣는 모습. 이 과정에서 점막의 일부가 기존의 골로부터 분리되는데 너무급작스러운 힘을 가하면 점막이 파열될 수 있기 때문에 주의를 해야한다.

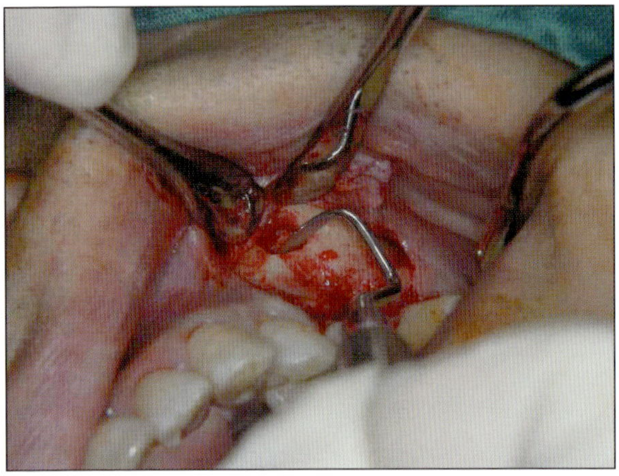

Sinus curette을 이용해서 점막을 박리하고 거상하는 모습. 형성된 구멍이 너무 작으면 기구를 조작하기가 힘이 들어서 점막이 파열될 가능성이 증가한다. 특별한 경우가 아니면 이렇게 작은 구멍을 형성하는 것은 피하도록 하는 것이 좋다.

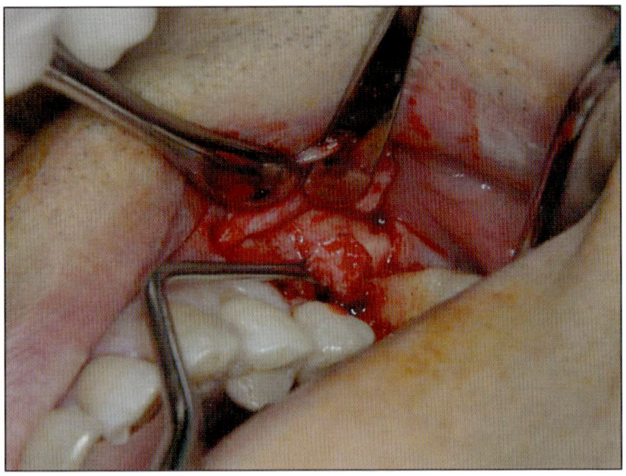

이식골을 개봉된 구멍에 넣어주고 있다.

(5) 자가골과 이종골과의 혼합

과거에는 자가골만이 성공의 중요한 열쇠라고 생각하고 있었던 것과는 달리 오늘날에는 이종골 또는 합성골의 사용이 급증하고 있으며 오히려 자가골만을 사용하는 경우보다도 이종골만을 사용하는 경우가 성공률이 더 높다는 보고가 자주 나오고 있다.

그러나 자가골만이 갖고 있는 골 형성능력은 이식된골에서 새로운 골이 형성되는 과정에 매우 중요한 역할을 하는 것으로 생각되기 때문에 이종골 또는 합성골을 이식한다 하더라도 자가골을 일부 혼합해서 사용하는 경우를 자주 보게된다. 자가골은 이부(chin)에서 채취하기도 하지만 시술도중 주변의 골을 간단히 채취해서 사용할 수도 있으며 좀 더 많은양의 자가골이 필요한 경우라면 같은 수술범위에 있는 상악결절에서 채취하기도 한다.

이부에서 채취되는 골은 피질골을 많이 함유하고 있어서 이식된 부위에 volume을 유지하는 효과가 뛰어나다.

장골능이나 비골 등에서 골을 채취하는 것도 사용되기도 하지만, 이 경우에는 입원이 불가피하며 술후 불필요한 부위에 받은 상처로 인해서 불편함을을 느끼게 된다. 아주 특별한 경우가 아니면 고려할 필요는 없는 술식이나 저자들은 기본적으로 자가골만을 이식하는 것에 부정적인 입장인데 이는 이식을 위해서 너무나 많은 양의 골이 필요하고 이식후에 흡수량이 많아서 경우에 따라서는 임프란트 주변에만 골이 잔존해 있는 상태로 보이기도 하기 때문이다.

(증례 1)

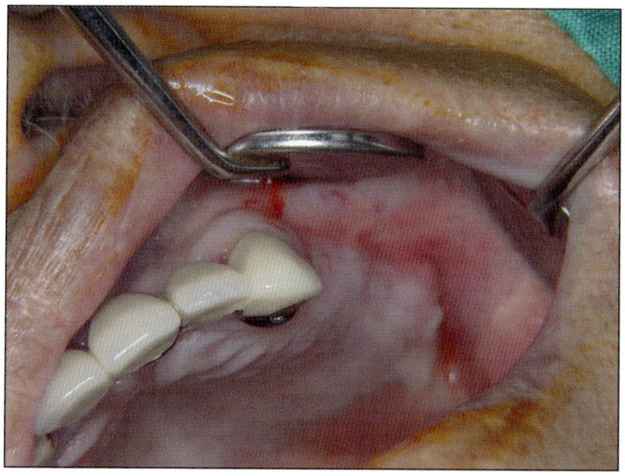

상악좌측 구치부결손을 보이고 있는 환자의 구내사진

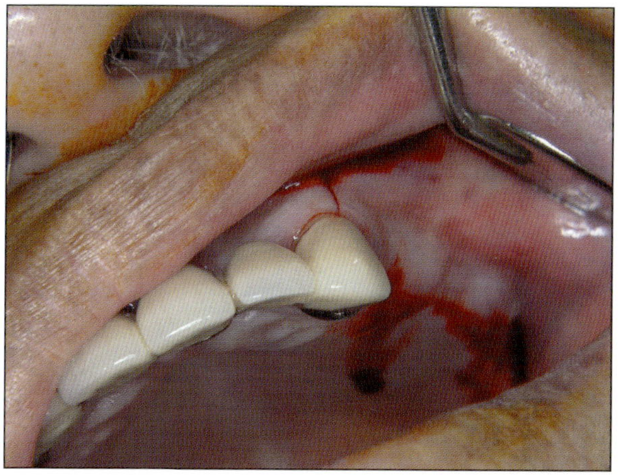

절개선을 형성하였다.

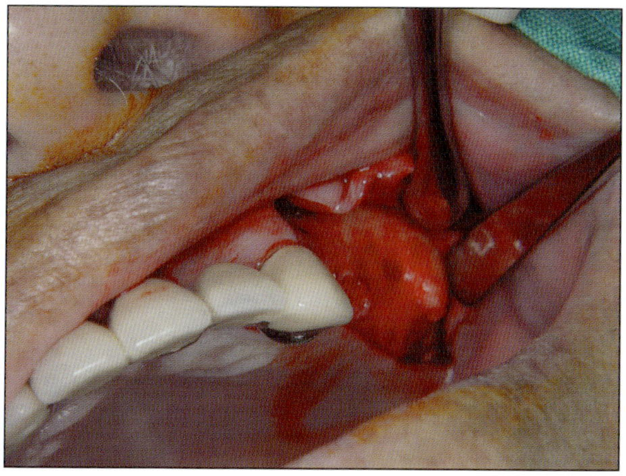

피판을 박리하였다.

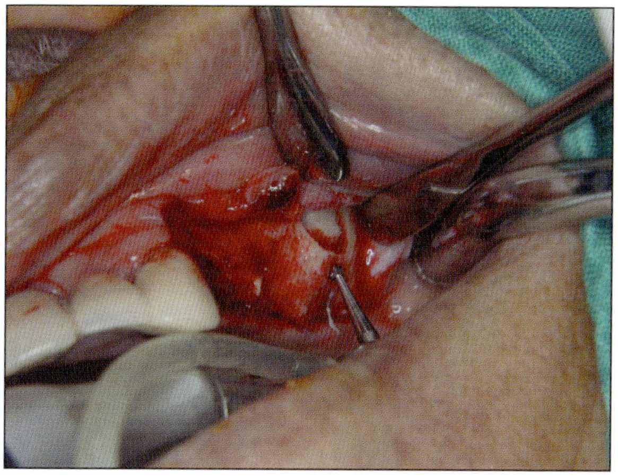

상악동이 하방으로 내려와서 거상해야 할 부위는 대구치 부위이며 소구치 부위는 충분한 골량이 존재하기 때문에 필요한 부위만 작게 열어서 점막 거상술을 시행하고 있다. 골 삭제가 끝난후의 모습

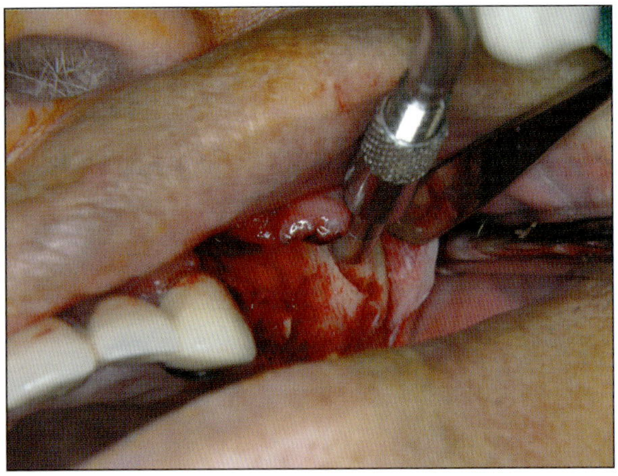

osteotome을 이용해서 점막을 분리하고 있다. 이 경우 과도한 힘이 가해지지 않도록 점막의 박리를 최소한으로 하도록 한다.

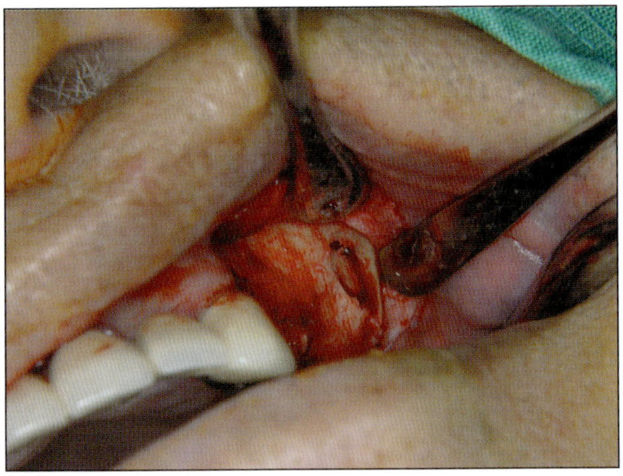

외측벽의 분리와 함께 골과 점막은 유동성을 보이며 약간 안으로 말려 들어간다.

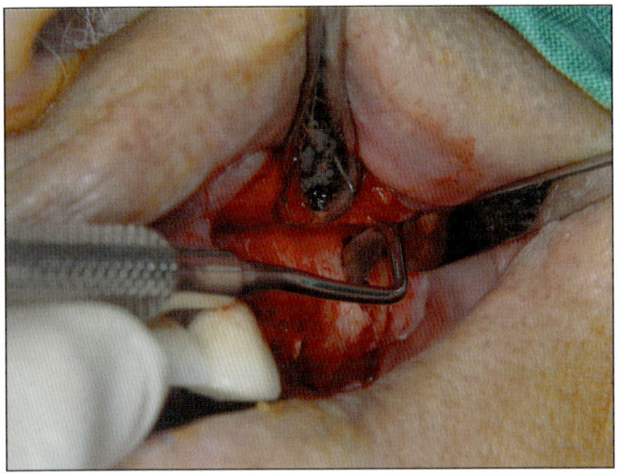

sinus curette을 이용해서 상악동 점막을 박리한 후 거상술을 시행한다.

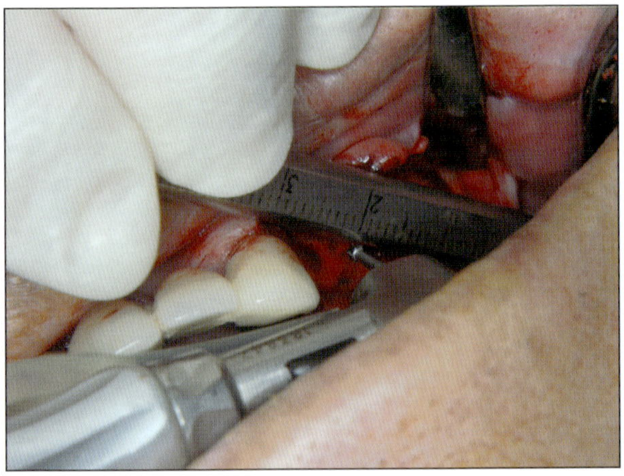

임프란트가 식립될 부위를 정한다. 미리 수술용 stent를 만들어 놓으면 임프란트 식립위치를 정하는데 편리하게 사용할 수 있다.

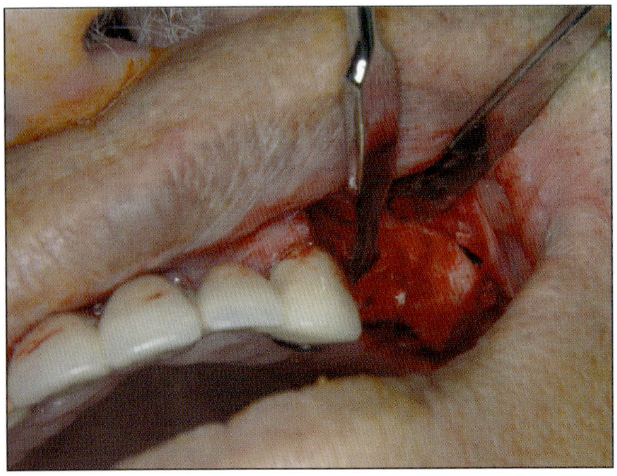

주변에서 불필요한 골들을 제거한다. 이 과정을 통해서 임프란트가 식립될 치조골을 편평하게 만드는 효과를 얻을 수 있다.

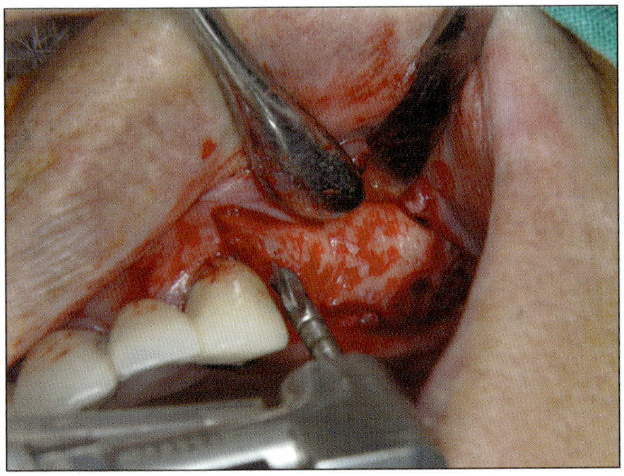

식립 부위를 형성하기 위해서 drill을 사용하고 있는 모습
임프란트를 식립시 상악골의 밀도가 낮고 치조정에서부터 상악동 점막까지의 거리가 짧기 때문에 임프란트가 골내에서 고정되는 힘(초기고정력)이 약해지기 쉽다. 이 때문에 드릴을 평소보다 적게하고 osteotome을 이용해서 식립부위를 확대해 주기도 하며 필요하다면 tap drill을 사용하지 않고 self tapping을 이용하여 임프란트를 식립한다.

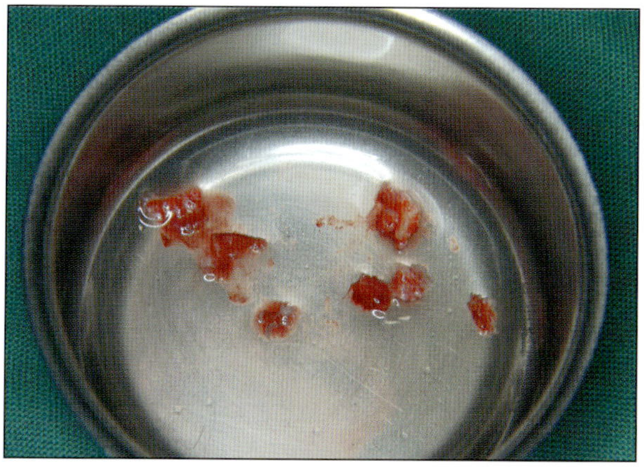

채취된 자가골의 모습. 수술부위주변에서 가볍게 떼어낼수 있으며 경우에 따라서는 의외로 많은 골을 채취하기도 한다. 그러나 양을 충분히 얻고자 하는 목적이라면 상악결절부위의 골을 이용하는 것이 무난하다.

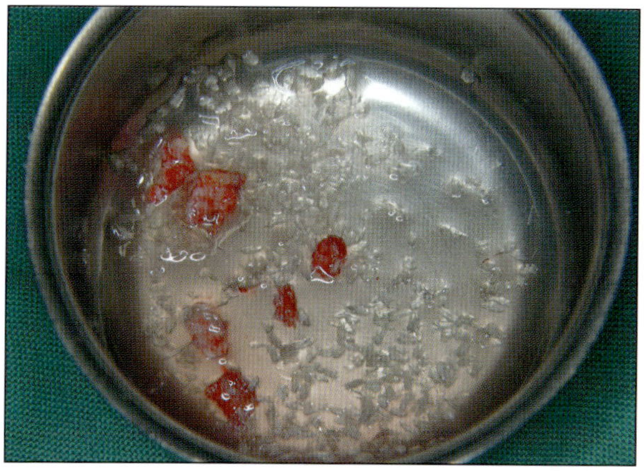

채취된 자가골에 DFDB (Dem Bone®)를 혼합한 모습. 비교적 덩어리 형태의 자가골이 모여 있는지 좀더 작은 입자의 자가골을 혼합하기로 한다. PRP를 함께 사용하면 이식효과가 더 증대된다는 보고가 있다.

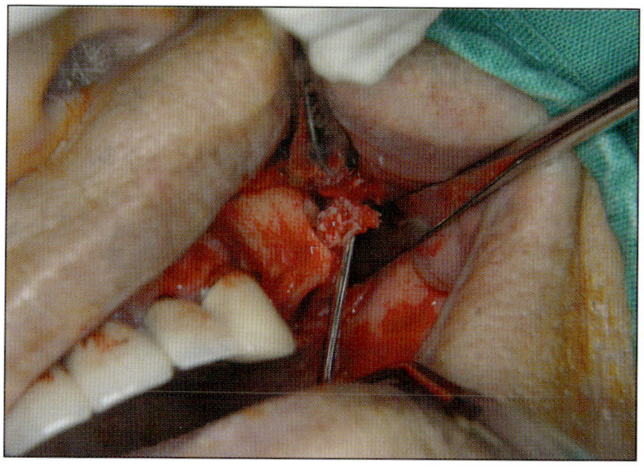

형성된 창으로 이식할 골을 넣고 있다. 이식된 골을 넣어주기 위해서 spoon 또는 syringe 형의 carrier를 사용하게 된다. Syringe 형의 carrier가 사용이 편하다. Amalgam carrier와 같은 형태의 기구는 한번에 옮길수 있는 양이 제한되어 많은 양의 골을 이용한 경우에는 사용시 불편한 경우가 많다.

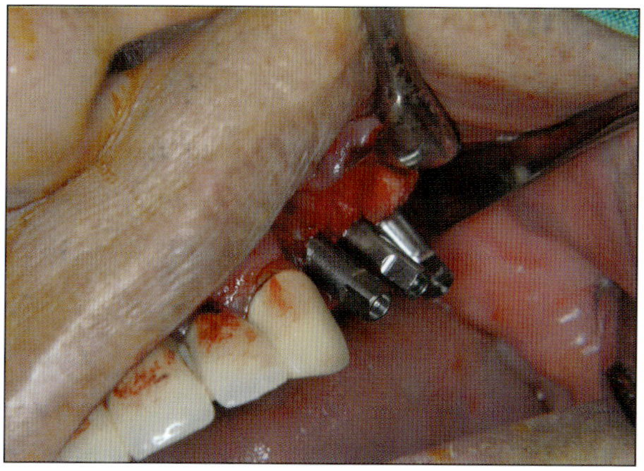

임프란트를 식립한 후의 모습

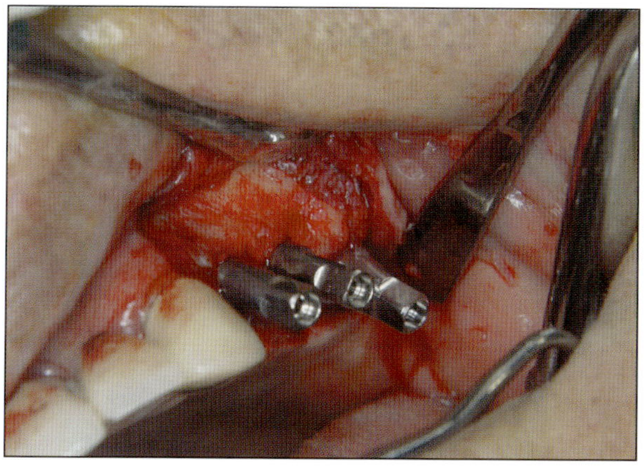

식립된 임프란트와 대구치부에 형성된 창의 모습

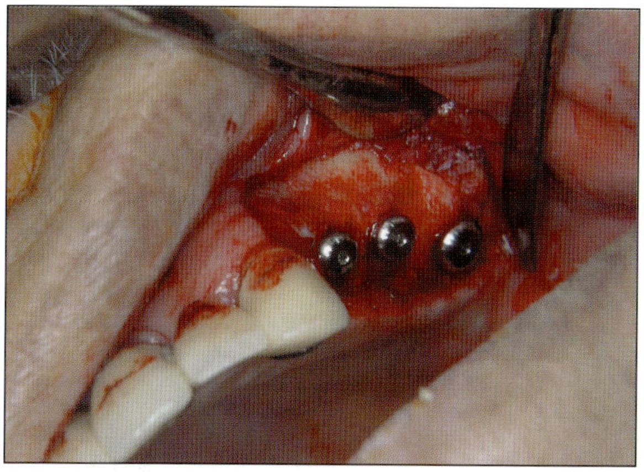

Healing screw를 장착하고 형성된 창에 이식한 골을 다져 넣는다. 임프란트를 식립한 후에 협측 부위의 잔존치조골의 폭이 너무 좁으면 치조골의 흡수와 함께 골유착의 실패로 이어질 수 있다. 따라서 드릴 단계에서 임프란트의 위치가 너무 협측으로 치우치지 않도록 주의해서 위치를 선정해야 한다.

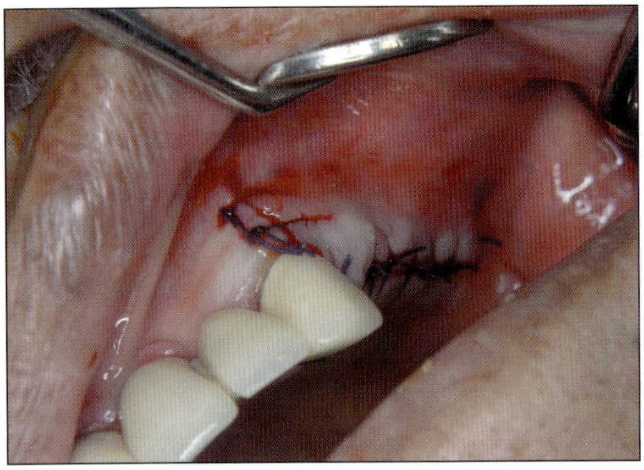

봉합이 완성된 모습. 상악동점막 거상후 이식을 한 상태에서는 긴밀한 봉합을 해 주어야 한다. 봉합사는 3-0 vicryl을 사용하였는데 이 봉합사는 장기간(2-3주) 구강내에 잔존해도 특별한 염증 반응이나 감염을 유발하지 않는 장점이 있다.

(증례 2)

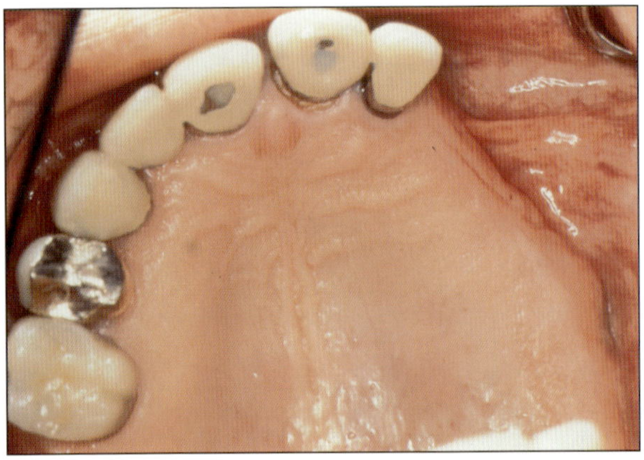

상악좌측 견치부터 전체적인 결손을 보이고 있다.

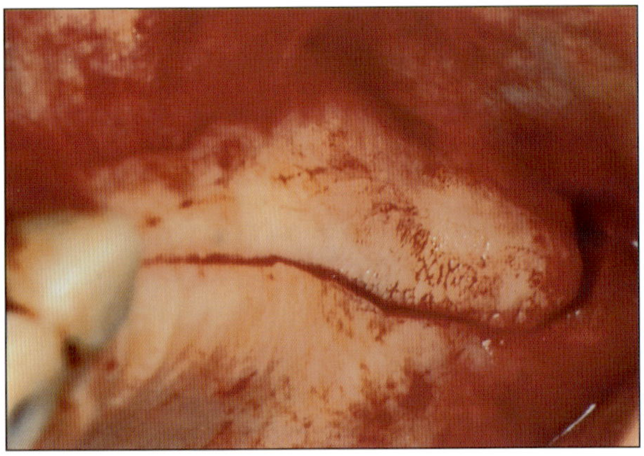

절개선이 형성된 후의 사진

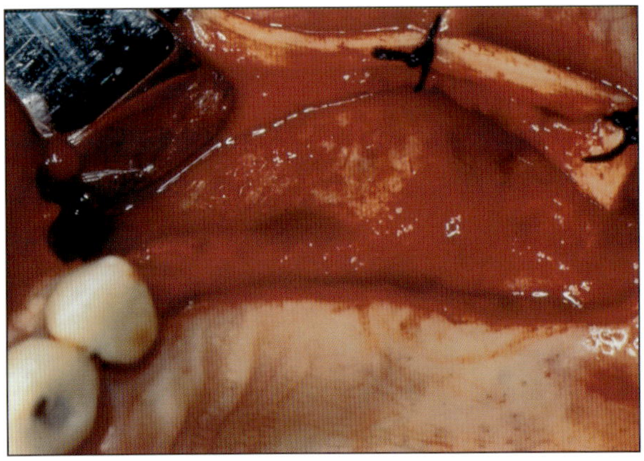

피판이 박리되었다.

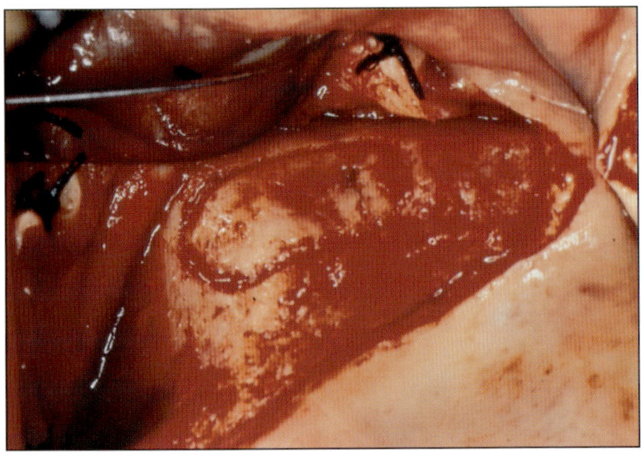

상악골 외측벽 골을 제거한 후의 모습

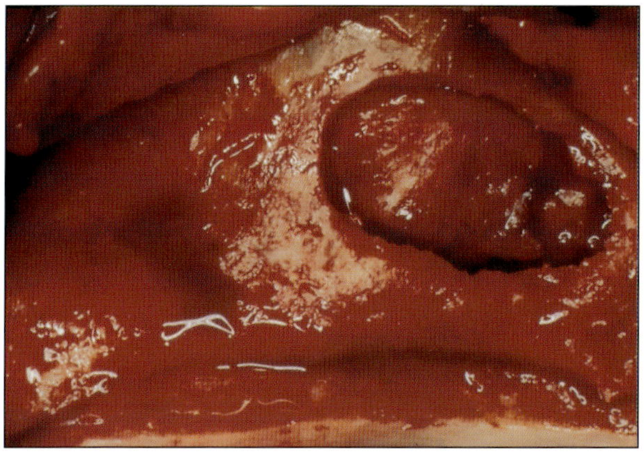

점막을 박리하였다.

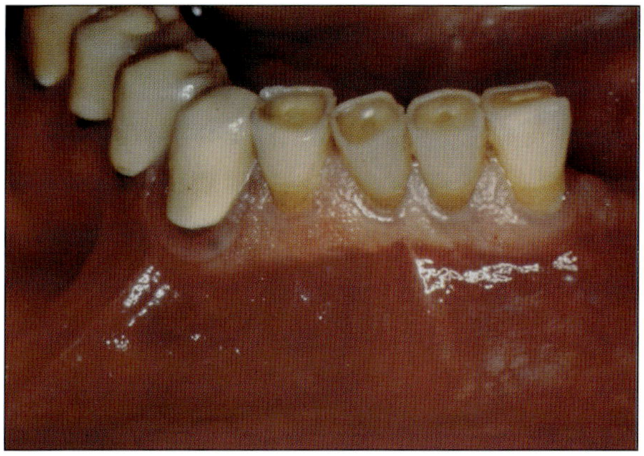

자가골 채취를 위한 공여부로 하악골의 이부(chin)을 선택하였다.

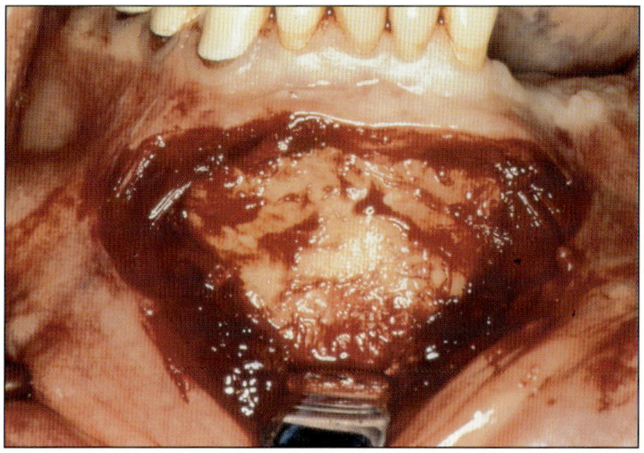

이부의 피질골을 노출시킨다.

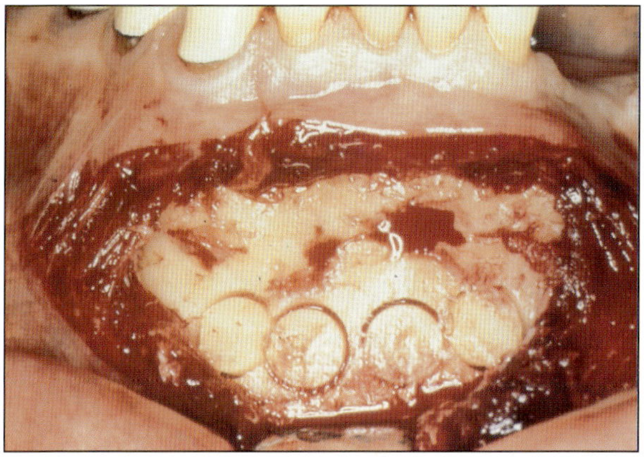

Trephine bur를 이용해서 채취할 부위의 피질골을 형성한 모습

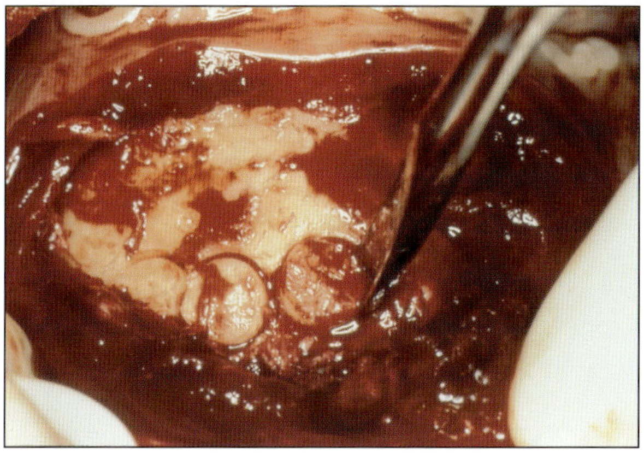

Chisel 이나 curette 등을 이용해서 절단된 피질골을 채취한다.

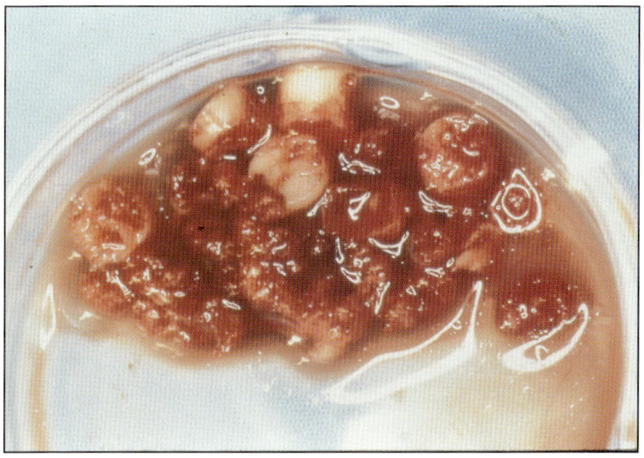

채취된 자가골의 모습. 이부(chin)는 피질골과 망상골을 모두 채취할 수 있는 장점을 가지고 있다.

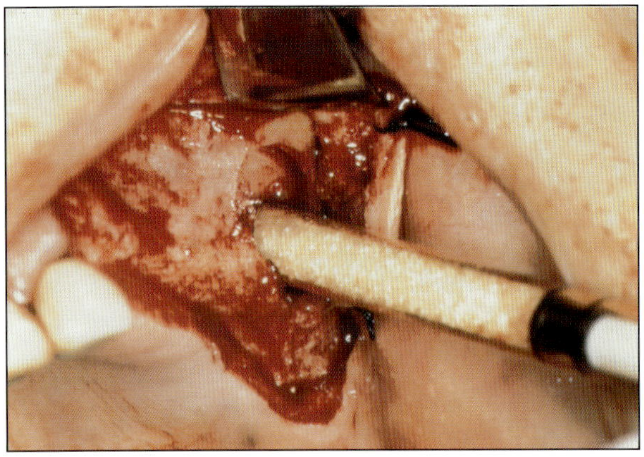

먼저 상악동내에 H.A를 넣어준다. H·A는 골을 이식한후에 방사선 사진상에 불투과상을 보이기 때문에 골이식이 어느정도선까지 되었는지 확인할 수 있다는 장점이 있는데 재료 자체가 흡수가 느리고 골로 치환되는 능력이 약하며 다른 재료들의 발달과 함께 최근에는 사용이 줄고 있는 추세를 보인다.

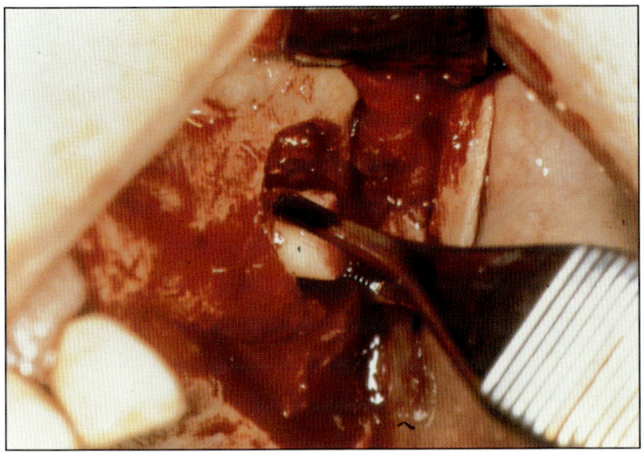

나머지 공간에 이부에서 채취된 자가골을 넣어준다. 이경우에는 채취된 피질골을 분쇄하지 않고 바로 사용하고 있다. 덩어리로 된 골이 많으면 이식부의 흡수를 최소화 하는데는 도움이 되지만 조작이 약간 불편하거나 이식골 사이의 빈 공간 (dead space)가 생기는 가능성도 있다.

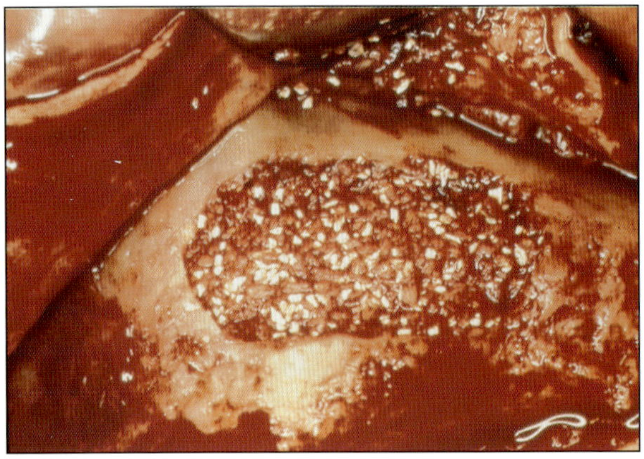

골이식이 완성된 모습

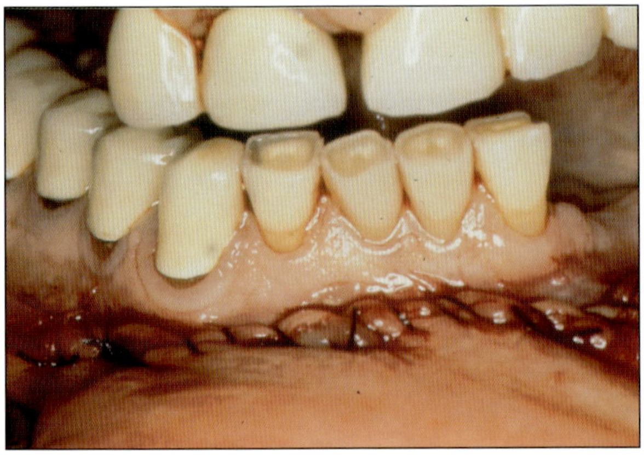

공여부에 봉합을 한 모습

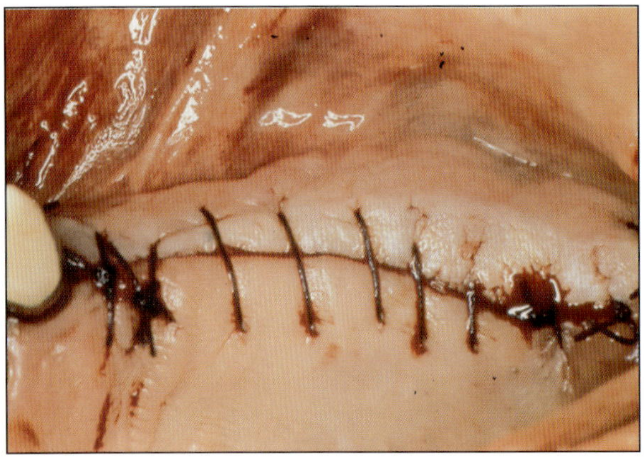

이식부에 봉합이 완성된 모습

(6) 여러가지 이식재를 혼합해서 사용한 경우

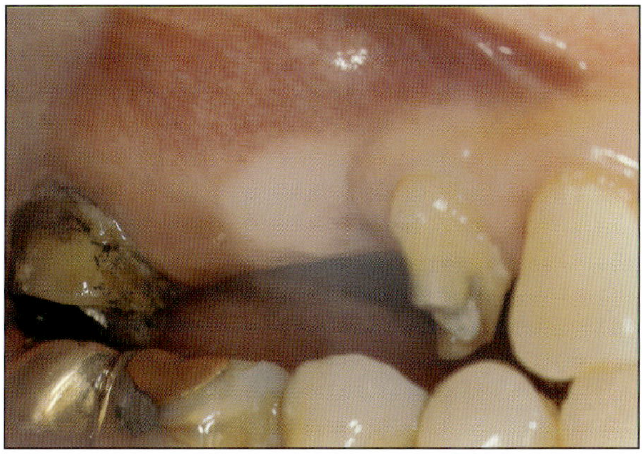

우측 상악구치부 무치악 상태를 보이고 있다.

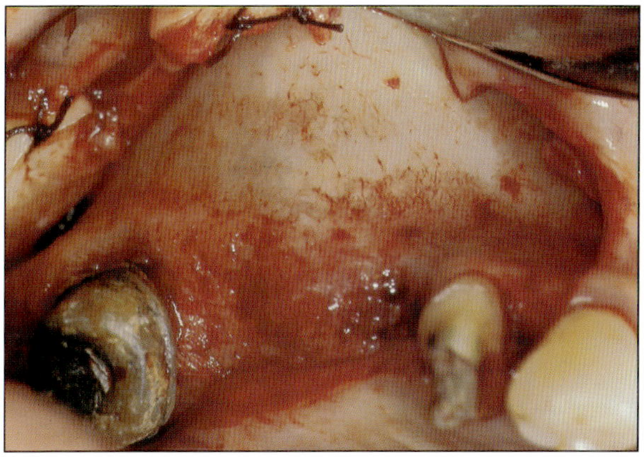

피판을 형성한 후의 사진

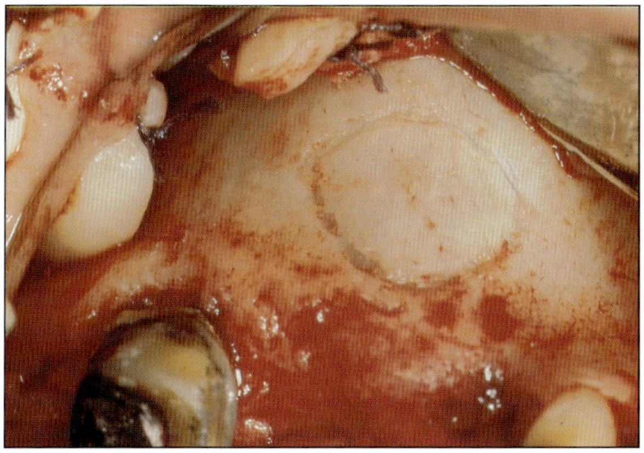

상악동에 창을 내고 있다.

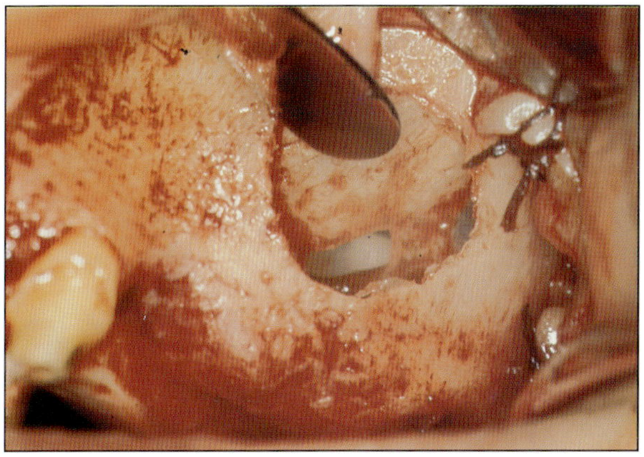

상악동벽을 형성하는 골을 제거하고 점막을 노출시킨다.

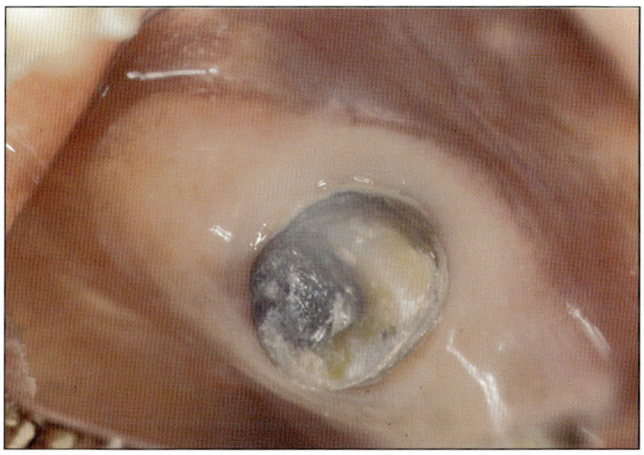

점막을 거상하고 이식제를 넣은 공간은 탁 보인다.

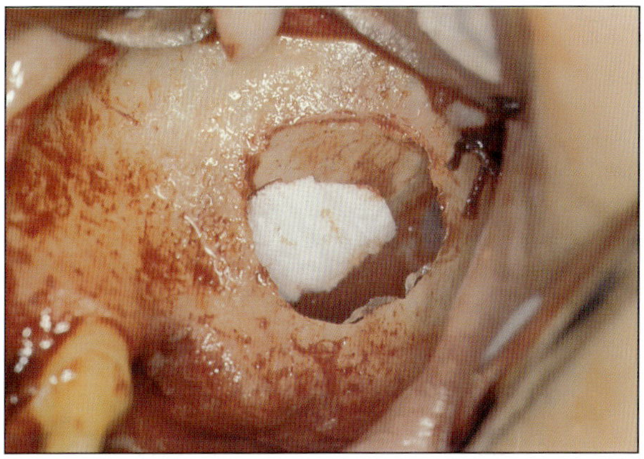

H.A를 가장 상부에 넣어준다.

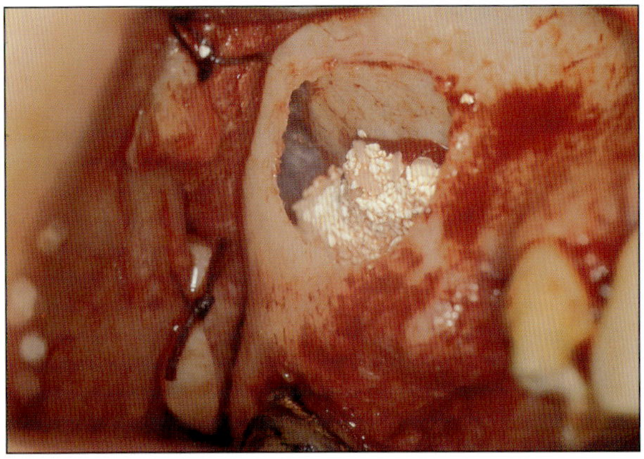

그 하방에 DFDB를 넣고 다져 넣는다.

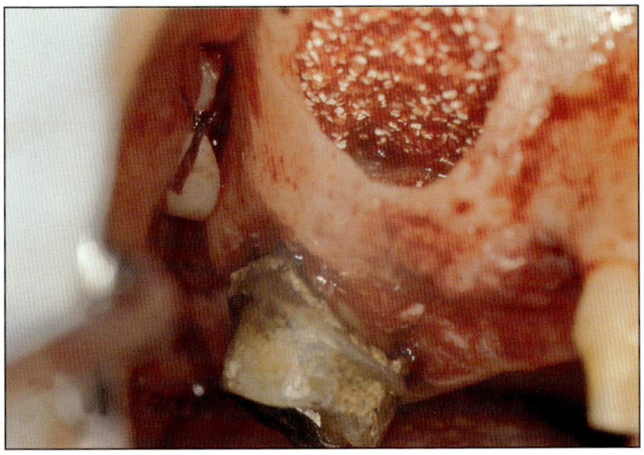

자가골을 가장 하방에 넣어준다.

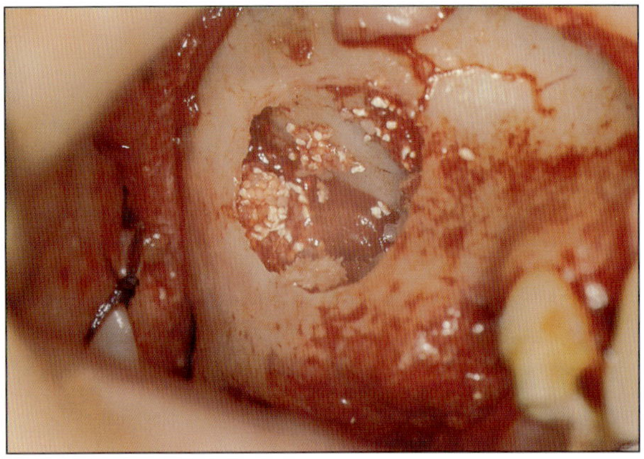

자가골을 넣고난 모습

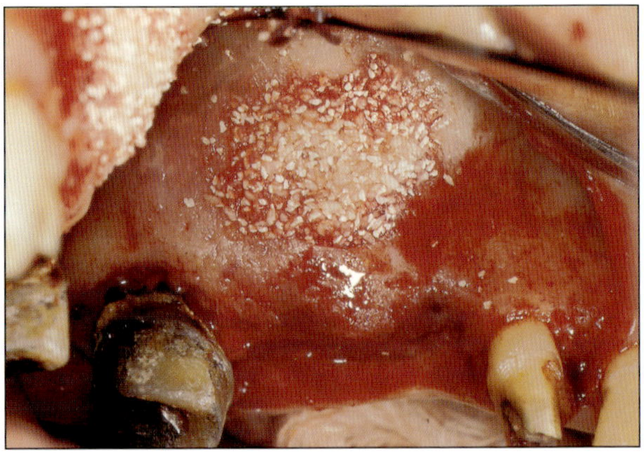

남아있는 DFDBA를 상부에 올려준다.

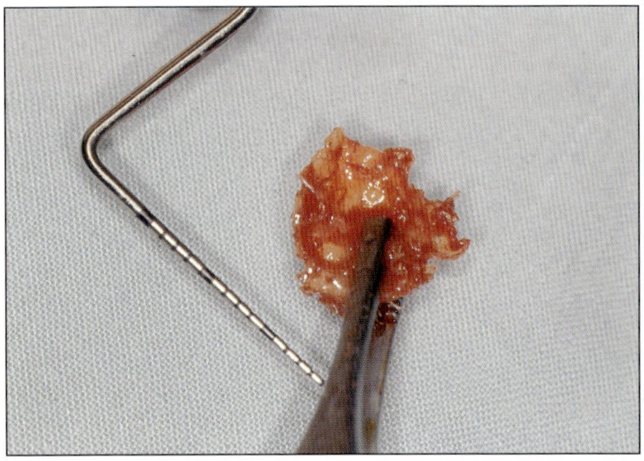

보관하고 있던 측벽골을 다시 덮어준다.

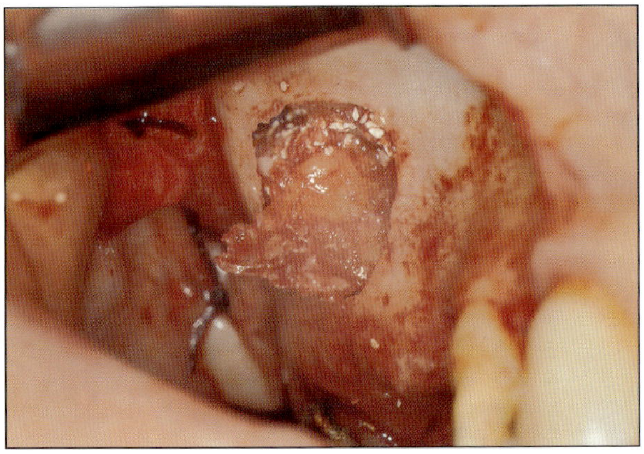

측벽골을 덮은 모습

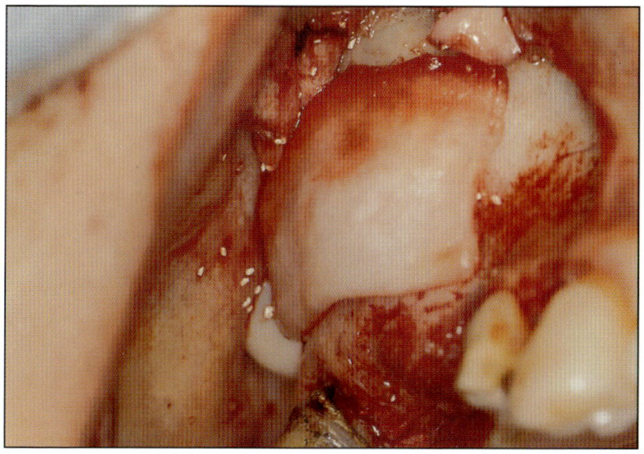

Collar-tape을 덮어 주어서 이식된 골들이 흩어지지 않게 보호해 준다.

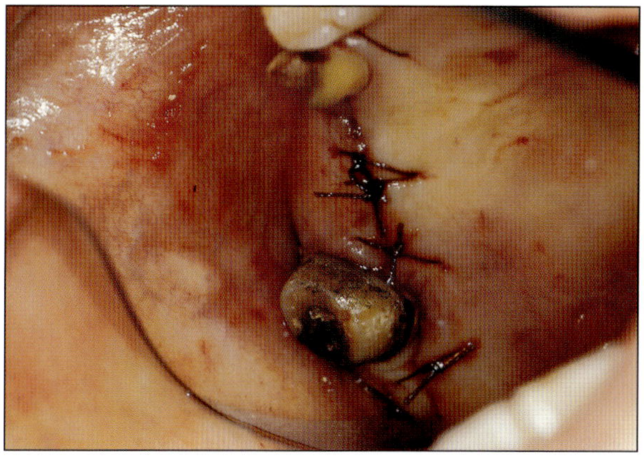

봉합이 완료된 상태. 봉합은 충분한 인장력을 견딜수 있도록 해 주어야 한다. 이식된 골들이 외부로부터 영향을 받지 않도록 긴밀하게하며 연속봉합법(continuous suture)을 사용하고 중간중간 단순봉합법을 사용하는 혼합 방법이 추천할만 하다.

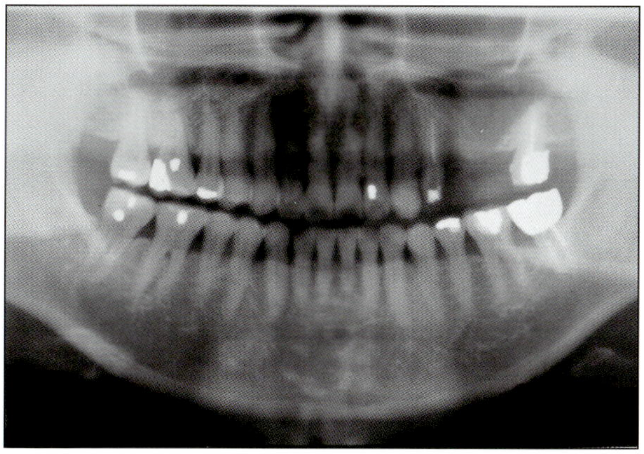

술전 파노라마 사진

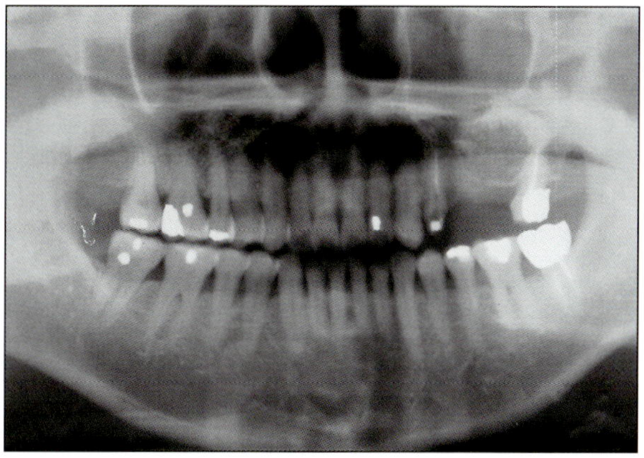

술후 파노라마 사진으로 상악동 점막 거상술을 시행한 최 상방에 방사선 불투과성 띠가 보인다. 이것을 이용해서 어느 정도의 점막 거상술이 시행되었는가를 볼 수 있다.

(7) 골확장술과 함께 상악동 점막 거상술을 시행하는 경우

일반적으로 상악동 점막거상술을 시행하기 위해서 측벽을 개창하는데 이때 가장 중요한 것은 임프란트를 식립한 후에 얻어지는 초기 고정력이다. 초기 고정이 어려우면 임프란트의 식립을 연기하는 것이 절대적이다. 이 환자의 경우에는 상악동 점막거상술과 함께 임프란트식립을 계획하였다. 피판형성후 관찰되는 상태는 치조골의 폭이 너무 얇아서 정상적으로 임프란트를 식립하기 어렵다는 것이다. 임프란트가 정상적으로 사용되기 위해서는 적절한 길이와 함께 적절한 폭을 얻을 수 있어야 한다. 치조골 확장은 chisel을 사용하여 협측과 설측을 분리하되 최소의 량만 분리하며 협,설측의 골의 인장력을 보존한 상태에서 임프란트를 식립함으로써 초기 고정력을 유지한다.

이때 술후 점막 피개가 어려운 경우라면 절대 사용하지 말 것을 권하고 싶다. 상악동 점막 거상 및 이식과 치조골확장을 동시에 해야하는 것이기 때문에 골의 노출은 실패로 이어질뿐 아니라 상악동의 심부감염을 유발시킬 위험성도 존재하기 때문에 특히 주의를 해야 한다.

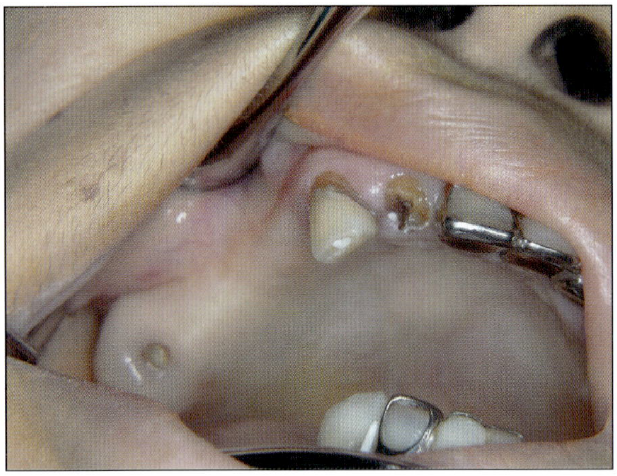

상악동 거상술을 시행하기 위해서 내원한 환자의 구강내 모습

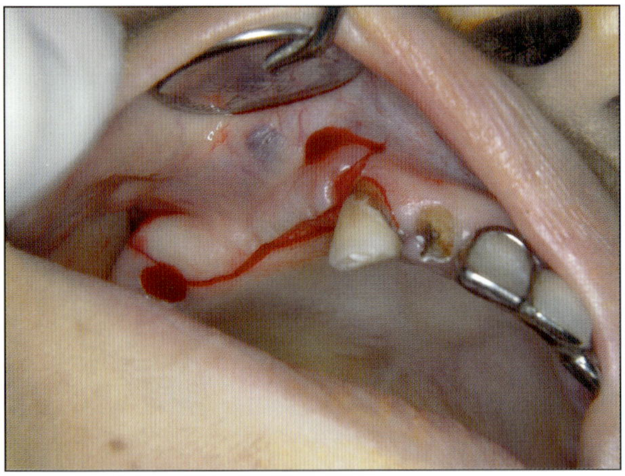

절개선을 가하고 있다.

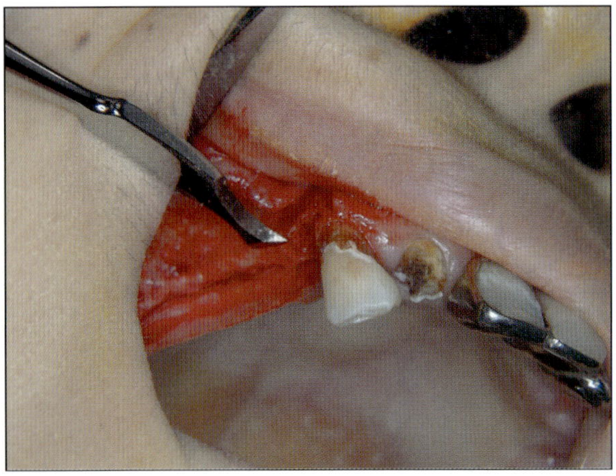

불필요한 치조골을 제거하고 있다. 제거된 골은 후에 이식용으로 사용한다.

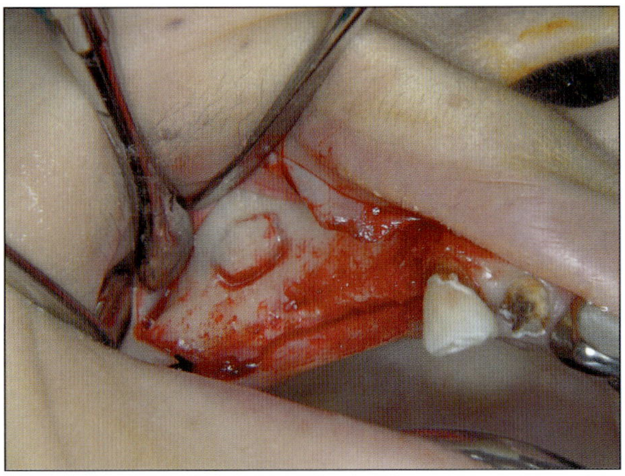

상악동 측벽을 제거한 모습

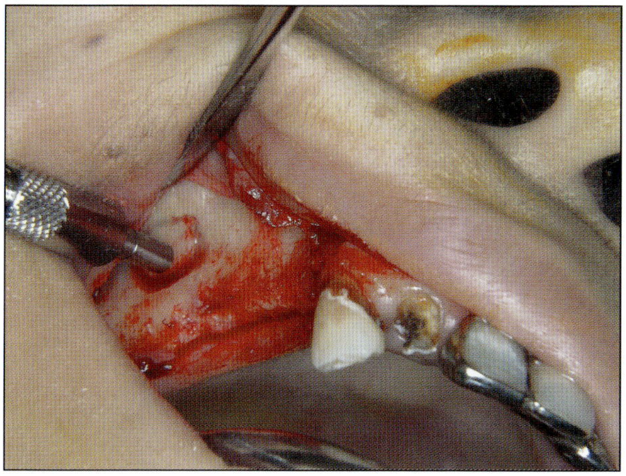

osteotome을 이용해서 상악동 측면을 밀어 넣고 있다.

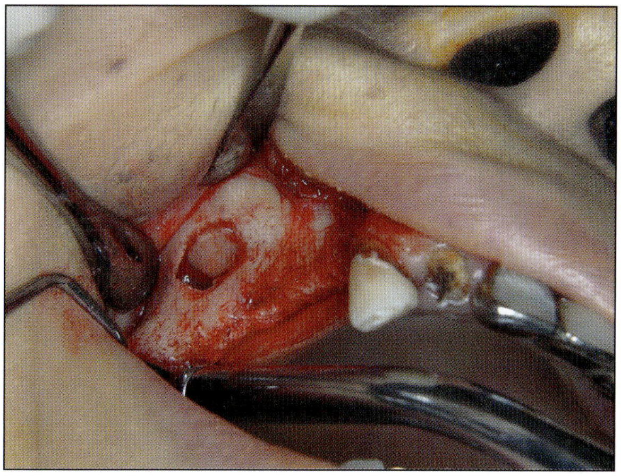

상악동점막이 분리된 모습. 정상적으로 분리된 상악동점막은 환자의 호흡과 함께 움직이며 수시로 하방으로 밀려 내려온다.

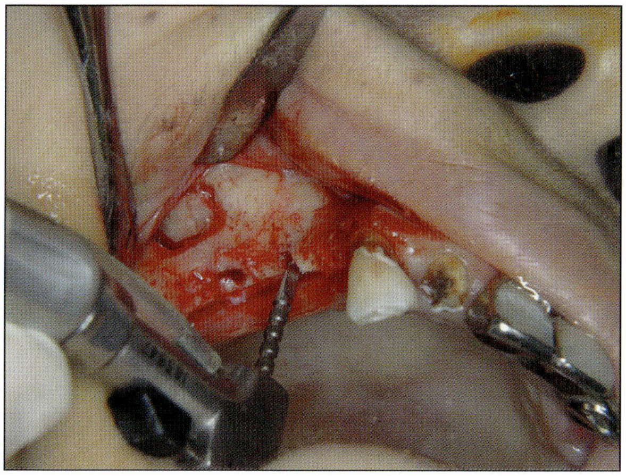

임프란트를 식립할 부위를 표시한다.

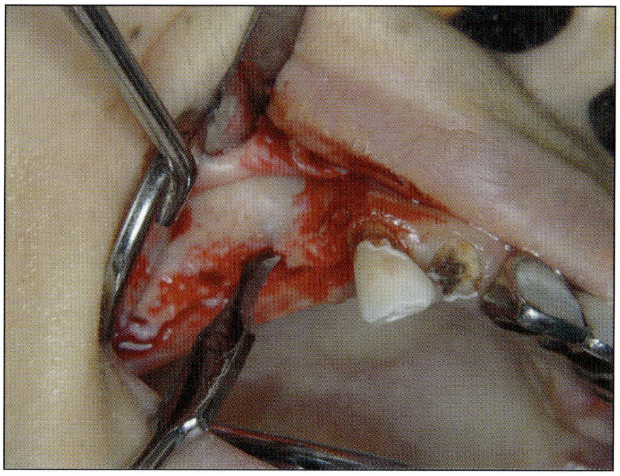

임프란트를 정상적으로 식립하기가 어렵기 때문에 chisel을 이용해서 치조골을 분리하고 확장하는 술식을 시행한다. 일반적으로 상악동 점막 거상술과 병행하는 경우는 드물지만 특별한 상황에서 시행한 것이다.

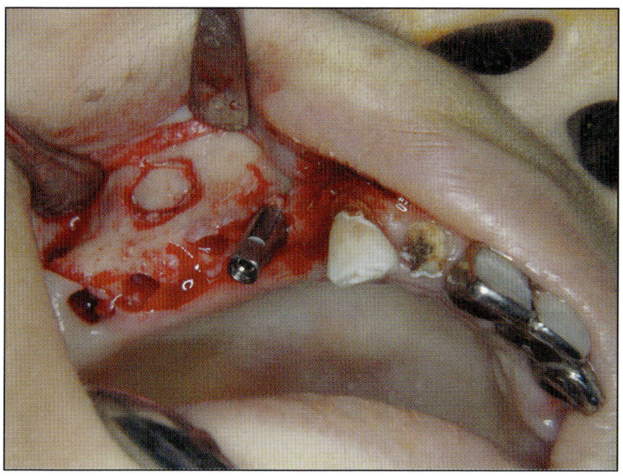

임프란트가 식립된 모습

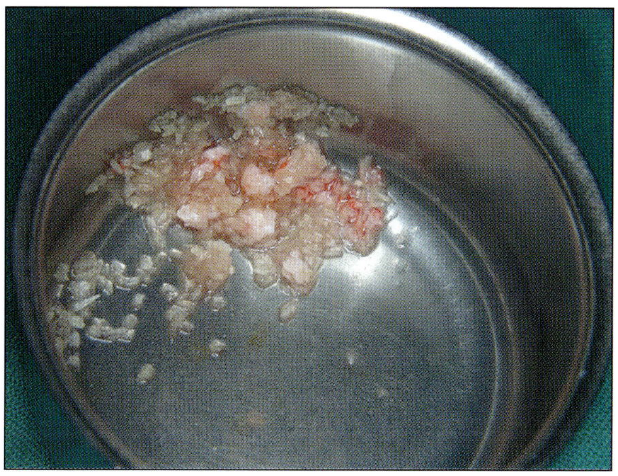

골 이식재로 사용하기 위해서 준비하고 있는 DFDB(Dem-Bone). 이것은 추후에 자가골을 섞어서 사용하게 된다.

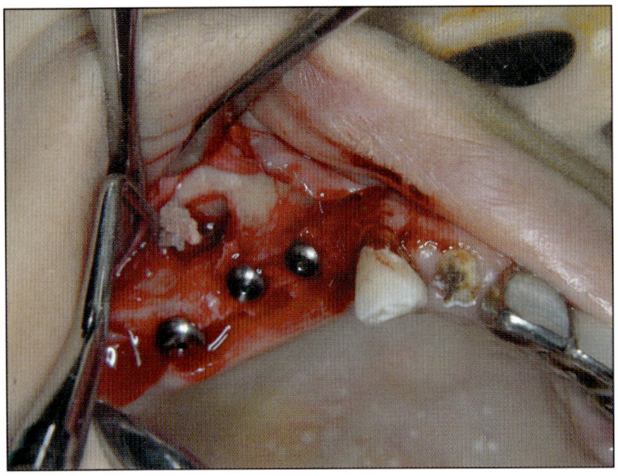

골이식을 시행중인 사진. 확장된 치조골에 식립되어 있는 임프란트와 개방전 상악동으로 이식골을 넣어주고 있는 모습을 볼 수 있다.

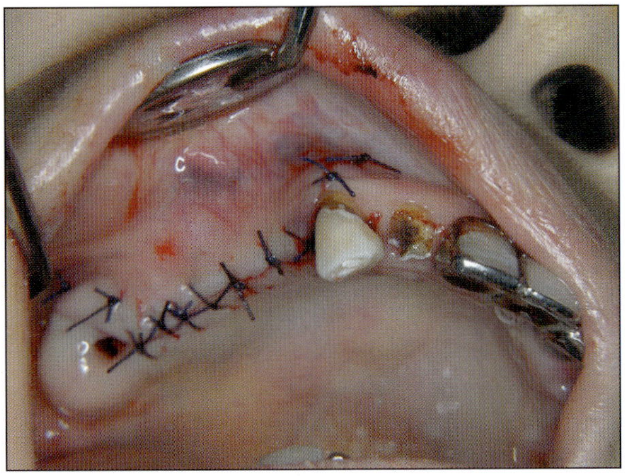

봉합이 완료된 상태. 과도한 긴장없이 봉합부위가 긴밀히 접촉되는지 살펴 보아야 한다.

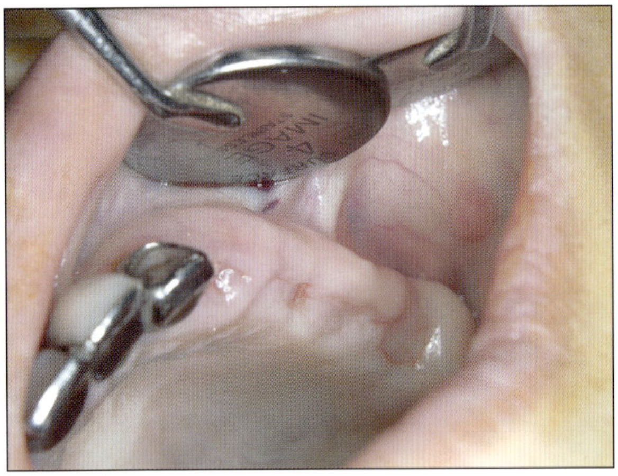

동일한 환자의 좌측 무치악부사진. 발치한 자리가 아직 완전히 정돈되어 있지 않지만 잇몸은 건강한 모습을 보이고 있다.

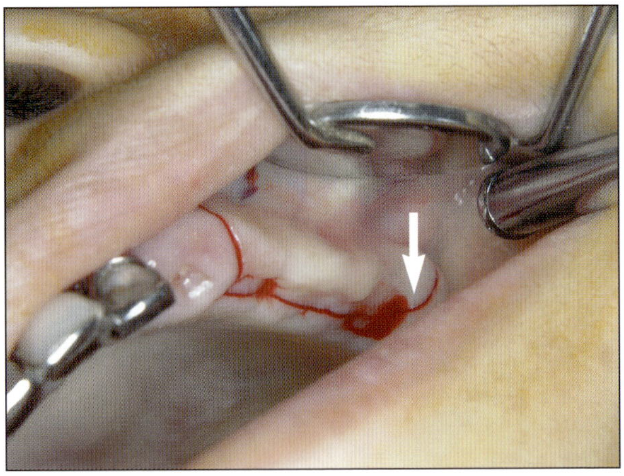

절개선을 형성한 모습. 뒷부분을 둥글게 처리한 것은(↓) 봉합시 편리성을 위한 것이다. 피판을 전방으로 많이 이동시켜야 하는 경우에는 이곳은 직선으로 처리하는 것이 유리하다.

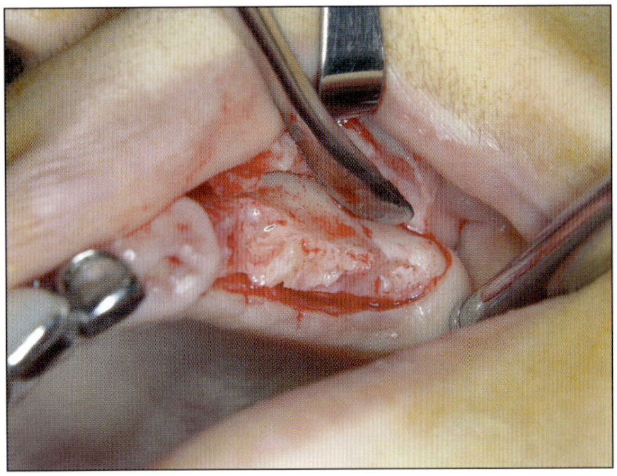

피판을 박리한 모습. 치조정과 상악동의 측벽을 노출시킨다.

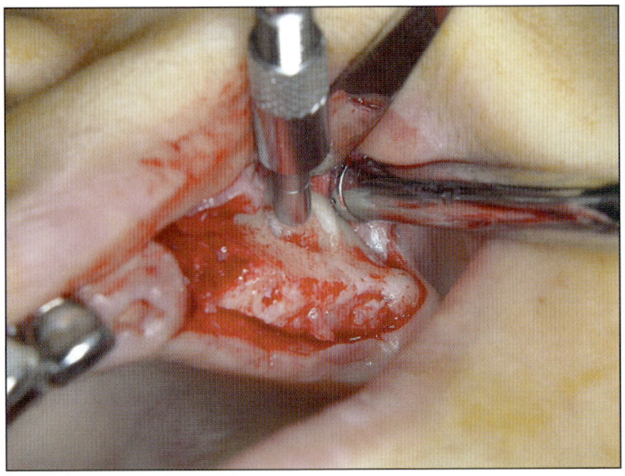

상악동 측벽에 창을 형성하고 있는 모습으로 osteotome을 이용해서 골을 안으로 밀어 넣고 있다.

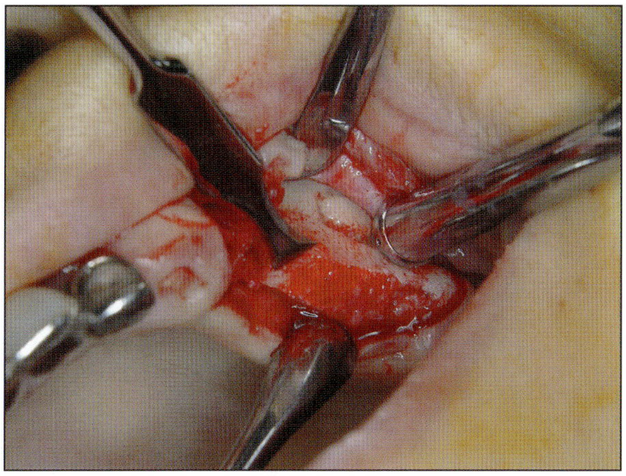

상악골의 불규칙한 부위를 다듬고 치조골은 분리 시키고 있다. 치조정의 불규칙한 부위를 다듬는것만으로도 어느 정도 치조정의 두께가 확보되는 경우가 있다. 이 경우는 여전히 불충분한 두께 때문에 치조골을 분리 및 확장하였다.

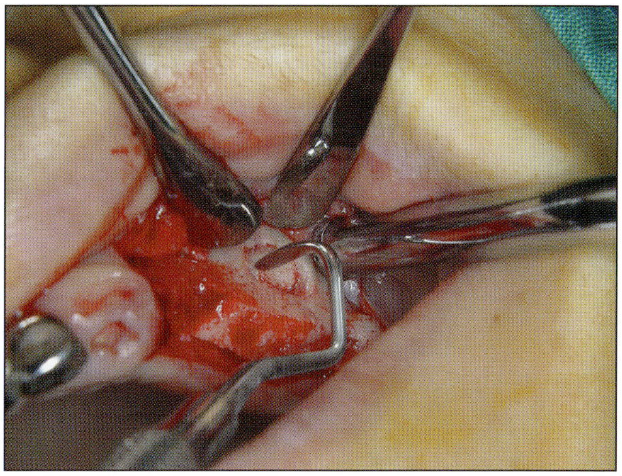

점막을 분리하며 거상술을 시행하고 있다.

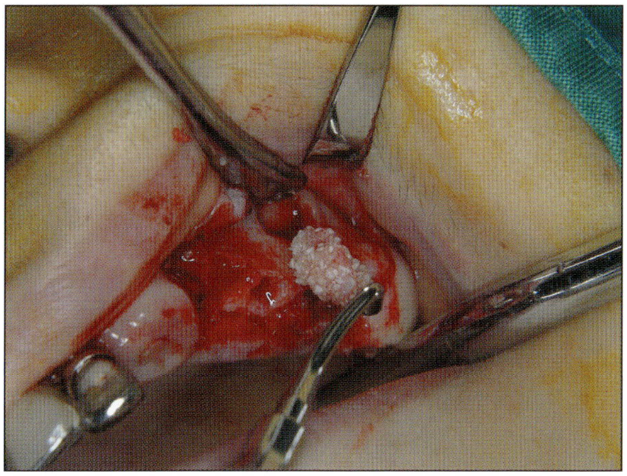

임프란트 식립부위를 형성하고 이식될 골을 집어 넣어주고 있다.

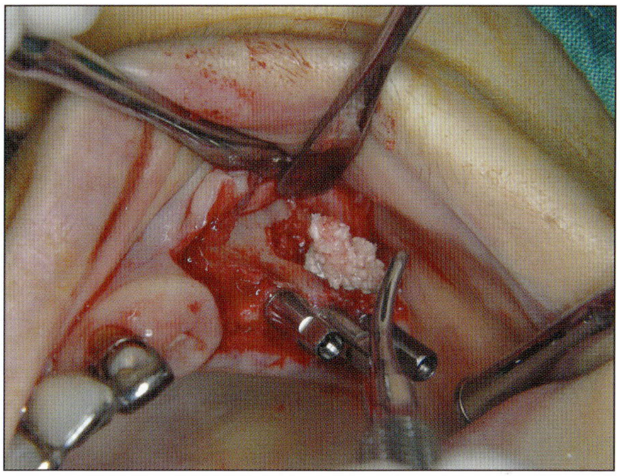

임프란트를 식립하고 이식골을 넣어주고 있다.

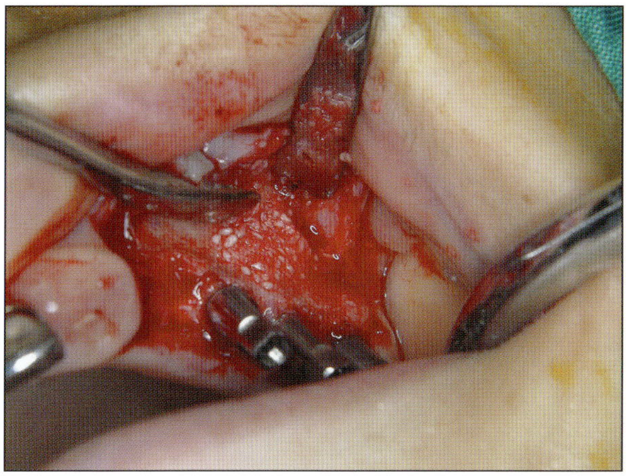

골 이식이 완성된 상태

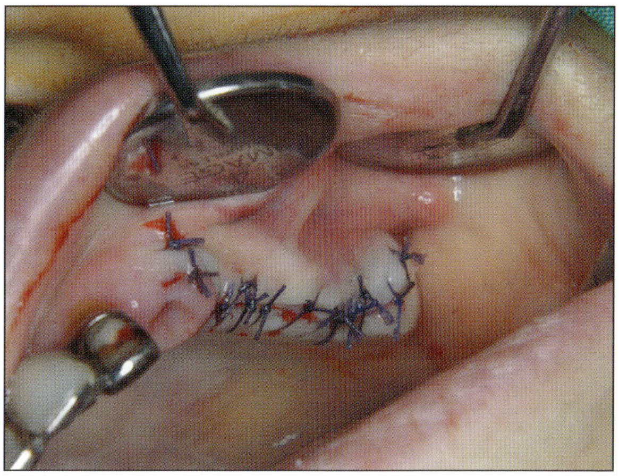

봉합이 끝난후의 모습. 충분한 양의 수직 절개를 해주면 봉합시 인장력을 줄일 수 있다.

(8) Block Bone을 이용한 골 증대술과 동시에 시행하는 점막 거상술

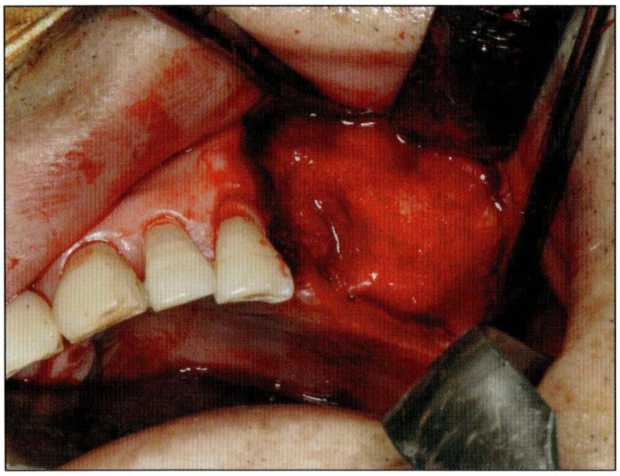

시술할 부위를 노출하고 있다.

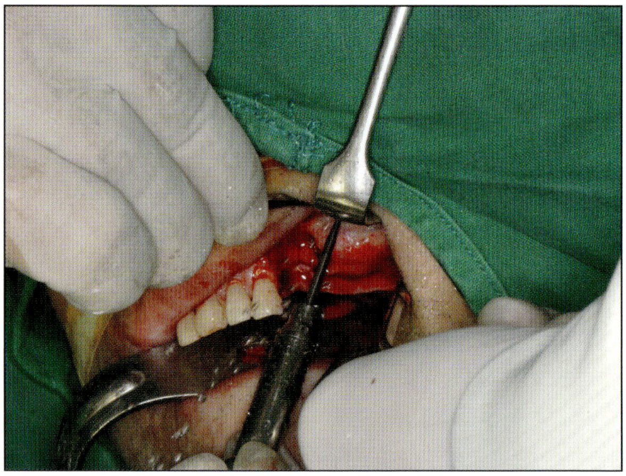

round bur를 이용해서 상악동 벽을 갈아주면서 창을 형성하고 있다.

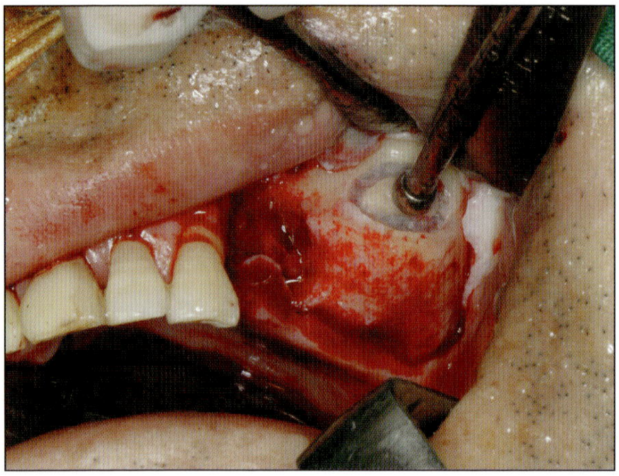

osteotome을 이용해서 분리된 측벽을 안으로 밀어넣는다. 이때 골을 너무 심한 힘을 가해서 밀지 않도록 주의한다. 골을 밖으로 분리해내는 방법도 있으나 이러한 수술법이 선호되기도 한다.

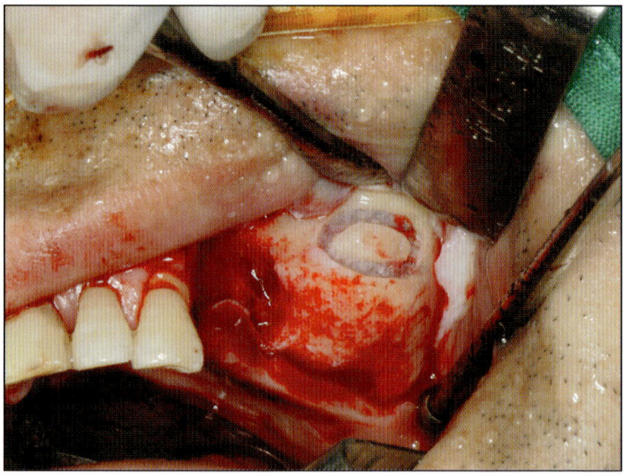

안으로 밀려들어가서 자유롭게 움직이기 시작하는 상악동 측벽의 모습. 자유롭게 움직이기는 하지만 상악동점막이 주변골에 붙어있는 동안에는 안으로 밀려 들어가는 힘에 저항하는 힘이 강하다.

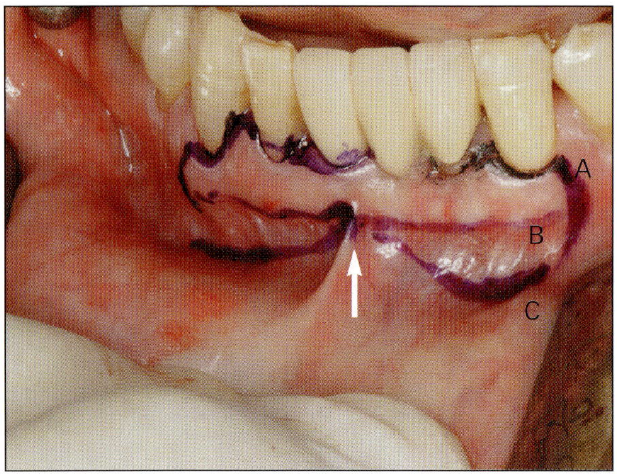

이부에서 자가골 채취를 위한 절개선 형성모습. Scallope형 절개선(A)은 봉합후 수술부위가 벌어지는 현상이 적은 반면 술후 치은의 퇴축 현상이 발생할 수 있는 단점이 있다. 한편 부착치은부 절개선은(B) 치은퇴축을 방지하고 봉합부 열개 현상을 줄일 수 있는 장점은 있지만 봉합시 기술적인 면에서 어려움이 많고 간혹 봉합부에 반흔(scar) 조직이 형성되어 심미적인 문제가 발생하기 때문에 자주사용하지 않는다. 가장 많이 사용되는 절개법인 치은협이행부 절개법(C, vestibular incision)은 술후 간혹 봉합부 열개가 일어나는 단점에도 불구하고 시술부위의 접근의 용이성과 봉합의 용이성등의 이유로 인해 가장 많이 사용되는 봉합법이 되고 있다. 단순히 vestibule에 절개를 가하는 것보다 가운데 부분을 (↑)사진에 보이는 것과 같이 높이를 달리하여 갈매기 날개(gull wing incision)와 같은 모양의 절개를 가하는 것이 봉합시 정확한 위치를 잡아주는데 도움이 된다.

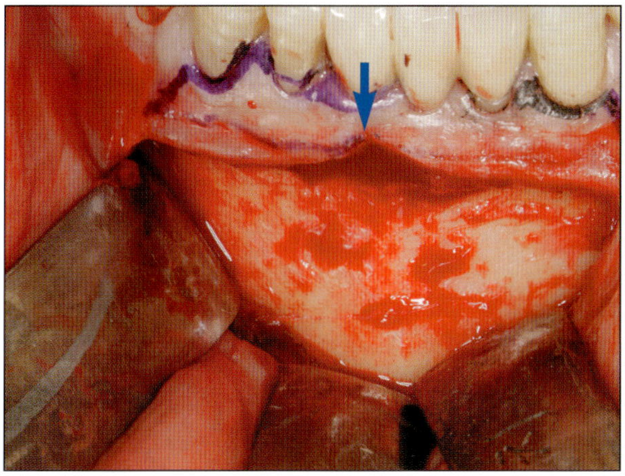

Gull wing 절개법을 이용해서 이부(chin)을 노출시킨 모습. 하악 증전치부에 절개선이 오목하게 되어 후에 봉합시 위치를 찾기 편리하게 되어있다.

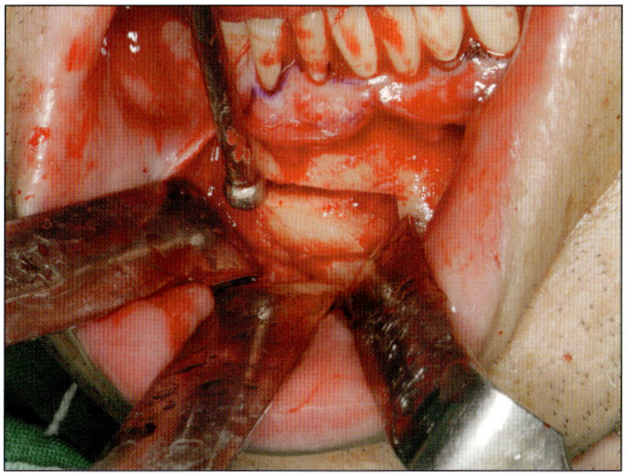

Saw를 이용해서 골을 절개해낸 우측모습

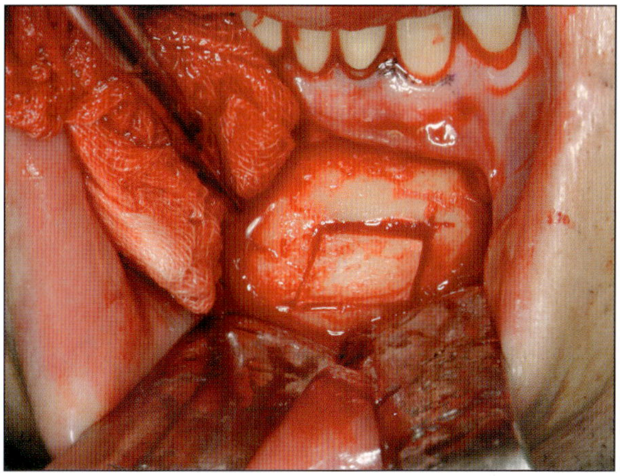

골 이식을 위해서 절개된 우측 모습. 치근단 부터의 거리. 이신경으로부터의 거리 등이 잘 지켜져야 안전한 골 이식을 시행할 수 있게 된다.

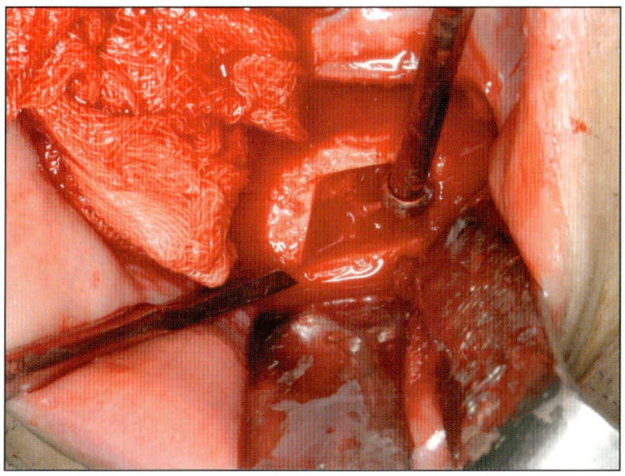

골을 떼어낸 모습

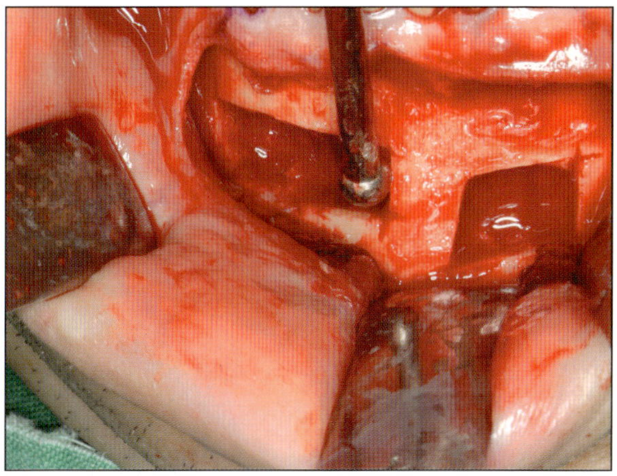

골을 떼어낸 부위의 좌 · 우 모습

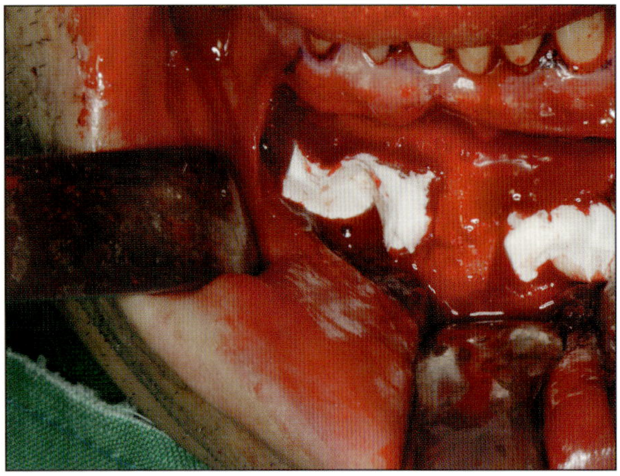

골 공여부는 collar tape을 이용해서 dead space를 없애고 지혈을 해 준 다음 봉합한다.

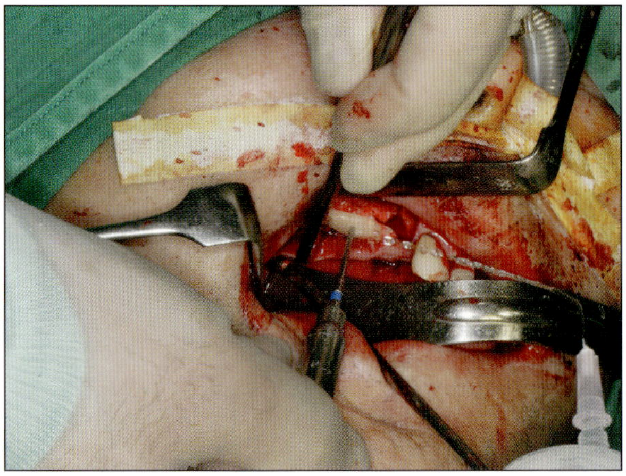

상악동 측벽에 창을 형성한다.

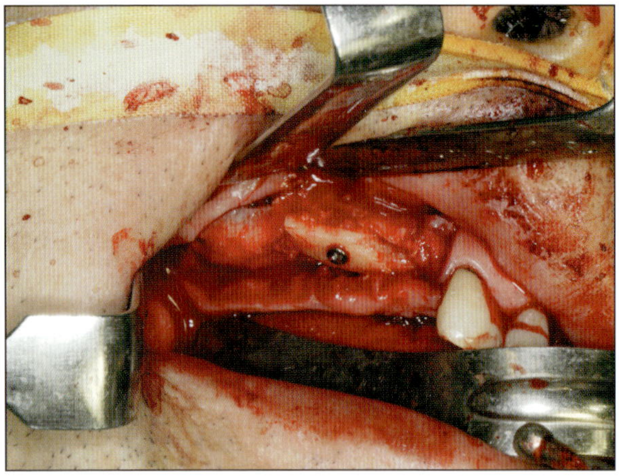

치조능이 위축된 부위에 이식골을 고정하고 있다.

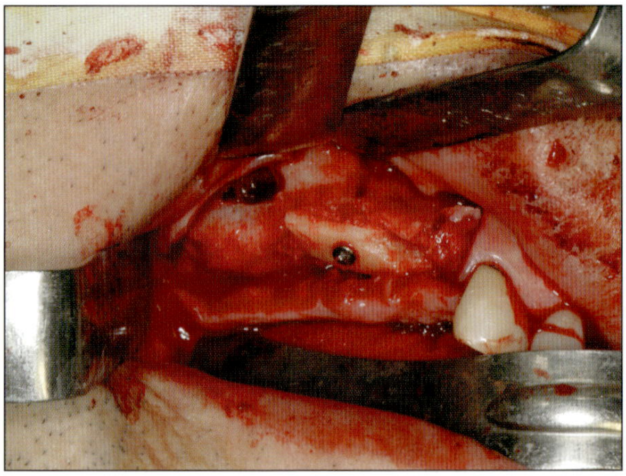

창을 형성해 준 모습

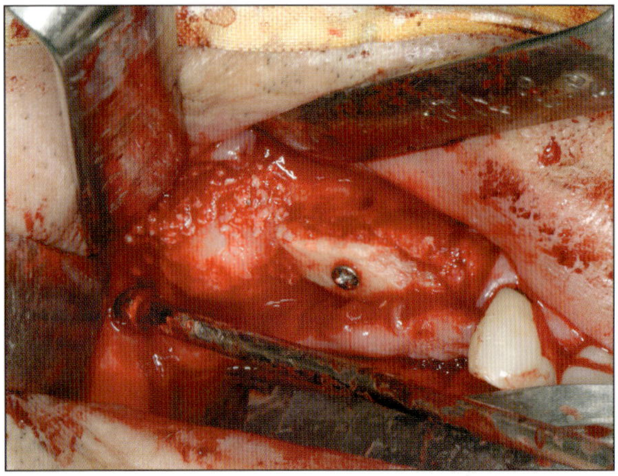

골이식을 시행하고 있는 모습

(9) Web(중격)이 있는 경우의 점막 거상술 법

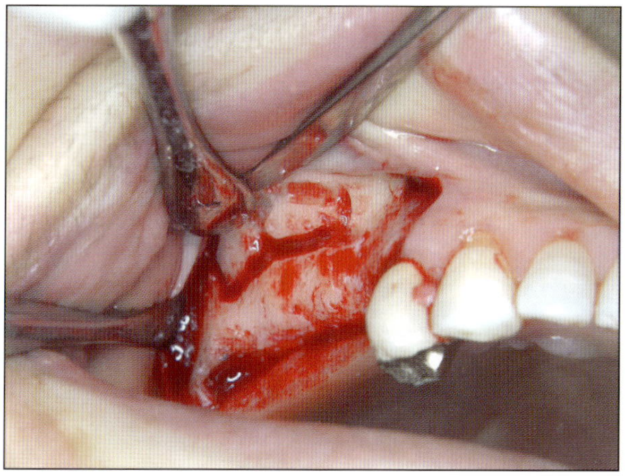

상악동에 중격이 존재하는 경우 이 부위는 점막을 거상하는 도중 점막파열이 쉽게 일어난다. 따라서 층을 그림과 같이 분리해서 열어주어 좌 · 우를 각각 거상하게 되면 점막이 파열될 확률이 현저히 줄어들게 된다. 중격이 있는 부위는 미리 방사선 사진 상에서 확인하도록 한다.

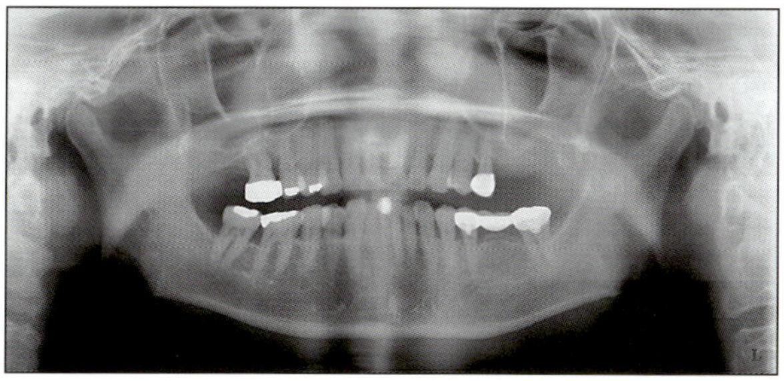

상악 좌측 구치부에 상악동 중격이 존재하는데 일반적인 중격보다 뚜렷하고 긴 것으로 보아 상악동이 좌 · 우로 완전히 분리되어 있는 것 같다.

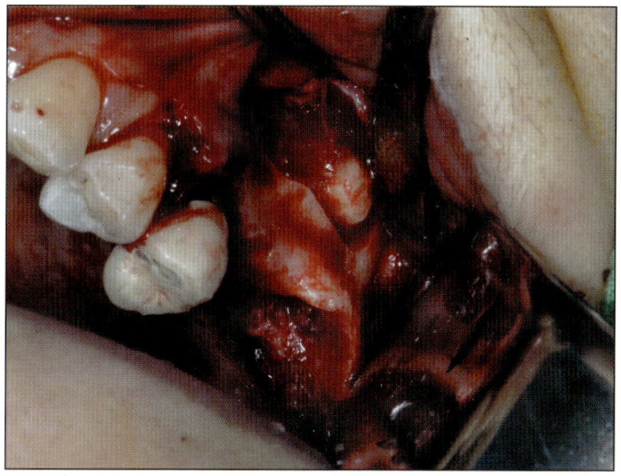

web이 보이며 좌 · 우로 창을 형성 하였고 앞에 있는 창의 피질 골은 제거된 상태이다.

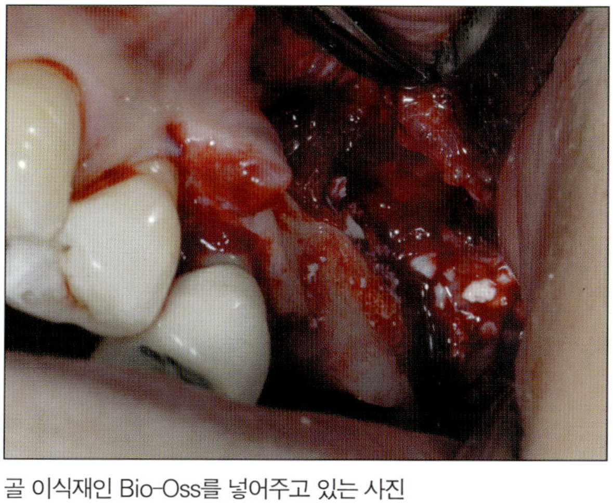

골 이식재인 Bio-Oss를 넣어주고 있는 사진

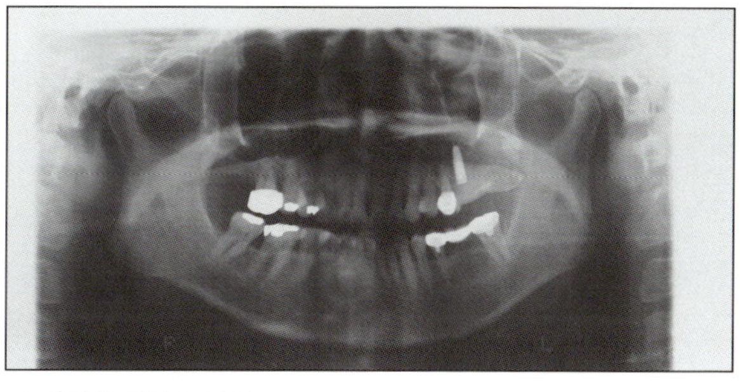

골 이식후 상악동 사진

(10) 잔존 치조골의 량이 적은 무치악 경우

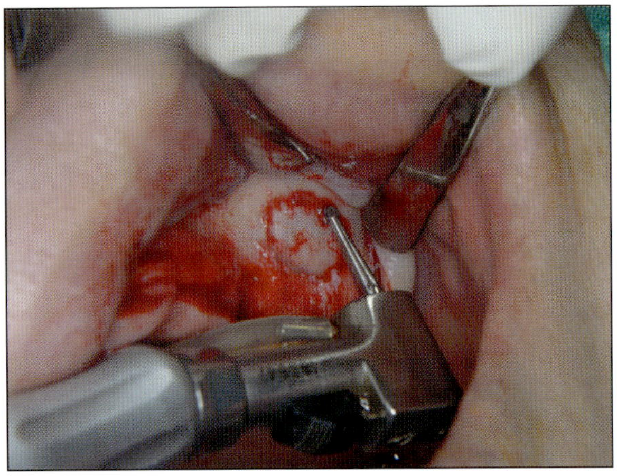

상악동에 창을 형성하고 있는 모습

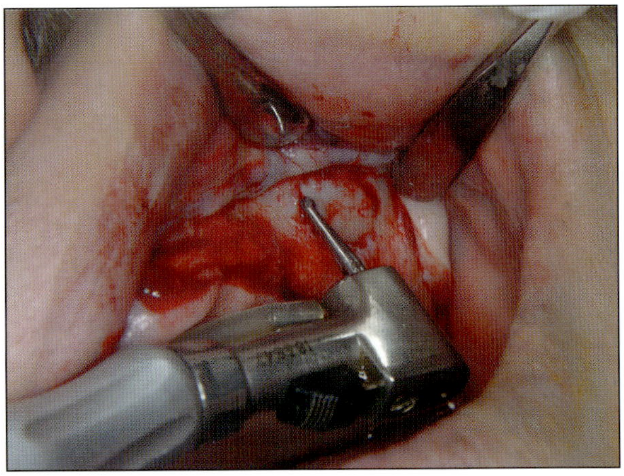

창은 모든 부분이 골고루 삭제되도록 세심하게 해 나간다. 이때 점막이 손상되지 않도록 주의해야 한다. round bur는 점막을 손상시키기 쉽다는 이유로 diamond bur 또는 green stone을 사용하는 술자들도 많이 있다.

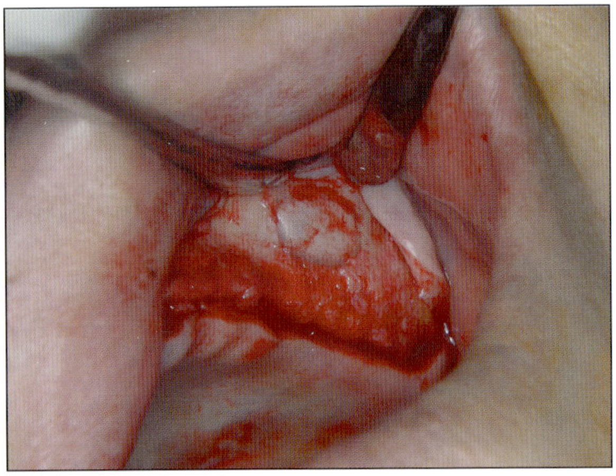

창 형성이 끝난 모습

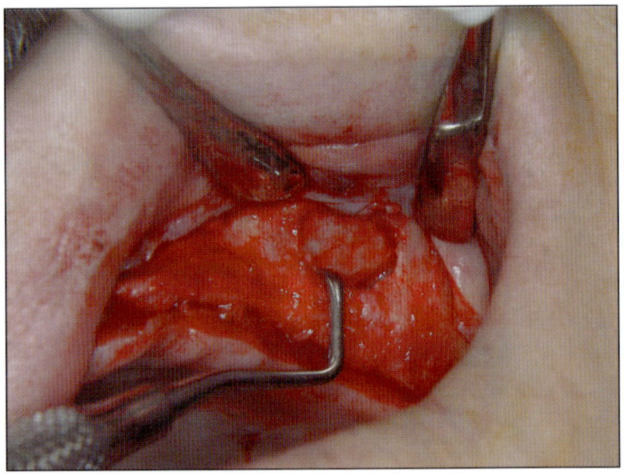

점막을 거상하고 있다.

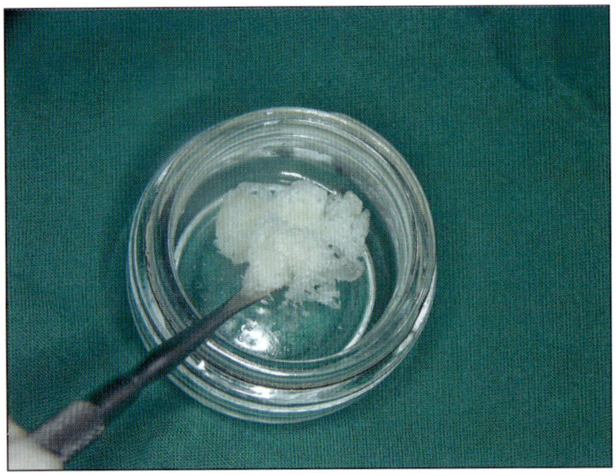

인공골을 넣기 위해 준비하고 있다.

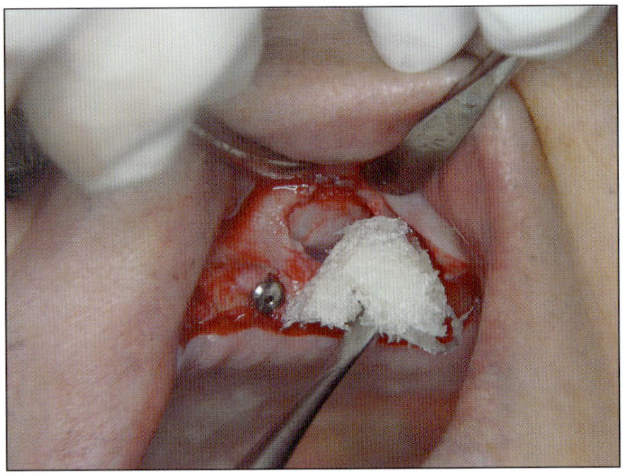

인공골을 넣고 있는 모습

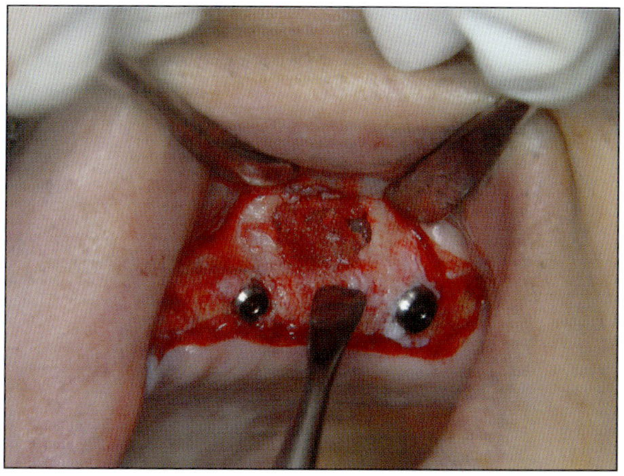
충분히 다져 넣는다.

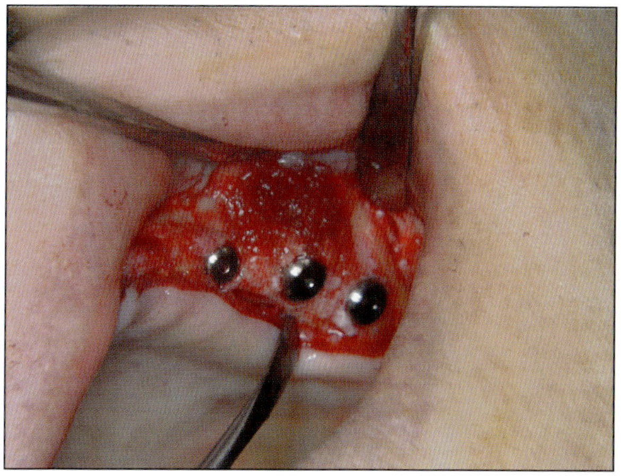
약간 넘치도록 이식골을 넣어준 모습

(11) Osteotome을 이용한 점막 거상술

Osteotome을 이용한 상악동 점막 거상술은 시술이 간편해 보이고 시간이 적게 걸려서 한동안 선호되어 왔으나 여러가지 제한된 상황에서만 사용해야하는 불편함과 잘못 사용하는 경우의 후유증 때문에 주의해서 사용되어져야 한다.

이에 대한 술식과 주의 사항은 '체계적인 임상 임프란트학' 334~340p와 399p를 참조하세요.

(12) 발치창이 상악동점막 하부로 개통이 되어 있는 경우에서의 상악동 이식술

본 증례는 상악 우측 구치부에 발치를 시행한 후 임프란트를 식립하기 위해서 상악동 점막 거상술을 시행하던 중 점막의 일부가 발치와를 통해서 노출되어 있는 것을 우연히 발견한 경우이다. 상악동 점막이 치아와 접촉되어 있는 경우는 흔한 경우는 아니며 대부분 치성 상악동염 등이 있는 경우 치조단 하방의 치조골이 흡수가 되면서 상악동과 치아가 연결되게 되는데 이 경우는 대부분 상악동에서 염증성 증상이 나타나게 된다. 본 증례에서는 상악동에 염증 증상이 없으며 점막도 정상적인 성상을 유지하고 있었다. 발치와는 골로 대체 되지 못하고 연조직으로 차 있었지만 특별히 염증소견이나 화농증상을 보이지 않고 있다. 다만 상악동 점막의 하연과 발치와의 일부가 개통되어 있을 따름이다. 따라서 이곳에 임프란트를 즉시 식립을 한다하더라도 임프란트가 실패할 이유는 초기고정이 않되어서 골유착 반응이 일어나지 않을 때 뿐일 것이다. (감염이 되는 경우는 이 상황에서는 예외로 생각해 보자). 따라서 임프란트의 초기고정을 얻을 수 있겠는가 하는 것이 매우 중요한 성패의 요인이 될 수 밖에 없는 상황이다.

이 경우 초기고정이 잘 되어서 시술은 성공적으로 완료되었지만 만일 초기 고정이 어려웠다면 임프란트의 식립은 연기를 하고 골 이식만을 시행해야 한다.

임프란트는 초기고정력이 좋은 WD(wide diameter) 임프란트를 사용하도록 한다. Langer 등이 지적한 대로 넓은 직경의 임프란트는 골질이 좋지 않을때 사용하면 골 접촉 면적을 증가시켜서 골유착 효과가 좋은 것으로 알려져 있다.

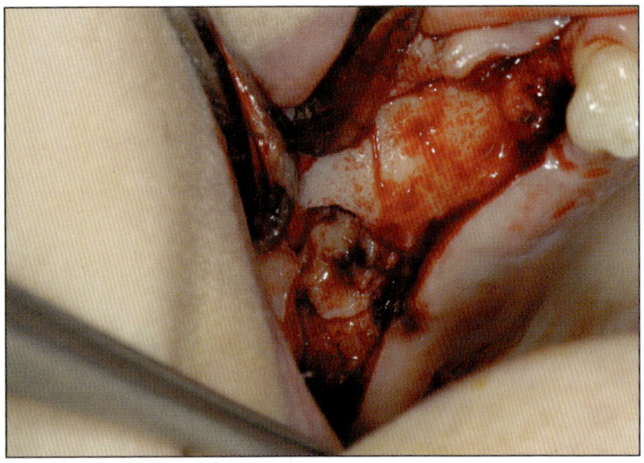

발치가 되어있는 상악 구치부의 모습. 피판을 박리하고 임프란트를 식립할 부위를 노출시켰다.

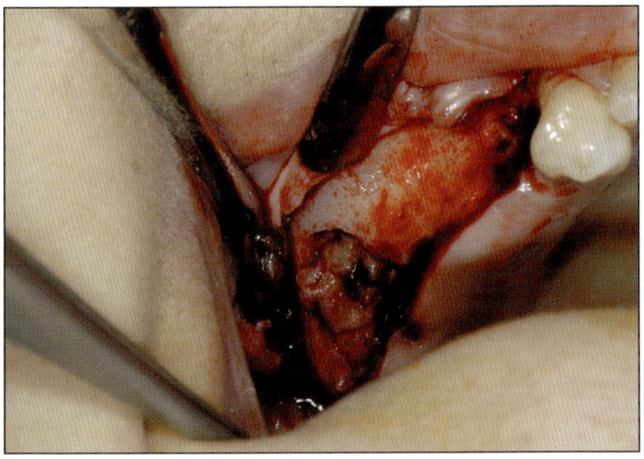

발치와 존재하고 있는 염증성 섬유조직을 보여 주고 있다. 염증 조직이 차 있어서 발치와가 골로 대체되어 있지 않는 것을 볼 수 있다.

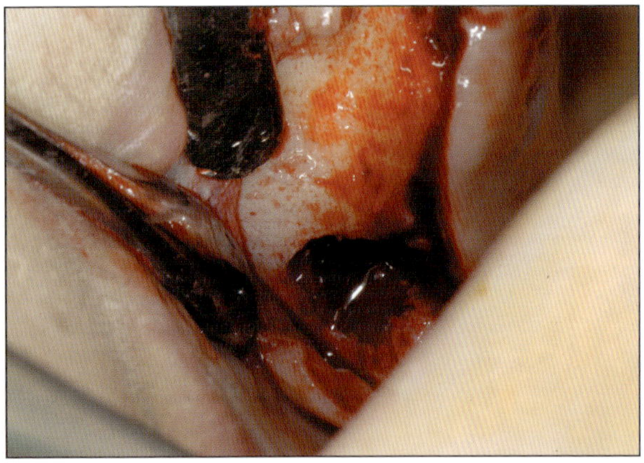

연조직을 제거하고 난 후의 모습으로 상당히 넓은 혹의 공간이 존재하고 있는 것을 볼 수 있다.

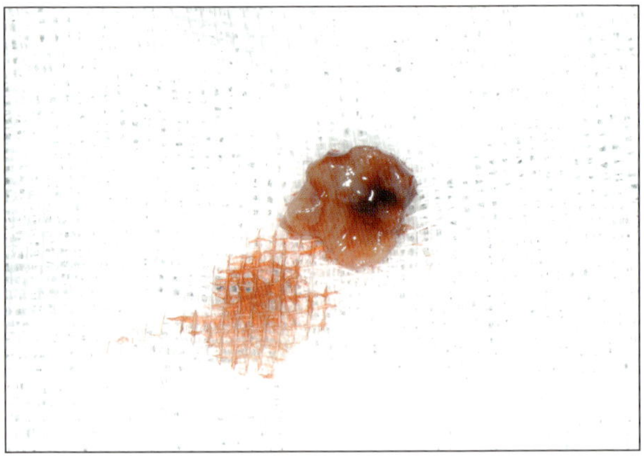

제거된 연조직의 모습으로 다행이 염증성소견을 보이지 않는다. 농이 나오거나 기타 감염 증상이 보인다면 직접 임프란트를 식립하는 것은 피하는 것이 좋다.

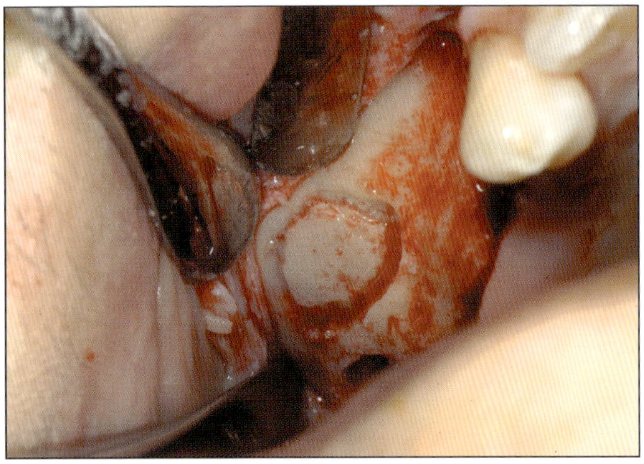

상악동 부위의 개창을 위해 골을 삭제한 모습. 발치와의 직상방 부위의 점막을 거상하기 위해서 위치를 선정하였다.

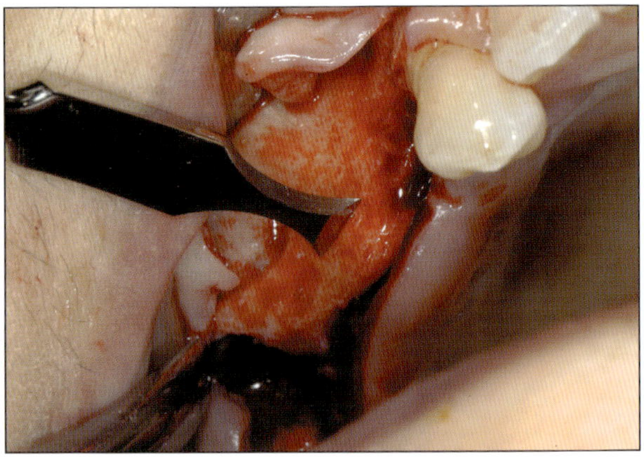

발치와 주변의 치조골을 제거하고 있다.

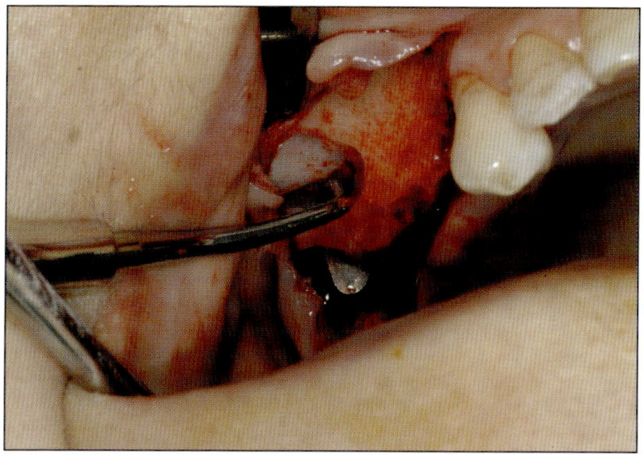

상악동 점막을 거상하고 나서 기구를 넣어서 치조골의 발치와로 기구가 통해 있는 모습을 보여주고 있다.

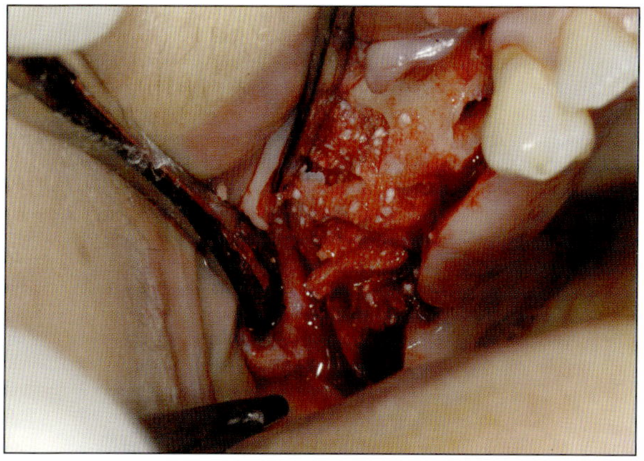

상악동 점막 하방부에 골 이식을 시행한 모습으로 일단 점막이 거상된 곳에 충분한 양의 골을 채워 넣는다.

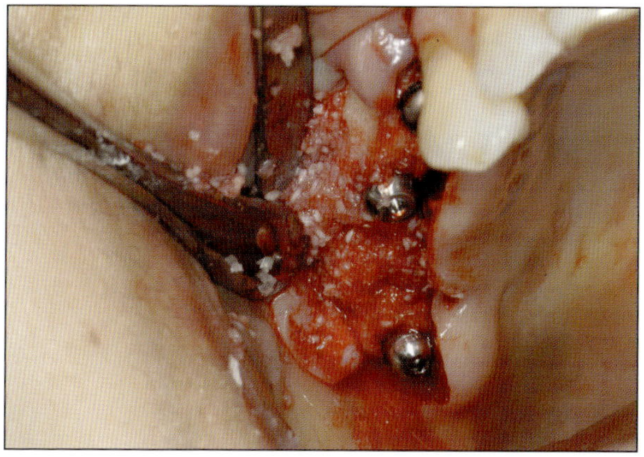

임프란트를 동시에 식립한 모습으로 발치와에 식립된 임프란트는 초기고정이 잘 되도록 해 주어야 한다. 이 경우 다른 임프란트에 비해서 골유착 기간을 더 오래동안 두어야 한다.

VI 투약

Ⅵ 투 약

상악동 점막 거상술을 시행한 환자의 경우는 일반 Implant수술 환자에 비해서 감염에 더 취약한 상태이기 때문에 특별히 감염을 예방하기 위해 노력해야 하며 약물 요법을 통해서 이를 예방하는 일에도 각별한 주의를 기울여야 한다.

이의 목적으로 사용되는 약물에는 항생제를 비롯해서 소염진통제와 부종을 예방하는 목적으로 사용되는 스테로이드제 등을 들 수 있다. 이 장에서는 이들 약물에 대한 각각의 종류와 사용 예 등을 알아보기로 한다.

1. 항생제

수술 부위에는 외부의 환경에 의해 쉽게 영향을 받을 수 밖에 없는 열악한 환경이 조성되며 이로 인해 주위로부터 쉽게 감염이 발생하게 된다. Implant시술 전,후에 사용되는 항생제는 일반적으로 감염의 발생 후에 사용되는 용도와는 달리 수술 부위에 대한 감염의 예방이 주 목적이며 이를 위해서 술 전부터 항생제를 사용하게 되는 것이며 다른 시술에 비해서 술 후 항생제를 장기간 투여하는 이유이다.

상악동 골이식술은 clean-contaminated surgery로 볼 수 있으며 이 경우 감염 빈도는 10-15%이지만 능숙한 테크닉과 술전 항생제의 사용으로 감염율을 1%까지 낮출 수 있으며 무균조작과 함께 항생제를 사용한 경우 평균적으로 3%정도의 감염율을 나타내는 것으로 보고 되고 있다.

상악동 골이식술시 원인균으로는 구강내 시술로 인하여 streptococci나 혐기성 그람 양성 구균 및 혐기성 그람 음성 간균 등에 의해 오염될 수 있으며 S. pneumoniae, H. influenzae 등의 급성 상악동염 원인균, 또는 Moraxella 같은 급성 부비동 감염의 원인균등이 관계할 수 있다.

상악동 골이식술시 감염을 예방하기 위한 항생제의 선택은 정균이 아닌 살균적 항생제여야 한다. amoxacillin은 살균성 항생제이며 상악동 골이식술시의 세균 범위에 효과적이며 무해하기 때문에 주로 이용되고 있으며 ampicillin(polycillin)도 효과적이긴 하지만 amoxacillin이 흡수와 배설, 가격 면에서 더 유리하기 때문에 amoxacillin이 더 선호되고 있다. amoxacillin과 clavulanic acid를 결합시킨 항생제인 augmentin은 S. pneumonia, H. influenza, M. catarrhalis와 같은 beta lactamase-producing strain이 의심될 때 사용한다.

penicillin allergy 환자에는 clindamycin (cleocin)을 사용하는데 clindamycin은 혐기성 세균이나 S. aureus에 탁월한 작용을 가지고 그람 양성 세균, actinomyces 및 bacteroides spp.에 좋은 항균 범위를 갖지만 설사와 같은 부작용이 있는 것이 단점이다.

예방적 항생제를 사용할 때 수술 중 항생제의 혈장농도를 최대한으로 유지하기 위해서 수술 한 시간 전 항생제를 복용토록 해야 하고 항생제의 수준은 효과적인 혈장 농도를 유지할 만큼 높아야 하며 일상적 치료 용량의 두배 정도로 주어야 한다. amoxacillin의 경우 경구 투여 용량은 1g이며, clindamycin은 300mg이다.

술후 골이식재의 감염예방도 중요한데 이식재가 감염원에 오염되는 경우 이식재의 골형성 능력이 현저히 떨어지기 때문이다. 상악동 골이식술시 이식재에 스며든 혈병이 안정된 후에는 항생제를 투여하더라도 혈병내로 재혈관화가 일어나기 전까지는 항생제는 혈병에 영향을 끼치지 못한다. 그렇기 때문에 MIsch등은 상악동 골이식술시 이식골에 항생제를 첨가하여 이식골이 초기에 오염되거나 감염되는 것으로부터 보호해야 한다고 하였다. penicillin이나 clindamycin과 같은 항생제는 고농도일지라도 골형성단백질을 파괴하지 않으며 이식골을 항생제와 혼합시 항생제의 양은 이식골의 크기에 관련되지만 경구 투여량의 1/2를 넘지 않도록 해야하고 이식골의 적절한 조작을 위하여 소독된 식염수를 최소한으로 하여 혼합해야한다.

일반적으로 상악동 골이식술후 항생제는 7-10일간 투여하며 amoxacillin의 경우 500mg을 하루 세 번 투여하고 clindamycin의 경우 150mg을 하루 세 번 투여한다.

만성적, 주기적 부비동 감염을 가지고 있는 환자인 경우 수술 3일전부터 예방적 항생제를 시작하여 술후 10-14일간 연장 투여한다.

『Ⅵ. 투약편』에서는 항생제에 대한 일반적인 개념과 종류에 대해서 알아보고 사용례에 대해서 알아보도록 하자

다음은 구강영역 자주 사용되는 항생제에 대한 정보인데 참고하면 유용하게 사용될 수 있을 것이다.

1) 페니실린계

가. 치성감염의 원인균의 95% 이상이 페니실린으로 적절히 치료된다. 임상적으로 비정상적 세균이 의심되지 않을 경우 세균 배양이나 감수성 검사를 할 필요가 없지만, 구강외 절개 및 배농과정, 전신질환이 있는 환자 혹은 임상적으로 저항성이 있는 감염의 경우에는 세균배양과 약물에 대한 감수성 검사를 시행하는 것이 좋다.

나. 치성감염시 일반적으로 페니실린, 에리스로마이신, 세팔로스포린, 클린다마이신 등이 유용하다. 각 약물의 선택은 임상적 평가와 정맥 혹은 근육내 투여의 필요성 및 잠재적 독성 등을 기초로 한다.

2) 세팔로스포린계의 항생제

가. 세팔로스포린 혹은 세파마이신은 세균에 대한 적용 범위가 확장된 페닌실린이라고 비유된다. 이들은 포도상구균과 많은 장내균이 생성한 beta-lactamase에 의해 불활성되는 것에 대해 저항한다. 페니실린 알러지 환자의 10~20%에서 교차반응이 나타나지만, 그럼에도 불구하고 페니실린에 심한 알러지가 나타나지 않는 경우 대용 주사약으로 사용된다.

나. 특히 타액선의 포도상구균에 의한 감염이라고 생각될 때 주로 사용된다.

3) 테트라사이클린 계의 약물

가. 테트라사이클린은 치성감염에서 가장 넓게 처방되는 최초의 진정한 광범위 항생제로서, 정균적이고 그람 양성과 음성 세균에 모두 작용하며, 혼합 감염의 치료에서 가장 가치가 있다.

4) 아미노글리코사이드 계의 약물

가. 스트렙토마이신, 가나마이신, 겐타마이신, 토브라마이신, 아미카신 등은 치성감염 및 구강 악안면 영역의 몇가지 다른 감염성 질환에서 가끔 필요한 경우가 있다. 예를들어 감염성 심내막염의 예방을 위해 스트렙토마이신이 사용될 수 있다.

- 보다 광범위한 페니실린의 약물
  - 엠피실린(ampicillin)
  - 아목시실린(amoxicillin)
  - 카베니실린(carbenicillin)
  - 티카실린(ticarcillin)
  - 메트로니다졸(metronidazole)

사용시 고려사항

amoxicilln은 ampicillin과 유사하지만 위장관 흡수율이 더욱 좋다. 따라서 높은 혈중농도가 요구되는 경우나 하루 세번만 투여시키고자할 때 잘 선택된다. amoxicillin은 pneumococci, streptococci, staphylococci (penicillinase를 만들지 않을것), Neisseria, Hemophilus influenzae, Eschrichia coli, proteus mirabilis에 대한 효과는 ampicillin과 같고, ampicillin 저항성 enterococci나 salmonella에는 약간 더 효과적이다.

ampicillin에 민감한 균에 대해 일반적으로 효과적이나 무게 기준으로 덜 효과적이다. ampicillin과는 달리 많은 그람 음성균의 betalactamase에 의해 분해되는 것에 저항한다 : 그러므로 carbenicillin은 pseudmonas, enterococci와 indole-positive proteus 등에 작용한다 : 또한 많은 혐기성균, 특히 B.fragilis에 대해 다른 페니실린보다 효과적이다. : penicillinase 형성 포도상구균에는 비활성적이다. : pseudomonas에 대해 aminogly coside (gentamycin)과 함께 사용 : 면역기능이 떨어진 환자에 좋다.

2. 페니실린의 대용 항생제

1) 에리스로마이신(erythromycin)

정균작용을 하며 페니실린계의 약물에 과민반응을 보이는 환자에서 사용하게 되는데 내성이 잘 생겨서 장기간 사용하는 경우에는 다른 약물을 고려한다. 가장 무난한 약제중 하나이다.

2) 클린다마이신(clindamycin)

사용시 고려사항

penicillinase 생성 포도상구균, 약 95%의 E. coli, 대부분의 salmonella와 shigella, 많은 proteus mirabilis와 klebsiella pneumoniae를 포함하는 그람 양성구균에 효과적이다 : Enterobacteria와 indole-positive proteus species는 1세대 cephalosporin에는 민감하지 않으나 cefamandole과 cefoxitin에 민감하다 : cephapirin과 cephacetrile은 비슷한 신약이다.

E.coli에 대해 효과적이고, 포도상구균에 대해서는 덜 효과적이다 : 혈중 농도를 높게 유지할 수 있고, 반감기가 길며, 근육내 주사시에도 비교적 통증이 적다.

새로운 반합성 cephamycin으로 그람 음성균의 beta lactamase에 대한 저항력이 증대되었으나, pseudomonas나 대부분의 enterobacteria에 특별히 효과적인 것은 아니다. 시험관내 실험에서 B. fragilis를 포함하는 대부분의 혐기성균에 대한 약간 증가된 효과가 보고되었으나, 비싼 값 때문에 큰 두경부 수술시 예방적 약제로써 사용하기에는 부적당하다.

＊ 2세대 세팔로스포린계

현재 3세대 세팔로스포린(세포탁심, 세포페라존, 목사락탐)까지 상품화되어 있다.

① 항균적이다.
② 넓은 범위에 효과를 갖는다.
③ 스트렙토마이신을 제외하고 이들에 대한 세균 저항성의 발달이 느리다.
④ 위장관 흡수가 나쁘다.
⑤ 신독성이 있다.
⑥ 이독성이 있다.

3. 소염 진통제

소염진통제의 사용 목적

모든 소염 진통제에는 수술 부위에 대한 진통효과와 함께 술후 부종의 간접적인 예방 효과 및 항생제의 작용을 효과적으로 하는 보조적인 작용을 가지고 있다. 그러나 한편으로 소염 진통제의 사용은 수술 부위의 치유를 지연시키는 역작용도 있으므로 이의 장단점을 잘 생각하여서 처방을 해 주도록 한다.

자주 사용되는 소염 진통제로는 이브부루펜(brupen) 또는 아나프록스 (Anaprox)등이 있다.

상악동거상술후의 진통제로서 tylenol 3와 같은 codeine을 포함하는 복합 진통제가 추천된다. 기침을하면 점막에 부가적인 압력을 가해 이식부위에 세균이 침투할 수 있는데 codeine은 강력한 진해거담제로서 이런 문제를 해결하는데 도움이 된다고 보고되고 있다.

4. 스테로이드제

스테로이드는 수술 후에 발생하게 되는 부종을 억제하고 염증이 있을 때 체내에서 국소적으로 분비되는 prostaglandin의 합성을 억제한다.

부종이 줄어들면서 혈종의 생성이 감소되고 이로인해 간접적으로 통증이 감소하며 시술부위에 발생하는 과도한 인장력을 감소시킬 수 있게 되어 상처부위를 보호해 주는 기능을 하기도 한다. 또한 술후 부종이 감소하기 때문에 환자가 심리적인 안정감을 갖게되는 효과도 얻을 수 있다.

한편 prostaglandin의 합성을 억제하여 수술부위에 분비되는 prostaglandin의 양이 감소되면 이 물질이 일으키는 통증 작용을 감소 시킬 수 있어 환자는 시술 후에 통증을 적게 호소하게 된다.

부종과 통증은 술후 발생하게 되는 기능장애 (개구장애, 저작능력감소 등)의 중요한 원인이 되는데 스테로이드를 사용하면 이와 같은 기능장애를 줄여줄 수 있게된다.

스테로이드는 장기 복용을 하는 경우 체내에서 생성되는 부신피질 호르몬의 분비를 감소 시키거나 위축시키는 부작용을 초래 한다고 알려져 있다.

그러나 이를 단기적으로 사용하는 경우(1~3일)에는 이러한 호르몬분비에 미치는 영향이 거의 없는 것으로 알려져 있다. 따라서 단순히 술 후 부기와 통증을 감소시키려는 목적으로 사용되는 스테로이드는 별다른 protocole 없이 사용하면 된다 (예:스테로이드 사용상의 부작용을 줄여 주기위한 tapering 방법)

오히려 관절염이나 자가면역질환, 피부질환 등으로 인해서 장기간 스테로이드를 복용하고 있는 환자의 경우에 수술 후 상처 치유가 지연되는 등의 부작용이 있을 수 있기 때문에 주의를 해 주어야 한다.

스테로이드의 투여시기와 방법은 술자에 따라 조금씩 다를 수 있다. 임상적인 경험이나 선호도 그리고 함께 사용되는 약제에 따라서 달라지기도 하며 환자의 체질, 기존질병 그리고 술 후 상태에 따라서 사용량을 조절하기도 한다.

술후 출혈이 많이 되는 것이 관찰되거나 혈종의 발생 가능성이 높은 환자 또는 골 이식술 등의 특별한 수술을 시행한 경우라면 일반적인 경우보다 스테로이드의 양과 사용기간을 늘려 주기도 한다.

스테로이드의 투여는 경구, 정맥, 근육 등을 통해서 투여하게 되는데 술자의 경우는 수술전에 1~2회 투여하고 수술후에 1~2 일간 하루 2회 또는 3회의 용량으로 투여한다.

근육주사로 사용되는 dexamethasone은 술후 1회의 주사로 큰 효과를 볼 수 있으며 작용시간도 장기간 지속하게 되어 추가적인 스테로이드 제제를 투여하지 않기도 한다. Dexamethasone을 이용한 tapering 오법 시행시는 수술 1시간전에 9mg, 수술 다음날 오전 6mg 수술 2일후 3mg을 근육주사한다.

한편 구강으로 복용하는 약중에 많이 사용되는 프레드니솔론의 경우에는 항염작용이 dexamethasone에 비해서 약하기 때문에 (약 1/6) 1회 복용만 가지고는 부족한 경우가 많다. 환자의 증상에 따라서 이를 복용하는 용량(1일 2회 또는 3회)을 조절하며 처방 일수도 조절한다.

스테로이드는 술후에 부작용을 줄이는데 매우 유용한 약제이지만 한편으로는 이 약에 의한 부작용을 일으킬 수 있기 때문에 스테로이드의 사용에 대해서 민감한 반응을 보일 수 있는 다음의 환자들에서는 투여를 하지 않도록 한다.

- 고혈압
- 위궤양
- 활동성 결핵
- 당뇨
- 약물 알러지가 있는 환자
- 심장 질환이 있는 환자
- 구강내에 감염증상이 있는 환자
- 정기적인 약물 복용자
- 임신부

위에서 소개한 2가지의 스테로이드 외에 다른 약제들과 이들의 작용을 표로 소개한다.

분류 및 약물명	항염증	염분축적**	국소	경구용량(mg)
Glucocorticoids				
단시간 지속형				
Hydrocortisone (cortisol, CORTEF)	1	1	1	20
Cortisone(CORTONE)	0.8	0.8	0	25
Prednisone(DELTASONE)	4	0.8	0	5
Prednisone(DELTA-CORTEF)	4	0.8	4	5
Methylprednisololne(MEDROL)	5	0.5	5	4
Meprednisone(BETAPAR)	5	0		4
중등시간 지속형				
Triamcinolone(ARISTOCORT)	5	0	5	4
Paramethasone(HALDRON)	10	0		2
Flupredinisolone(ALPHADROL)	15	0	7	1.5
장시간 지속형				
Betamethasone(BENISONE)	25	0	10	0.75
Dexamethasone(DECADRON)	25	0	10	0.75
Mineralocorticoids				
Fluprednisolone(FLORINEF)	10	125	10	2
Desoxycorticosterone(PERCORTEN)	0	20	0	-

5. 충혈 완화제(decongestant)

상악동염 같은 부비동염의 병인에서 가장 중요한 요소가 있는데 그것은 바로 ostium의 개방 여부이다. 상악동 점막의 술후 염증이나 종창으로 인해 ostium이 막힌다면 이는 2차 감염으로 발전할 수 있는 원인이 될 수 있다. 또한 이식골 조각같은 부가적인 이물질 또한 ostium의 폐쇄를 야기할 수 있다. 이에 술자는 보다 gentle한 테크닉과 약제등의 사용으로 이런 위험성들을 줄여야한다.

ostium 폐쇄 방지를 위해 충혈 완화제(알파 아드레날린 수용기에 영향을 미치는 교감신경흥분제로서 점막의 충혈완화를 위한 치료제)를 사용하게 되는데 국소적 충혈완화제와 전신적 충혈완화제가 있으며 모두 막힌 부비동 소공을 다시 뚫거나 배출을 용이하게 하는데 유용하다. oxymetazoline 0.05%(Afrin or Vicks nasal spray)나 phenylephrine 1%가 주로 사용되는데 phenylephrine의 혈관 수축 작용이 1시간인 반면, oxymetazoline은 5-8시간 지속되므로 더 선호되고 있다. 국소 충혈 완화제 투여시 환자를 탁자위에 머리를 내밀고 엎드린 채 한쪽으로 고개를 돌린 후 돌린쪽 코에 비점액을 투여하면 용액이 ostium에 더 잘 도달할 수 있다. 충혈완화제는 수술 당일, 수술 1시간 전, 그리고 술후 2일까지 사용하며 점막의 천공이 일어나지 않은 경우는 경구 제재만으로 충분하다. 충혈완화제는 점막 혈류를 감소시킬 수 있고 반동현상이나 rhinitis medicamentosa

등의 부작용등이 생길 수 있어 3-4일간만 사용해야한다.

phenylephrine, pseudoephedrine, phenyl propranolamine 등이 비충혈의 완화를 위해 흔히 사용되는 경구용 교감신경 흥분제재이다. 비강 점막의 혈관은 민감하여 경구 제재만으로도 효과적이지만 전신적 교감신경 작용을 보이기 때문에 고혈압, 심장질환, 당뇨병, 갑상선 질환 및 전립선 비대를 가진 환자는 주의를 기울여야 한다.

점막이 수술 도중 천공되었다면 경구 충혈완화제는 수술 당일과 수술후 2일동안 하루 세 번 사용하고 알러지와 관계된 부비동염이 있는 경우 항히스타민제가 추천된다. 하지만 항히스타민의 일반적 사용은 점액 점도의 증가를 야기하기 때문에 피하는 것이 좋다.

VII 상악동 점막 거상술 시의 합병증과 이의 처치

Ⅶ 상악동 점막 거상술시의 합병증과 이의 처치

1. 상악동 골 이식 후 발생하는 합병증

상악동 골 이식후 합병증 발병율은 크지 않지만 가장 흔한것으로서 술 후 부종과 이에 따르는 울혈현상(congestion)과 술후 감염을 비롯해서 치유지연에 관계되는 다양한 합병증이 발생하게 된다. 크게 다음과 같은 합병증을 보일 수 있으며 이를 방지하기 위해서는 술후 충분한 항생제투여, Chlorhexidine 양치액사용 (하루 2회이상, 2주이상)등을 통해 감염을 줄이며 코를 풀거나 빨대사용 등의 음압형성 행위를 피하고 흡연은 절대 하지 못하도록 주의를 주어야 한다.

1991년 Misch는 상악동 수술 후 상악동 낭종이 발생한 것을 보고한 바 있다. 그러나 이러한 드문 질환은 수술 자체의 문제이기 보다는 환자의 개인적인 특성에 따른 문제일 가능성이 크며 여기서 다루고자 하는 것은 상악동 점막 거상술을 시행하는 경우에 발생하는 일반적인 문제점들에 대한 것들을 고찰하고자 한다.

〈초기에 나타나는 합병증〉

1. 출혈:술중 출혈, 술후 출혈, 비출혈
2. 감염
3. 치유지연 및 창상부 열개
4. 상악동 천공
5. 임프란트의 상악동 함입
6. 부종
7. 코막힘
8. 이명

〈시간이 경과후 나타나는 합병증〉

1. 감염
2. 골형성 부족
3. 임프란트의 골유착 실패
4. 임프란트의 함입

2. 초기 합병증

1) 출혈

상악동 골 이식을 하는 경우에 출혈이 발생하는 것은 매우 드문 현상이다.

그러나 골내에 존재하는 혈관이 특별히 발달한 경우나 연조직에 존재하는 말단 동맥이 손상된 경우 등에서는 예상하지 못했던 출혈이 생기기 쉽다.

소량의 출혈은 상악동을 개방시키기 위해서 치조골을 제거하려는 경우에 점막 가까운곳의 발달된 혈관에서 나오게 되는 수가 있지만 대부분은 수술에 지장을 주지 않기 때문에 특별히 신경을 쓸 필요는 없는 것이다.

출혈이 심한 경우는 환자의 출혈인자를 다시한번 검사해보고 환자의 전신적인 건강 상태가 정상인 경우라면 일시적인 출혈이기 때문에 압박지혈을 통해 충분히 지혈을 한 후 수술을 계속 진행한다.

술후 출혈이 있는 경우 대부분은 수술초기에 충분한 압박지혈이 되지 않아서 혈종이 발생하면서 일어나는 출혈임으로 수술부위를 깨끗이 소독을 한후 다시 한번 압박지혈을 가해준다.

간혹 상악동 골 이식술 이후에 코에서 피가 난다고 호소하는 경우가 있다. 코에서 출혈이 발생하면 이것이 목으로 넘어가면서 환자가 불편함과 불안감을 호소하게 된다. 코에서 출혈이 발생하는 원인은 점막 거상술시 막이 손상되어서 수술중에 발생한 혈액이 상악동으로 들어가서 쌓이다가 이것이 비강과의 통로인 ostium을 통해서 나오는 것이다. 간혹 특별한 막의 손상이 감지되지 않았다 하더라도 점막근처에 있는 모세혈관들이 울혈 현상이 일어나면서 출혈이 일어날수도 있을 것으로 생각되기도 한다. 비출혈이 발생한 경우 대부분은 1-3일간 지속되다가 자발적으로 멈추게 되기 때문에 무리한 지혈을 시행하지 말고 환자를 안심시킨다. 출혈이 심하다고 판단되면 전문의에게 의뢰를 하는 것이 좋으며 심한 비출혈이 있는 경우는 잠을 바른 자세로 자지말고 옆으로 누워서 잠을 자도록 해야 한다.

2) 초기감염

상악동 골 이식후 감염이 일어나는 경우는 드문 일이기는 하지만 상악동 골 이식술을 시행한 후에 실패하는 가장 큰 이유중 하나는 바로 감염에 의한 것이다.

골 이식술을 시행 하면서 중간에 감염의 원인이 되는 불순물이 함입되기도 하지만 상악동 점막이 비염이나 치아의 감염(치성감염)이 점막에 전이되어 있어서 이미 감염의 상태가 되어 있기도 하다. 또한 수술부위가 열개(dehiscence)되면서 이곳으로 음식물 잔사 혹은 미생물이 함입되어 감염이 일어나기도 한다.

이식부위의 감염은 일단 이식부의 실패와 가장 직접적으로 연관이 있기 때문에 가장 민감하게 다루어야 할 상황이다. 골 이식만 시행하고 임프란트 식립이 되어있지 않는 상황이라면 감염된 골을 모두 제거하고 다시 골이식을 시행하게 된다. 만일 감염이 심해서 골을 모두 제거하고 다시 골 이식을 시행하기가 어렵다고 판단되는 경우(감염이 골 이식의 심부까지 침투되어 있는 경우) 상악동 내를 깨끗히 청소하고 항생제를 투여한 후에 봉합후 감염된 점막이 완전히 치유되기까지 기다린다. 상악동 점막의 감염이 너무 심해서 자연치유가 되기 어렵다고 생각되는 경우는 점막을 제거 하지만 그렇지 않은 경우는 점막을 보존하는 것이 좋으며 점막을 제거해야하는 경우까지 가는 경우는 매우 드물다.

골 이식과 함께 임프란트를 식립한 경우에는 임프란트를 같이 제거하고 위에 기술한 바와 같이 점막이 치유되기를 기다려야 한다.

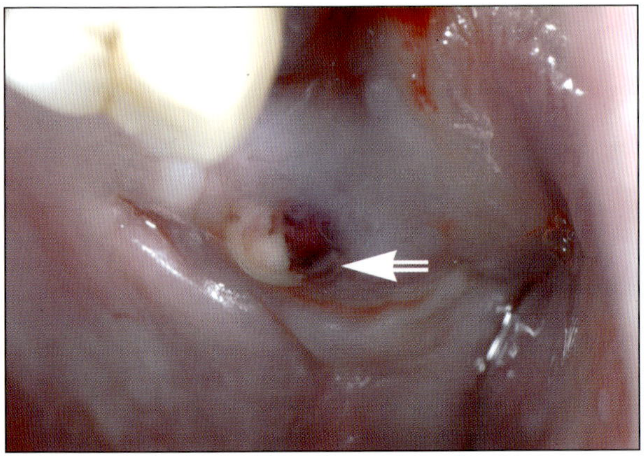

식립된 임프란트 상방의 점막에 염증 소견이 발견되었다(⇐).

감염이 아주 표면에 존재하면서 감염의 초기에 발견된 경우는 소파술을 시행하고 충분히 소독을 한 후에 심어진 임프란트와 이식골을 보존한 상태에서 치료를 하기도 하지만 이는 자칫 심한 합병증으로 이행될 수 있기 때문에 가능하면 권하기 어려운 방법이 될 것이다. 특히 요즘 상악동 골 이식후 합병증으로 인한 법률적 소송이 많아지고 있는 추세에 있는 것을 고려하면 가능한 안전한 방법으로 후처치를 시행할 것을 권하고 싶다.

3) 치유 지연 및 창상부 열개

상처의 치유가 지연되어 수술 부위가 벌어지는 경우는 감염에 의한 것과 술후 봉합부에 과도한 인장력이 가해지는 경우 그리고 수술후에 환자가 음식 섭취를 하면서 수술부위를 손상시킨 경우 등이다.

감염에 의한 경우 술후 감염의 원칙을 따라 처치하는 것이 필요하며 과도한 인장력에 의한 열개시 열개 정도가 심하면 재봉합술을 시행해 주거나 이것이 심한 감염 상태로 이어진 경우는 이식된 골을 제거한후 이차치유과정을 유도 하기도 한다.

수술부위의 열개가 심하지 않은 경우 골 이식술에 영향을 주지 않는다면 매일 소독을 하면서 치유과정을 도와 주는 것이 필요하게 된다.

이때 소독제는 가능한 강하지 않은 것을 사용하고 음식물 잔사를 제거하는 것에 신경을 써 주어야 한다.

상악동 골이식을 시행할 때에는 특히 감염에 주의해야하며 환자의 음식섭취도 각별한 주의를 기울여야 한다. 또한 피판을 형성하고 봉합하는 과정에서 혈관 손상을 최소화해서 건강한 피판을 만들어야 하고 피판에 가해지는 인장력이 과도히 형성되지 않도록 절개선 형성과 봉합술에 대한 지식을 익혀 나가도록 해야 한다.

4) 상악동 천공

상악동 골 이식술을 위해서 점막을 거상하는 중에 점막이 찢어지며 천공되는 경우가 발생할 수 있다. 점막이 천공되면 이식골의 소실, 상악동의 감염, 비강내로의 출혈 등이 발생할 수 있다. 천공이 미세하고 더이상의 천공이 진행되지 않는 것이 확인되면 점막을 거상하는 도중에 천공 부위가 자연 폐쇄 되기 때문에 골 이식술을 정상적인 경우와 같이 진행시키기도 한다.

상악동 천공은 대략 10%~35%의 발생빈도를 가지고 나타난다고 하였고 1996년에 열린 Sinus Consensus Conference에서는 164개의 case중 79개에 해당하는 48%에서 실패를 경험했으며 그 중 48%가 상악동 천공과 연관되어 있다고 보고될 만큼 상악동의 천공은 발생빈도가 높고 상악에서의 임프란트가 실패하게 되는 가장 큰 원인이 되고 있다.

천공부위가 좀더 명확하고 점막의 천공이 시술의 진행과 함께 더 커지는 경우는 골 이식술을 중단하고 봉합후 감염이 되지 않게 관리한 후 3개월 이상의 치유기간을 두고 점막의 재생이 완성된 이후에 다시 골 이식술을 시행하는 것이 원칙으로 되어있다.

상악동 점막이 천공되는 원인으로는 환자의 점막이 얇아서 조금만 힘을 가해도 찢어지는 취약한 점막 구조를 가지고 있는 것이 가장 우선적인 원인이 되기는 하지만 이외에도 과도한 기구사용이 원인이 되며 또한 상악동염이 심한 경우, 중간에 중격(web)이 있는 경우, 그리고 흡연자 등에서 그 빈도수가 증가하는 것을 볼 수 있다.

상악동 천공은 Vlassis와 Fugazzotto에 의해서 그 위치와 수복의 어려움에 따라서 5가지로 분류되고 있으며 Pikos와 같은 저자는 5~10mm 까지의 작은 크기 천공과 10mm가 넘는 큰 크기의 천공으로 분류를 하고 있다.

과거에 상악동에 천공이 발생하면 조심스럽게 봉합을 하라고 하는 지침도 있었지만 이는 거의 불가능한 것으로 되어있어 현실성이 없는 지침이며 대신 흡수속도가 느린 차단막을 사용하여서 천공된 곳을 막아주고 이곳에 골 이식을 시행하는 방법이 사용되기도 한다. 최근에는 접착성 glue를 사용해서 천공부위를 접착해서 막아주는 방법을 보고하기도 하였다. 그러나 저자들의 개인적인 소견은 천공된 부위에 대한 술식을 시행할 때에는 상당한 주의를 기울여야 한다는 것이며 가능한 부가적인 시술을 가하기 보다는 점막이 치유된 이후에 다시 수술을 하는 편을 택하고 있다. 천공이 된후에 수복을 하는 방법으로는 봉합, collagen막, fibrin glue, freeze-dried lamellar bone sheet 등이 사용된다.

상악동의 점막이 천공된 부위에 골 이식을 시행한 경우 이식된 골이 흡수가 더 잘 일어날 것이라는 생각이 되는데 실험적인 비교상에서는 천공이 그다지 크지 않은 상태에서는 골의 흡수에 그리 크지 않은 영향을 주고 있는 것으로 알려지고 있다.

그러나 또 한편의 연구로는 상악동 천공이 있을 시 골이식의 결과에 영향을 주기 때문에 가능한 천공을 피하는 것이 좋다고 보고 하기도 한다.

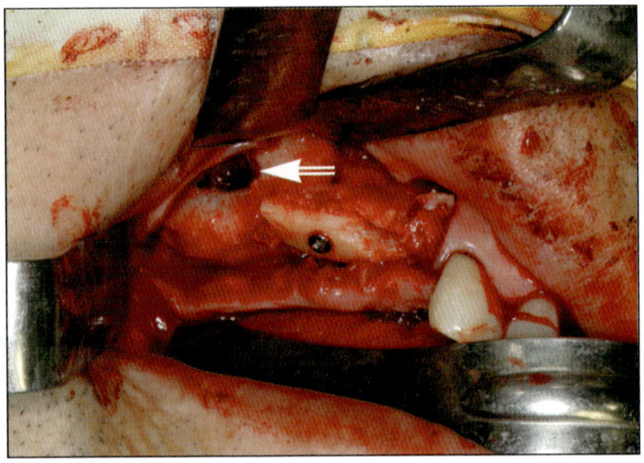

시술도중 천공된 상악동의 점막(⇐). 약 3mm 정도의 천공이 있으며 이 환자의 경우는 후에 임프란트를 정상적으로 식립하여 좋은 결과를 얻고 있다.

5) 임프란트의 상악동 함입

수술시에 임프란트가 상악동으로 함입되는 경우가 발생할 수 있으며 상악동을 측방에서 열어서 임프란트를 식립한 경우 너무 초기고정이 약한 상태에서 무리한 식립을 할때 일어나기도 하고 상악동저에서 osteotome을 이용해서 점막 거상술을 시행할 경우에도 발생할 수 있다.

상악동 안으로 임프란트가 밀려들어 갔다고 생각되는 순간 더이상의 조작을 피하고 환자를 바른 자세로 앉힌 후에 이미 개창된 상악동 점막 하부 또는 점막 내를 검사해 보아서 밀려 들어간 임프란트를 꺼내 주어야 한다. 초기에 밀려 들어간 임프란트는 비교적 찾기 쉬운 위치에 존재하는데 육안으로 직접 관찰할 수 없는 상황이면 X-ray(가능하면 C.T.나 파노라마)를 촬영한 후에 정확한 위치를 찾아내어서 밀려 들어간 임프란트를 꺼내준다. 이때에 기존의 상악동 점막을 절개해서 상악동 점막 내로 밀려 들어간 임프란트를 찾아야 한다. 이 시술을 위해서 기왕에 형성된 상악골의 개창부위를 더 넓게 형성해야 하는 경우가 생기기도 한다. 상악동에 대한 해부학적인 구조를 잘 알아두는 것이 함입된 임프란트를 꺼내는데 도움이 된다.

임프란트가 직접보이지 않는 경우가 많아서 기구를 조심스럽게 넣어보면 기구에 닿는 감촉으로 위치를 확인하게 된다. 열려진 점막으로 조심스럽게 생리식염수를 주입한 후 suction을 하면 임프란트의 위치가 술자의 접근이 용이한 곳으로 나오기도 한다. 이때 과도한 생리 식염수 주입은 환자의 목으로 물이 넘어가면서 환자에게 고통이 될 수 있기 때문에 주위를 해야한다.

6) 부종

대부분 출혈이나 감염의 증상으로 나타나는데 수술당시 뚜렷한 출혈의 증상이 없는 경우라 하더라도 술후에 내출혈, 조직반응 등에 의해서 부종이 형성될 수 있다. 과도한 조직 조작이 원인이 되기도 하고 체질적으로 부종이 잘 생기기도 한다.

부종을 방지하기 위해서 스테로이드 계통 약물을 사용하기도 하는데 부종이 형성된 이후에도 처방을 하면 부종의 감소 효과를 가져올 수 있다.

감염에 의한 부종이 의심되면 즉시 농을 제거해 주기위한 절개 배농술을 시행한다.

감염이 있는 경우가 아니라면 1~2주 후에 자연히 부기가 빠진다.

출혈에 의한 부종이 있었던 경우에는 그 부위에 멍이 드는 현상이 발생한다. 멍이 드는 것을 이상하게 생각하지 않도록 적절한 설명과 안심을 시키는 것이 필요하다.

7) 코막힘

심한 감염이 아니면 코막힘은 일시적인 현상으로 발생 후 곧 소실되는 증상이다.

8) 이명

이명은 수술 도중 사용하는 마레팅(marretting)의 충격이 심한 경우에 가끔씩 발생한다. 대부분은 일시적으로 이명이 발생하였다가 1-2일 후에 소실되는데 드물게 이명 현상이 장기간 지속됨으로 환자가 불편함을 호소하기도 하고 간혹 환자와의 사이에서 법적인 문제로 발전해 나가기도 한다. 이명 현상은 측방에서 window를 열고 들어가는 경우보다는 상악동 저에서 osteotome을 이용해서 상악동 점막을 거상하는 경우에 자주 발생하게 된다. 특히 osteotome을 이용할 때 작은 힘으로 거상이 되지 않아서 과도한 힘을 지속적으로 가하는 경우가 있는데 환자의 머리가 울릴 정도의 과도한 힘으로 지속적으로 가격을 하는 것은 피해야 한다.

3. 술 후 시간경과 후 나타나는 합병증

1) 감염

시간이 지난후에(2주~1개월) 갑작스럽게 감염 증상이 발생하는 경우가 생긴다.

드문 일이기는 하지만 환자와 술자를 당황하게 만든다. 즉시 절개 배농술을 시행하고 경과를 관찰한다. 술 중 감염원이 내재해 있다가 후에 발현되는 경우와 상악동의 추가적인 감염이 이식된 부위로 전이 되면서 발생하는 것으로 생각된다.

2) 골형성 부족

골 형성이 일어나지 않는 원인이 감염에 의한 것이면 부가적인 병발증이 생기기도 하지만 이러한 감염이 원인이 되지 않더라도 골형성이 지연되거나 골 형성 자체가 일어나지 않는 경우가 발생하게 된다. 골형성이 지연되는 국소적인 원인으로는 공급되는 혈류의 단절 또는 부족으로 인해 충분한 골 형성인자가 공급이 되지 않거나 환경이 형성되지 않을 수 있는 것이다. 또다른 원인은 이식된 골 주변의 조직이 괴사 또는 비정상적인 변성이 된 경우일 것이다.

한편 전신적인 원인으로는 간기능 이상, 당뇨 등의 질환이 동반되거나 나이가 많아서 골 치유능력과 골 형성 능력이 저하된 경우일 것이다.

골 형성이 일어나지 않은 부위에서는 이식된 골을 일단 제거한 후에 염증의 유무를 살펴보고 다른 국소적인 문제가 없으면 골을 재이식하게 된다.

골 이식을 할때에 피판을 형성시 충분한 혈액이 공급될 수 있도록 가능하면 피판으로 가는 혈관을 보호하는 절개선을 형성하도록 한다.

또한 골 이식을 위한 수용부위(recipient site)가 출혈이 너무 없다면 주위의 골 피질을 천공 시켜서 출혈을 유도하기도 한다. 골 이식을 할 때에 PRP를 사용하면 골 이식을 촉진시켜 주기 때문에 골 형성이 부족해지는 경우는 적어진다.

이식된 골이 골 형성 능력이 떨어지는 경우, 예를 들면 DFDB를 단독으로 사용하는 경우, 환자의 골 형성 능력이 떨어진 상태에서 골 이식을 시행하면 이 때에도 이식재가 골로 치환이 되지 않고 남아있게 된다. 이것을 피하기 위해서 자가골을 다른 이식재와 섞어서 사용하는 방법이 사용되고 있다. 자가골이 가지고 있는 골 형성 능력과 골 전도능력 그리고 골 유도 능력을 이용해서 이식부위에서 골이 빠른시간내에 많은 양의 골이 형성될 수 있도록 하는 것이다.

환자의 전신적인 질환이 뚜렷한 경우는 이것을 우선적으로 치료해야 한다. 그러나 특정한 질환보다는 환자의 나이가 많아서 전체적인 대사가 잘 일어나지 않을 때에도 골 형성이 되지 않는 경우가 있는데 이유가 이것 때문이라면 이식재를 선택할 때에 가능하면 자가골을 사용하거나 최소한 자가골과 혼합된 이식재를 사용하도록 해야 한다. 자가골 외의 이식재를 사용할 때에는 골 전도 능력이나 골유도 능력이 뛰어난 것을 선택하도록 한다.

3) 임프란트의 골유착 실패

임프란트의 최종적인 목표는 골과의 결합(골유착)이 완전하게 일어나는 것이다. 결국 골유착의 실패는 임프란트 자체의 실패라고 생각해야 한다.

식립된 임프란트가 골유착이 일어나지 않는 이유로는 초기고정 실패, 식립시 발생한 열에 의한 골의 손상, 감염, 환자의 전신적인 문제(전신적 질환, 나이)가 있을 수 있다.

4) 임프란트의 함입

수술도중 임프란트가 상악동내로 함입되는 경우도 있지만 때로는 2차 수술을 시행하던 중 임프란트가 상악동 내로 함입해 들어가는 경우가 있다. 2차 수술을 통해서 임프란트를 노출시키고 심겨진 임프란트의 healing screw를 제거하기 위해서 driver를 가지고 임프란트에 압박을 가하는 순간 고정 되어 있으리라고 생각됐던 임프란트가 안으로 밀려 들어가는 것을 경험하게 된다. 이러한 경험은 상악동저에서 접근하여 점막을 거상하는 경우에 자주 발생한다.

임프란트가 완전히 밀려들어가지 않고 밖에서 접근이 가능한 위치에 있으면 mosquitto등의 기구를 이용해서 끄집어 내야 한다. 이때 임프란트는 밖으로 빠져 나오는 힘에 저항 하려는 힘이 강해서 쉽게 나오질 않으려 하기 때문에 forcep으로 강하게 잡고 빼내야 하며 필요하면 2개의 forcep을 이용해서 임프란트를 제거하기도 한다.

forcep을 잡는 힘이나 방향이 잘못되어서 임프란트가 forcep에서 미끄러지면 그 힘에 의해서 임프란트가 상악동으로 완전히 밀려 들어가는 경우도 생기게 된다.

임프란트가 완전히 밀려들어가지 않은 상태이면서 주변의 치조골로 인해서 임프란트를 잡을 수 있는 공간이 없는 경우라면 주변의 골을 bur 등을 이용해서 제거해준다음 가능하면 한번에 집어서 꺼낼 수 있도록 미끄러지지 않는 기구를 사용해서 조심스럽게 꺼내준다. 임프란트를 꺼내는 동안 약간의 저항감이 있다는 것을 염두에 두어야 한다.

2차 수술시 동요를 느끼는 임프란트를 꺼내지 않고 놔두는 경우 이것이 시간이 지난 후에 견고해지는 경우도 있지만 그림과 같이 상악동내로 함입되어 들어가는 경우가 발생하기도 한다.

임프란트가 상악동내로 자연히 밀려들어가는 현상은 구강내에서 저작 · 연하 등의 운동시 발생되는 압력과 함께 상악동에 형성되어 있는 음압

(negative pressure) 때문이라고 생각된다.

일반적으로 임프란트는 상악동내로 함입되어 들어가는 것은 적은 힘으로 일어나지만 이것을 꺼내려면 상당히 강한 힘이 필요한 것을 경험하게 된다.

한편 2차 수술시 기구의 압박에 의해 임프란트가 상악동으로 밀려들어가는 경우가 발생 하기도 하는데 일단 상악동으로 밀려 들어가는 것이 확인되면 가능한 즉시 상악동 측벽을 열고 바로 제거해 주는 것이 좋으며 시술 방법은 전술한 바와 같다.

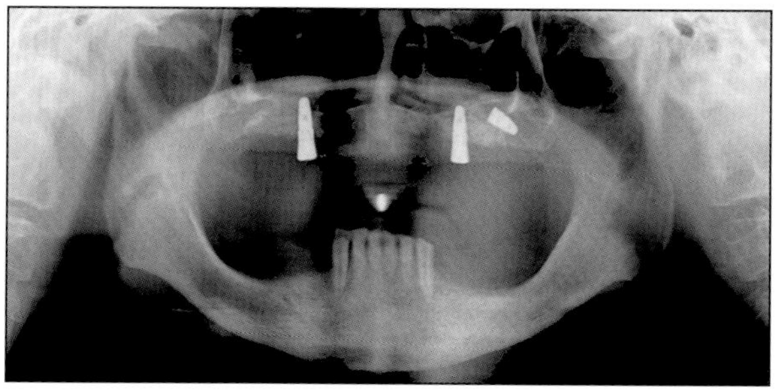

임프란트 식립이후 유지기간 중에 자연적으로 상악동내로 밀려 들어가 있는 임프란트의 모습

함입된 임프란트를 즉시 제거하지 않는 경우 상악동 내에서 임프란트가 돌아다니며 점막을 자극하게 되며 이러한 임프란트가 이물반응을 일으키어 상악동 염을 유발하게되어 환자는 감기 증세를 호소하기도 한다. 이것이 상악동내에 오랫동안 남아 있다는 것이 술자나 환자에게 심리적 부담이 될 수도 있다.

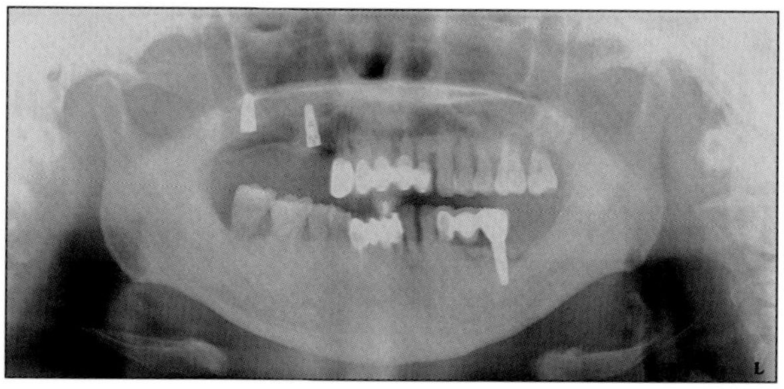

2차수술을 위해서 내원한 당일 healing screw를 제거하기 위해 driver를 이용하던 중 임프란트가 상악동내로 밀려들어갔다. 당일 임프란트를 제거하는 것이 원칙이나 환자사정상 1주후에 제거하기로 하였다.

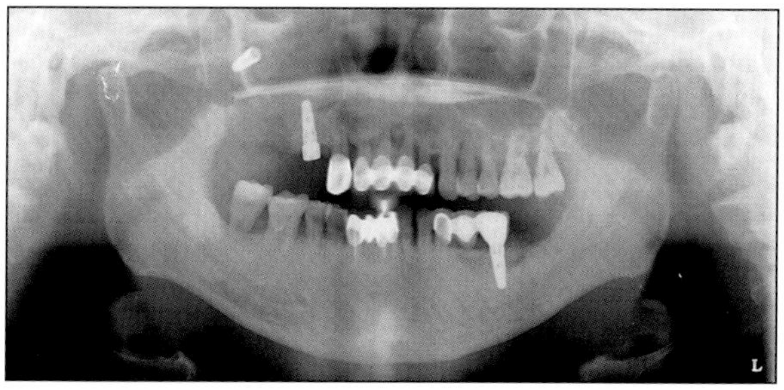

1주후 내원 했을 당시 임프란트의 위치가 바뀌어 있는 모습을 보여주는 사진. 임프란트가 오히려 상방으로 이동해 있는 것을 볼 수 있다. 임프란트의 상방이동은 수면, 머리감기 등의 활동을 통해 임프란트가 움직이다가 점막에 박힌 것으로 생각된다. 이 당시 환자는 심한 감기 증상을 호소하고 있어서 임프란트를 제거하기 위한 수술을 시행하지 못하였다. 감기 증상의 원인이 임프란트 때문일 것이라는 추측이 들기도 하지만 사실여부는 확실하지 않다. 환자는 약 3개월간 감기증상을 호소하였다. 임프란트가 있었던 자리는 완전히 막혀 있었다.

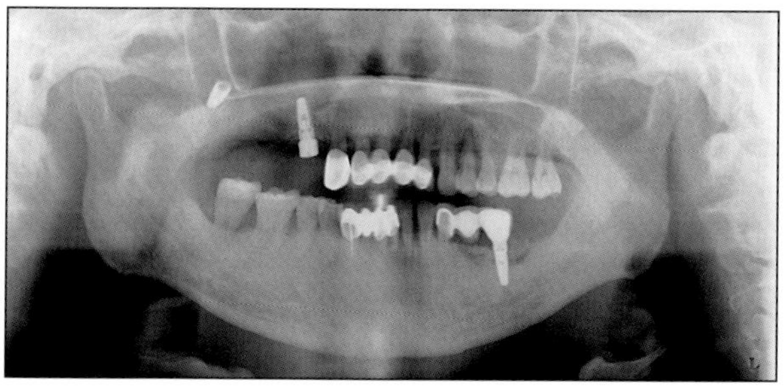

3주후 내원할 당시 임프란트가 후하방으로 자리를 바꾸어 준것을 보게된다.

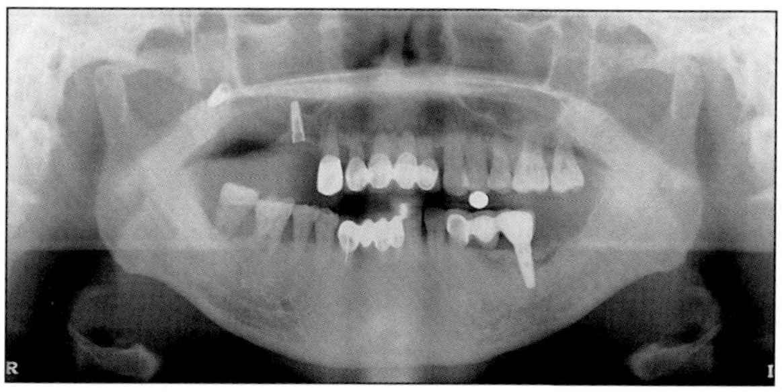

4주후의 implant의 위치에 대한 변화가 없는것을 볼 수 있다. 후하방은 환자가 서 있거나 누워있는 경우 모두 다 안정적으로 존재할수 있는 위치이다. 최후방에 위치하면서 상악동 하부에 존재하는 약간의 턱에 의해서 앞으로 잘 나오지 않고 그 위치내에 안정화 하기 때문이다.

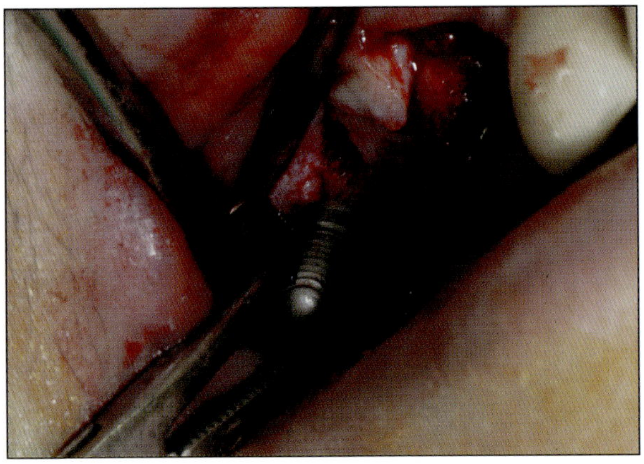

측벽을 열어서 함입된 임프란트를 꺼내는 모습. mosquitto를 이용해서 꺼내고 있다. 처음 시도시는 기구로부터 미끄러져서 다시 밀려 들어갔고 2차 시도에서는 기구로 뒤를 바쳐주는 상태에서 꺼내고 있다.

상악동으로 함입되려는 임프란트

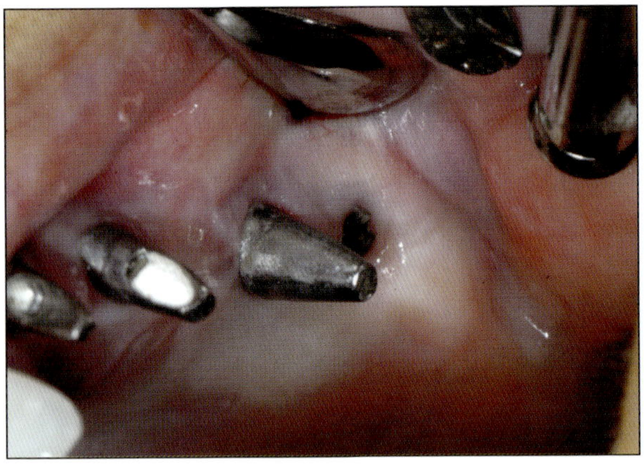

보철물을 장착한 후 1주후에 내원하여 final cementation을 하기 위해 보철물을 제거한 상태. 최후방 임프란트가 상악동내로 밀려 들어가 있는 것을 볼 수 있다. 보철물 장착시 압력에 의한 것으로 생각된다.

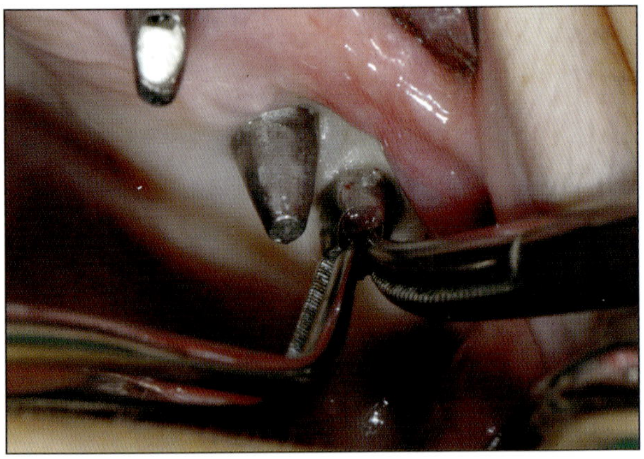

지혈겸자를 이용해서 임프란트를 집어내고 있는 모습. 한번 밀려들어간 임프란트는 상악동내에서 발생하는 음압과 주변조직에서 발생하는 마찰력 때문에 쉽게 밖으로 빠져나오지 못한다. 따라서 이러한 경우에 힘을 많이 가할수 있는 겸자 종류를 선택해서 임프란트를 제거해 주도록 해야한다. 자칫 임프란트는 제거하다 미끄러지는 경우에는 나오던 임프란트가 더 깊이 들어가는 경우도 발생하게된다.

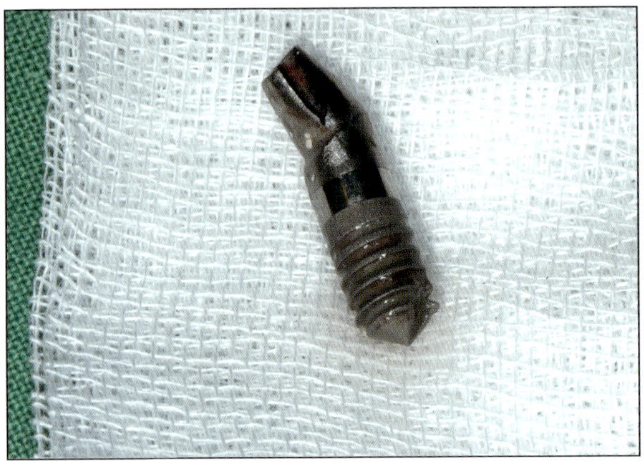

발거된 임프란트

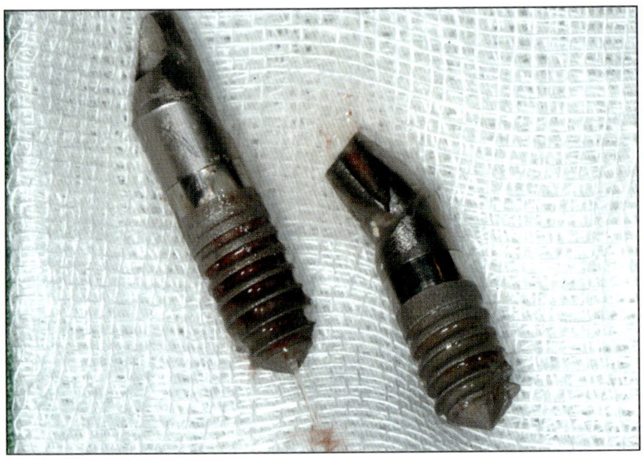

인접해 있는 임프란트는 약간의 동요를 보이고 있어서 함께 발거를 시행하였다.

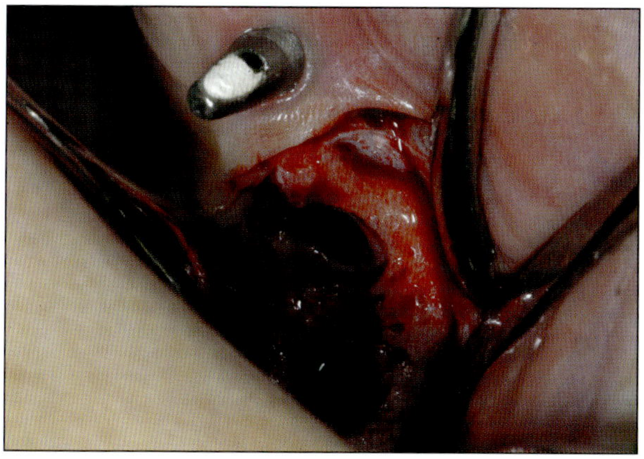

발거된 임프란트 주위에 연조직 막이 형성되어 있는 것을 볼 수 있다.

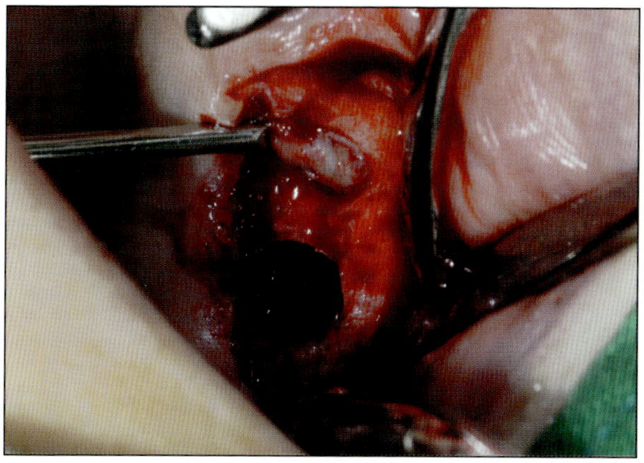

연조직을 제거하고 있는 모습으로 최후방 부위에는 커다란 구멍이 형성되어있다. 상악동염 소견은 보이지 않고 있으며 기타의 증상이 전혀 없는 상태이다.

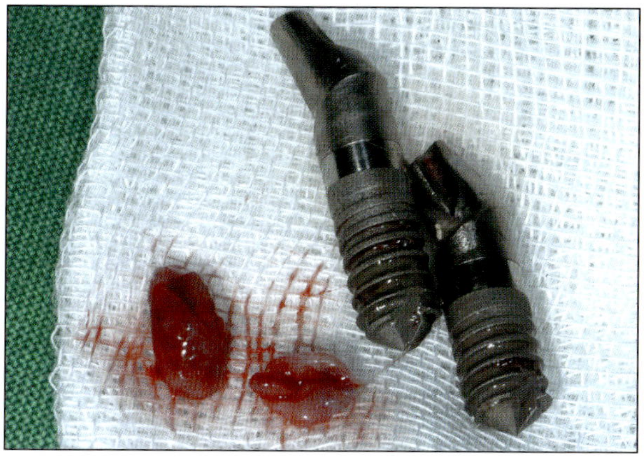

발거된 임프란트와 주변에 형성되었던 섬유성 연조직들

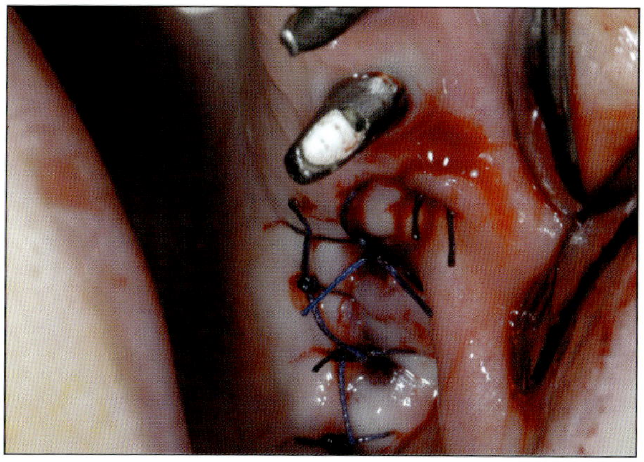

상악동내의 음식물함입이나 강염방지를 위해서 봉합을 한 모습. 간혹 봉합이 어려운 경우에는 stent 등으로 보호를 해 주기도 하지만 환자의 협조가 잘 되면 열려있는 채로 놔두어도 의외로 치유가 잘 되는 것을 볼 수 있다.

5) 보철후 골이 흡수된 경우

일반적으로 초기 고정이 얻어진 이후에는 임프란트가 특별한 문제를 일으키지 않는한 장기간 사용이 가능한 것으로 알려져 있다. 그러나 아주 드물게 임프란트가 안정된 상태에서 보철을 완성한 이후에 잔존치조골이 흡수되면서 임프란트가 실패로 이어지는 경우가 발생하게 된다.

본 증례의 환자는 술. 담배를 즐기는 편인데 실제의 원인이 이것 때문인지 과도한 교합면이 작용해서인지 또는 상악동 내부로부터 감염인지 명확하지는 않다. 다만 단 한번도 환자가 직접적인 염증 증상을 호소한 것이 없는 것으로 보아서 상악동 내로부터의 감염은 아닐 것으로 추정하고 있다.

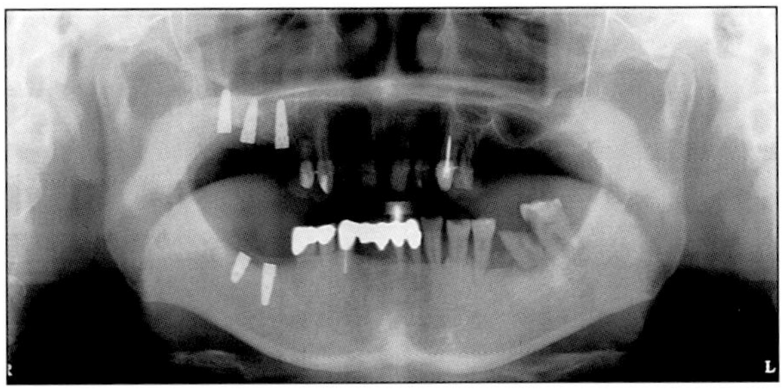

상악우측부에 식립된 임프란트의 모습, 제2대구치는 osteotome을 이용하여 상악동 점막을 약간 거상시킨 상태에서 임프란트를 식립하였다. 술후 환자는 전혀 증상을 호소하지 않고 편안한 상태에서 만족스러운 결과를 기다리고 있었다.

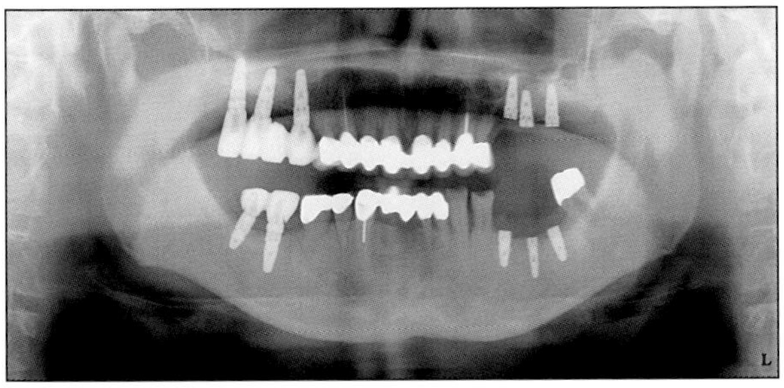

상악 우측 부위는 보철을 완성한 상태이며 좌측에도 상악동 점막 거상술을 이용하여 골 이식후 동시에 임프란트를 식립한 상태이다.

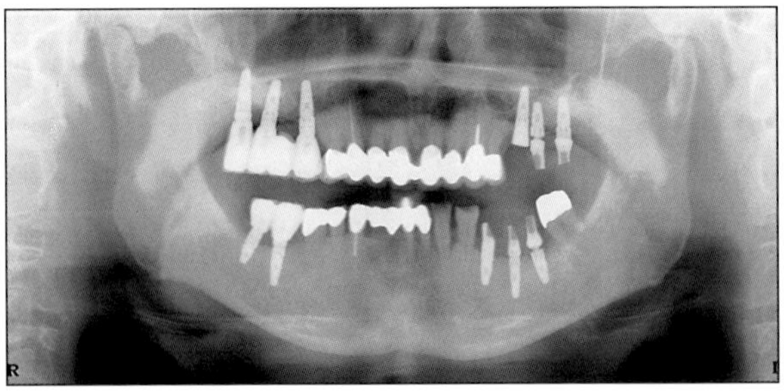

좌측에 보철을 식립하기 위해 내원 당시 사진으로 좌측 제2소구치 부위의 임프란트가 동요가 있고 염증 증상을 보이고 있어 이를 제거하기로 결정하였다.
우측부에는 골의 소실이 눈에 띄지만 임상적인 증상은 전혀 없는 상황이다.

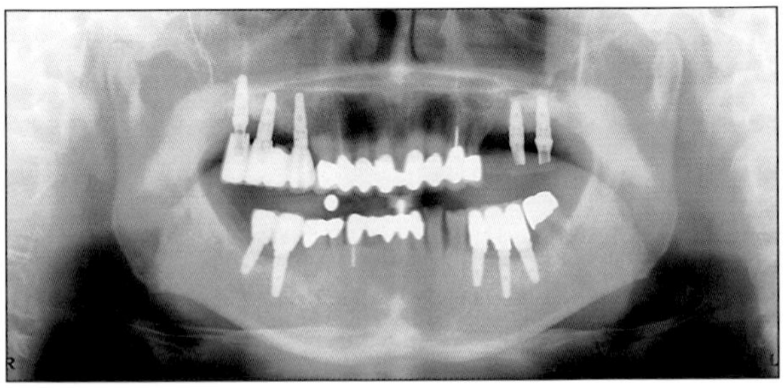

우측 제2대구치부 임프란트가 상악동으로 밀려 들어가면서 보철물과 분리 되어 있다.
결국 제1대구치 제2대구치 만의 임프란트를 모두 제거하게 되었다. 제1소구치 부위 임프란트는 건강한 상태이다.

보철 초기에는 전혀 동요가 없던 것으로 미루어 보건데, 임프란트를 둘러 싸고 있는 치조골이 충분히 성숙된(maturation) 상태에서 층판골(lamellar bone)의 형태를 유지하지 못하고 아직 미성숙한 직조골(woven bone) 상태를 가지고 있었을 가능성도 배제할 수는 없다. 직조골이 충분히 광화(mineralization) 되지 못한 상태에서 과도한 교합력이 가해지면 골의 흡수현상이 발생할 수 있다. 상악골의 특성상 골의 구조가 단단히지 못하고 장기간 무치악 상태를 가지고 있었으며 흡연과 음주등의 생활습관이 골의 성숙을 위한 기간을 정상적인 환자들에 비해서 길어지게 하는 것으로 생각된다.

이러한 관점에서 본다면 보철을 시행하는 시기를 좀 더 늦추고 점진적 부하법(progressive bone loading)에 의해서 단계적으로 교합력을 증가 시켜주는 방법을 사용하는 것을 고려해 봄직하다. 상악골이라 할지라도 골질이 단단하고 정상적인 구조를 가지고 있는 경우에서라면 반드시 점진적 부하법에 의한 보철계획을 세울 필요는 없다.

따라서 점진적 부하법을 사용해야 하는 경우는 다음과 같은 상태를 가진 환자들에게 적용할 것을 권한다.

1. 골질이 무른 환자(D_3 또는 D_4골)
2. 환자의 습관(흡연, 음주, 생활습관 등) 때문에 골의 성숙기간을 충분히 두어야 할 것이라고 판

단되는 환자

3. 상악동 점막 거상술(측방 또는 치조골을 통해서)을 시행한 환자
4. 이전에 골유착에 실패한 경험이 있는 환자
5. 전신질환(당뇨, 간기능약화 등)을 가지고 있는 환자
6. 과도한 교합력을 가지고 있는 환자
7. 이갈이, 이악물기 습관 등이 있는 환자
8. 치조골 흡수가 심해서 Crown / Implant ration 가 좋지 않은 환자.

이러한 환자들은 보철시기 자체를 다른 환자들에 비해서 늦추게 되지만 일단 보철을 시행한다 하더라도 이와같이 점진적 부하법을 사용하여서 식립된 임프란트의 주변골이 성숙되는 것을 기다린 다음 최종 보철물을 제작하도록 한다. 점진부하법을 사용하는 경우는 임프란트에 가해지는 적은 양의 교합력으로 인해서 주변골의 성숙 속도가 촉진되어지고 골질의 경도가 더 증가되기도 한다.

임프란트 주변의 골이 흡수된 다른 가능성으로는 상악동저 거상술(osteome을 이용한 sinus graft)을 시행하는 과정에서 상악동과 인접한 치조골의 단단한 치밀골 부분이 파괴됨에 따라서 식립된 임프란트가 충분히 고정될 수 있는 힘이 줄어들며 이로인해 임프란트 주변에 과도한 변성력(stress)이 전달 되었을 것으로 추정되기도 한다.

이 경우에도 앞에서 언급한 바와 같이 점진적 부하법을 사용해줌으로서 주변의 골이 임프란트와의 계면에서 발생되는 힘에 저항할 수 있을때까지 성숙시킨후에 보철물을 제작할 수도 있을 것이다.

상악동으로부터 발생된 감염에 대해서도 생각해볼 수 있겠다. 이것이 임프란트의 탈락의 원인이라면 상악동 점막을 뚫고 들어가 있는 임프란트의 끝부분부터 골이 흡수되어 들어가는 상황을 보일 것이다. 감염이 심한 경우라면 골이 흡수가 되면서 동시에 농이 나온다던지 상악동염 증상을 보일 수 있겠으나 이 경우에는 그와 같은 증상은 나타나지 않은 것으로 보아 감염의 가능성을 낮출 수 있다고 본다.

또한 감염에 의한 것이 원인이라면 대부분 임프란트 식립 초기에 증상이 나타나기 때문에 보철 이후에 나타나는 골 흡수 증상은 감염이 원인이라고 판단하기에는 어려운 면이 있다. 아직 분명한 결론에 도달하기는 어렵지만 osteotome을 이용해서 치조골을 통한 상악동골이식술 또는 점막 거상술을 시행한 경우 점막이 손상된 상태로 상악동내에 들어가 있는 임프란트의 끝 부분에는 골형성이 않되고 섬유조직 등으로 둘러쌓여지거나 노출된 상태로 방치되게 되는데 이러한 경우 이 부분으로부터 치조골의 흡수가 역으로 일어날 가능성이 있을 수 있다고 생각되며 이것이 초기에 고정력이 좋았던 임프란트를 점차 골유착을 손상시키는 원인으로 작용할 가능성이 있는 것으로 생각된다.

상악동 점막이 밑으로 내려와 있어 임프란트를 식립하기 어려운 경우라면 전통적인 방법을 통해서 점막 거상술을 시행하는 편이 더 좋은 예후를 얻을 수 있는 방법이라고 생각된다.

VIII 골 이식술시의 논쟁점에 관한 Q&A

Ⅷ 골 이식술시의 논쟁점에 관한 Q&A

여러가지 증례들과 함께 경험을 가진 술자들간의 다음과 같은 논쟁점에 대해 풀이해 보고자 한다.

Q Sinus grafting 시 lateral approach와 socket lift의 적응증 및 그 예후는?

A Sinus grafting을 시행할 때 가장 일반적인 방법으로 사용되는 것이 상악동의 측벽을 통해서 점막을 노출시키고 이 노출된 점막을 거상하는 술식(lateral approach)이다.

이 술식은 상악동 점막을 필요한 만큼 정확히 거상시킬 수 있으며 충분한 양의 골이식재를 점막하방에 채워 넣어 줌으로 임프란트 주변에 임프란트와 접촉할 수 있는 골이 충분량 존재할 수 있게 된다.

그러나 이 방법이 초보자에게는 매우 어렵고 위험성(점막파열 등)이 있기 때문에 간편하게 점막을 거상하는 술식으로 개발된 것이 치조골 정에서부터 구멍을 형성하고 이곳에 osteotome을 이용하여 상악동저의점막과 점막하의 골을 함께 들어올려주는 술식인 socket lift 방법을 사용하기도 한다. 그러나 모든 경우에 이러한 socket lift 가 가능한 것은 아니다. 혹자는 모든 상악동점막 거상술을 socket lift를 이용해서 할수 있는것처럼 말하기도 하지만 저자들은 다음과 같은 경우에만 조심스럽게 socket lift를 할 것을 권한다.

〈Socket lift의 적응증〉

1. 잔존 치조골이 8mm이상인 경우
2. 골다공증 등의 골질상의 문제가 없는 경우
3. 상악동 하연의 피질골이 너무 단단하지 않은 경우
4. 상악동염, 상악동 낭종 등의 병변이 없는 경우
5. 신경과민증등의 정신적인 문제가 없는 경우

socket lift를 이용한 상악동 점막 거상술 시행시 가장 문제가 되는 것 중 하나는 상악동 하연을 이루고 있는 골이 osteotome을 이용하는 과정에서 파괴된다는 것이다. 상악동 점막아래 즉 상악동저를 이루고 있는 이부위는 대부분은 양질의 피질골로 되어 있어서 임프란트식립시 이 부위는 임프란트의 초기 고정을 얻기 위해서 매우 중요한 부위가 되는 것이다. 이러한 이유 때문에 이 부위가 파괴되면서 임프란트가 초기 고정을 얻기 어려워지는 원인이 된다. 따라서 저자들은 가능한 모든 술식은 lateral approach를 통해서 시행하는 것을 권하고 있다. Socket lifting을 통한 상악동 이식술은 lateral approach에 비해 실패율이 높다. 또한 이방법을 이용해서 점막을 들어올릴 때에는 2mm 이상 올리지 않도록 해야한다.

Q **Sinus grafting procedure 후 발생할 수 있는 합병증들에는 어떠한 것들이 있는가?**

A Sinus grafting후에 발생할 수 있는 합병증은 전술한 바와 같다. (7장 참조)
그 중 가장 흔한 것이 치유지연, 감염, 점막천공 등이다.

Q **Sinus grafting시 socket elevation을 시행하면 초기 고정력이 오히려 떨어진다고 하는데 그 이유는?**

A Socket lifting은 상악동 하방에 있는 피질골을 파괴하는 경우가 자주 발생하게 되며 이 경우에는 약한 골질의 상악골에서만 초기 고정을 얻어야 하기 때문에 발생하는 문제이다.

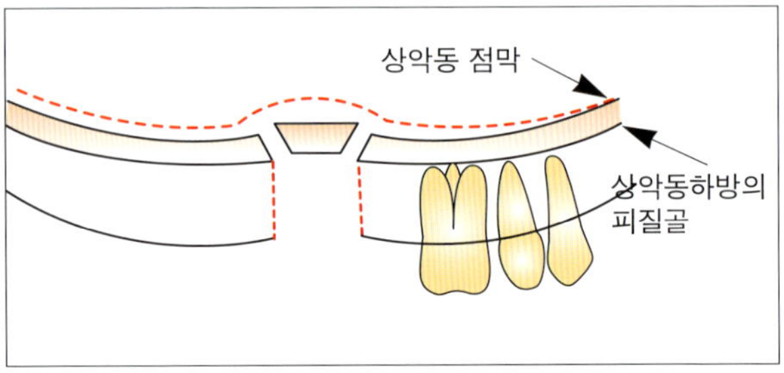

상악골에는 피질골이 드물기 때문에 가능한 상악동 하연에 있는 피질골은 보호를 해 주도록 한다.

Q **Sinus membrane의 perforation시 치료의 방법가능성은 있는지?**

A 상악동 점막거상술을 시행하는 과정에서 가장 자주 접하게 되는 것이 점막의 천공이다. 점막의 천공은 점막자체가 너무 얇아서 아무리 조심스럽게 시술을 해도 점막이 손상될 수 밖에 없는 환자의 경우도 있고 과도한 기구사용이 원인이 되는 경우도 있을 것이다. 흡연을 많이 하는 환자의 점막이 얇고 찢어지기 쉽다는 보고도 있으며 상악동 중격(web)이 있는 경우도 찢어지기 쉬운 경우의 하나가 된다. 상악동이 찢어진 경우라면 일단 이것을 인위적으로 막을 수 있는 방법은 없는 것으로 생각된다. 과거에는 이것을 봉합하라는 시도도 있었지만 그것은 오히려 천공을 더 크게 만드는 효과가 있기 때문에 삼가해야 하는 것이다. 오히려 천공이 작은 경우에는 점막을 거상하면서 생기게 되는 주름에 의해서 구멍이 막히는 수가 있음으로 그것을 기대하는 표편이 더 합리적인 생각이 될 것이다. 천공이 너무 심하게 일어나서 control이 어려운 경우에는 점막 이식술을 일단 중지하고 점막이 치유되는 기간동안 기다린 후 다시 시술을 하도록 한다. 천공된 곳을 막아주는 방법으로 fibrin glue나 흡수성막(흡수기간이 긴 것을 사용)을 이용하는 경우도 있다. fibrin glue는 기본적으로 천공이 작은 경우에 사용되며 비교적 효과적으로 사용할 수 있는 것이지만 천공이 크거나 출혈이 많은 경우에는사용이 제한된다. 흡수성막은 간혹 비정상적인 면역반응을 가져올 수 있기 때문에 사용을 꺼리는 술자도 있다.
점막이 천공된 경우 비출혈이 2-3일 지속될 수 있다. 드물게는 1-2주후 간헐적인 비출혈이 발생하기도 하는데 천공 당시 상악동내에 고여 있던 피가 서서히 ostium을 통해서 빠져 나오기 때문이다. 비출혈이 있는 환자는 머리를 높인 상태에서 수면을 취하도록 한다.

Q Sinus grafting procedure 후의 maxillary sinusitis의 가능성과 그 발생 빈도는?

A 일단 점막거상술 자체가 상악동염을 일으키는 경우는 거의 없다. 실제로 상악동 점막거상술 후 상악동염이 발생한 경우는 매우 희귀한 경우이며 이것이 발생하는 원인은 환자의 기존 질병이 재발하거나 인접치의 염증이 상악동내로 전이되거나 감염된 이식재의 사용 혹은 수술중의 감염원 제공등이 되는 것이다. 상악동염의 발생을 막기 위해서 수술에 대한 엄격한 무균처리 및 수술기법이 필요하며 시술전 환자의 과거력이나 잔존염증의 여부를 잘 진단하여 수술후에 문제가 발생하는 것을 막아 주도록 해야 한다.

그러나 상악동염이 발생되는 경우에는 매우 위험한 상황으로 발전할 수 있기 때문에 초기에 이를 처치하는 노력을 기울여야 한다.

또한 상악동 이식술을 시행하기 전에 scaling을 해주어서 구강내 위생 상태를 좋게 해 주어야하며 시술 전에는 Hexamedine 등을 이용해서 구강내를 소독해 준다.

또 이식재가 중간에 오염이 됐다고 의심되는 경우에는 아낌없이 이식재를 바꾸어 주도록 한다.

Q Maxillary sinusitis가 있을 때 sinus grafting procedure를 하면 어떻게 되리라고 생각하는지?

A 상악동염이 있을때 점막거상술을 시행하는 것은 가능하면 피하는 것이 좋다. 일단 점막의 염증이 있는 경우 천공이 발생하기 쉽고 점막의 염증이 악화될 수 있으며 이식재에 대한 감염이 전이 되어 이식술이 실패로 끝날 수 있기 때문이다. 상악동염이 아주 미미한 경우라면 오히려 투약을 하는 동안 상악동 염증이 함께 치료될 수도 있다. 상악동 점막하방에 있던 염증 산물들이 점막을 거상하면서 비강으로 쉽게 빠져나가서 상악동염의 치료에 도움이 된다는 주장도 있다.

Q Sinus grafting procedure와 연관되어 어떠한 surface의 implant가 long-term으로 가장 성공률이 높은지?

A 일반적으로 골 결합이 잘되는 거친 표면의 임프란트가 가장 성공률이 높은 것으로 생각되며 H.A가 coating된 표면을 선호하기도 한다. 술자의 경우도 상악동이식술을 시행하는 경우는 H.A 표면처리된 것을 선호하기도 하지만 이것이 절대적으로 성공률을 높이는 것은 아니라는 것이 정확한 답이 될 것이다. 엄밀한 의미에서 임프란트의 성공률 특히 장기적인 관점에서 볼때에는 임프란트 표면 처리와의 직접적인 연관은 없어 보인다. 그러나 임프란트의 초기 고정능력은 매우 중요한 요인이 된다.

Q Sinus graft와 임프란트를 동시식립했을때(SA3) 의 2차수술시기는 언제 하는 것이 좋은지와 Sinus graft를 먼저한 경우(SA4) 얼마나 기다렸다가 임프란트를 식립하고 또 2차 수술은 언제하는게 좋은지?

A 위 의문사항에 대한 술자들간에 다양한 논쟁들이 오고가고 있으나 정확한 통계나 보고된 문헌

들은 거의 없다. 다만 Misch등은 sinus graft를 하고 치유기간은 환자의 전신적인 상태, graft된 물질의 양이나 종류, 식립될부위의 골질 및 가용골의 높이등에 따라 다르게 적용하며 SA3인 경우 이차수술까지 약 6개월에서 10개월까지 기다리며 SA4인 경우 이식골의 치유기간(약 6개월에서 10개월)후 임프란트식립을 하고 약 4개월에서 8개월을 기다린후 이차수술을 한다고 보고하였다. 저자들의 경험에 비추어 볼때 sinus graft시 동종골만을 사용하고 동시에 임프란트를 식립했을때(SA3) 초기고정이 어느 정도 된다면 4-6개월후에 이차수술을 하여도 아주 좋은 결과들을 보았다. 따라서 가용골 높이가 3mm이내일 정도로 얇지않다면 sinus graft와 동시에 임프란트식립을 하고 있으며 가용골이 3mm 이내로 얇은경우에는 sinus graft를 먼저하고 8개월이상 기다린후 임프란트를 식립하고있으며 이차수술은 약 6-8개월후에 하고있다.

지나치게 빠른 진행은 골이 완전히 성숙하지 않은 상태에서 부하를 가하게 됨으로 초기에 고정이 잘 되었던 경우라도 시간이 지나면서 오히려 골 흡수가 진행되어 임프란트가 실패하는 경우도 발생하게 된다.

Q Sinus grafting 시 가장 좋은 bone graft material은?

A 과거에는 상악동이식술시 사용되는 골 종류 중에서 가장 좋고 성공률이 높은 것은 자가골이라고 서슴치 않고 이야기 했다. 동종골, 이종골, 합성골등을 사용한 경우 모두 비정상적인 골형성이 되어서 장기적으로 임프란트에 대한 골 결합이 일어나지 않으며 체내에서 충분히 골화되지 못하는 이유 때문에 장기적으로 실패의 원인이 된다고 생각되어 왔다. 그러나 최근에는 DFDB를 단독으로 사용하는 경우보다 자가골을 단독으로 사용하는 경우 더 많은 실패율이 있다는 보고가 나오고 있으며 자가골을 단독으로 사용하는 것은 오히려 기피하기도 하는 경향이 있다. 시중에 나오는 합성골은 어느 것이나 사용가능하지만 가능하면 remodeling이 되는 기간이 짧은 동종골을 사용하는 길이 바람직할 것으로 생각된다. DFDB 계통의 골을 사용할 것을 추천하며 단독으로 사용하거나 자가골과 섞어서 사용하거나 하는데 PRP와 섞어서 사용하거나 자가골과 섞어서 사용하면 골형성 효과가 더 좋은 것으로 알려져 있다. 합성골인 H.A나 tricalcium phosphate 등은 사용을 잘 하지 않는 경향이 있다. 재료의 흡수되는 성질이나 기간,흡수되는 반응 등이 문제가 될 수 있다.

그러나 이러한 재료들이 절대적으로 사용되서는 안된다는 것은 아니며 간혹 보고되는 논문에서는 이들의 사용을 통해서 긍정적인 결과를 이야기 하기도 한다.

Q Sinus grafting시 사용된 bone graft material은 어떻게 remodeling이 되는가?

A 일반적으로 이식된 골은 흡수가 되며 골질로 대치되는 과정을 겪는다. 재료에 따라서 8개월-14개월까지 긴 기간이 소요된다. 이식된 골의 특성에 따라서 골형성,골전도,골유도 등의 과정을 거치면서 주변에 골이 형성되기 시작하면 이식된 재료들은 흡수가 되기 시작하고 이것이 흡수된 자리에 신생골이 형성되어 들어가게 된다.

간혹 이식된 골주변에 골대신 결합조직들이 둘러 싸기도 하는데 이런 경우는 이식재가 완전히 흡수되지 않고 남아있는 원인이 된다. 이식된 재료들이 골과 결합된 상태로 남아있는 경우도 있는데 이럴때는 이식재가 부피유지를 위한 기능을 하게 된다. 가장 기본적인 반응은 흡수와 재개조 과정이다.

가장 이상적인 이식재는 자신이 100% 흡수되고 주변에 신생골을 완전히 재생 시키는 것인데 이러한 완전한 이식재는 자가골 외에는 없다.

그러나 자가골은 간혹 흡수가 너무 빠르고 흡수되는 양이 신생골 형성보다 많아서 오히려 이식 효과가 떨어지는 경향을 보이기도 한다.

Q Sinus grafting시 사용된 bone graft material을 mix하는데 가장 좋은 것은 무엇인가?

A 상악동 이식시에 사용되는 골을 특정한 물질과 혼합 사용하면 이식술 시행시 재료를 다루기 쉬워지며 골형성을 촉진시키기도 한다. 이식재와 혼합해서 사용할 수 있는 재료로서는 blood, saline, fibrin glue, PRP 등이 있는데 이중에 PRP 가 골형성을 촉진시키는 효과가 더 뛰어난 것으로 평가된다. 요즘 나오는 재료들은 제조사에서 이식물을 gel, putty, sponge 등의 형태로 만들어서 조작이 용이 하도록 해 놓은 것이 좋다. 이러한 재료들은 특별히 다른것과 섞어서 사용하지 않아도 이식술을 용이하게 할 수도 있다.

Q Sinus grafting 시 사용될 bone graft material을 fibrin glue나 blood로 mix하는 것에 대해 어떻게 생각하는가?

A 골 이식재를 이러한 재료와 혼합함으로써 얻어지는 잇점은 우선 이식재를 다루기가 쉬워진다는 점에서 긍정적으로 생각할수 있을 것이다. 그러나 이것이 절대적으로 골이식의 성공률을 높인다는 점에서는 의문이 남는다.

Blood나 PRP로 이식재를 혼합하는 것은 골 이식후 성공률이 높아진다는 보고가 되고 있기는 한데 그렇지 않은 경우에도 상당히 높은 성공률을 보고하고 있어 이것을 혼합한다는 것이 절대적이라고 보기에는 약간 어려운 입장이다. 그러나 골을 이식하는 동안 조작이 용이하여 시술 시간을 단축할 수 있으며 이식할 골의 손실을 최소화 할 수 있고 또한 인공골이 가지고 있지 않은 골형상 등을 도와주기 때문에 이러한 혼합물을 사용하는 것은 긍정적이라고 생각된다.

Blood나 PRP로 혼합했을때 얻어지는 잇점중 가장 중요하게 생각되는 것은 이들에 의해서 골의 재생 능력이 증가된다는데 있다.

Q Xenograft와 alloplastic graft는 흡수되는데 상당히 오랜 시간이 걸리는 것으로 알려지고 있으나 정확히 얼마 후에 흡수되는 것인가? 영원히 흡수되지 않는 것인가?

A 재료에 따라서 다르지만 보통 6개월~12개월 정도되면서 흡수가 일어나는 것으로 되어 있다 . 경우에 따라서는 18개월까지도 흡수가 되지 않고 남아 있기도 하다.

흡수가 잘 일어나는 H • A 계통의 이식물 중에서 이보다 짧은 시간에 흡수가 일어나기도 하지만 통상적으로는 흡수가 일어나도 완전히 이물질이 제거되지는 않는 것으로 알려져 있다. 따라서 일단 xenograft 또는 alloplastic graft를 한 경우라면 이 물질들이 일생동안 체내에 남아 있을 것이라는 것을 염두에 두고 있어야 할 것이다. 골로 대체가 된다 하더라도 일부만이 되는 것이기 때문에 기능적으로는 이식골의 기능을 할 수 있지만 생리적인 골 재형성 중에는 한계가 있으며 이러한 이유 때문에 감염에 대한 주의를 더욱 기울여야 할 것이다.

그러나 이러한 한계점에도 불구하고 자가골을 이용한 골이식술과 비교해서 성공률이 낫지 않다는 것이 오늘날 일반적인 견해이다.

Q 여러 가지 graft material에서 어떤 particle의 size가 가장 좋다고 생각하는가?

A particle size가 큰 것은 그만큼 혈액의 이동이 쉽고 골절로서 혈관의 발달이 자유로워지기 때문에 유리한 것으로 생각되어 진다. 그러나 경우에 따라서는 골을 다루기가 불편하고 특히 작은 혹들이 많이 생기면서 골 이식재가 치밀해서 다루기가 불편하여 공간(dead space)이 많이 발생하기도 한다.

근본적으로는 particle의 크기는 이식에 영향을 주지 않는 것으로 되어 있고 단지 술자의 선호도에 따라 선택하면 될 것이다.

Q 어떤 combination graft가 가장 효과적이라고 생각하는가?

A 상악동에 골을 이식할 때 C.E. Misch는 H.A. 동종골 (DFDBA), 자가골을 순차적으로 이용하여 이식함으로 각각의 특성을 살리는 노력을 해왔다.

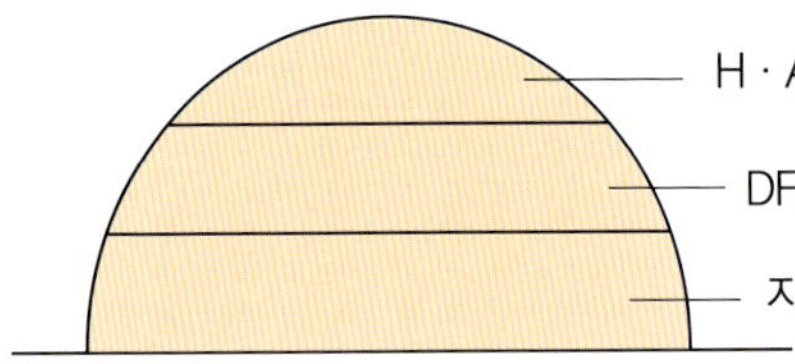

이렇게 3층으로 이식함으로 방사선 불투과성인 H.A.가 골이식의 정도를 사진상에 나타내주고 자가골은 DFDBA의 골 형성능력을 도와주는 이식방법으로 당시에는 획기적인 방법이라고 생각되어 졌다. 그러나 이식재가 복잡해지고 이식시 상당한 기술적 난이도가 있음으로서 오늘날에는 잘 사용되지 않고 있다.

이식재로 가장 선호하는 Bio-oss계통이나 DFDBA등이 골형성 능력이 없기 때문에 자가골을혼합하거나 PRP를 혼합하는데 상당히 의미있는 결과를 가져오기는 하지만 절대적인 것은 아니라는 것이 결론이다.

DFDBA만을 사용하여 상악동 이식을 할경우 가장 좋은 결과를 보인다는 문헌이 의외로 많은 것이 이것을 반증하는 것이다.

순수한 자가골만을 사용해야 한다고 주장한 술자들도 상당히 많으며 나름대로 충분한 이유를 가지고 있다. 하지만 순수한 자가골만 사용한 경우 자가골 채취가 어려운 반면 그 예후가 그들이 주장하는 것처럼 좋을 것만은 아니라는 것이 오늘날 여러 학자들의 생각이다.

술자의 개인적인 생각은 Bio-oss 또는 DFDBA에 PRP나 자가골을 혼합하는 형태가 가장 바람직하지 않을까 하는 것이다. 이렇게 함으로서 이식된 골의 형태와 부위를 유지시켜주면서 신생골의 형성을 촉진시켜 줄것이라고 생각한다.

Q BMP는 어떠한 역할을 하며 어느 정도 효과적이라고 생각하는가?

A BMP는 신생골 형성에 절대적인 작용을 해주는 것으로 생각되며 BMP가 분리된 이식재는 그렇지 않은 것과 골 형성능력에서 큰 차이를 보이게 된다.

따라서 BMP가 사용되는 것을 적극적으로 찬성하는 입장이다.

오늘날 BMP는 여러 이식재에 포함되어 생산되기도 한다. 조직공학의 발달과 더불어서 이러한 물질들이 더 쉽게 사용되어질 수 있게 될 것이다.

Q Sinus grafting 후 임프란트의 success rate / survival rate는?

일반적으로 초기 감염이 발생하여 점막이식술이 실패한 경우가 아니라면 임프란트의 성공률은 다른 정상적인 골조직에 사용한 임프란트와 큰 차이가 없다. 또한 생존기간이 상악동 이식술에 사용한 임프란트라고 해서 달라지지는 않는 것으로 생각된다.

따라서 상악동 이식후 임프란트가 실패한 상태에서 임프란트를 식립한 경우 초기 감염에 가장 세심한 주의를 기울여야 한다.

sinus grafting을 시행한 경우에는 더 많은 기간을 기다렸다 임프란트를 식립하고 식립된 임프란트에 부하를 가하는 것이 좋다.

Q Sinus grafting시 사용된 이식재가 천공된 점막을 통해 상악동내로 들어간다면 어떠한 결과가 발생될까?

A Sinus grafting을 하다보면 가끔씩 발생되는 문제이다. 얼핏 생각에는 이식재가 상악동내로 들어가게 되면 매우 심각한 문제가 야기될 것 같은데 실제로는 이것으로 인해서 상악동염을 비롯한 어떠한 문제도 발생되지 않는 경우가 대부분이다.

상악동내로 들어간 이식재는 빠른 시간내에 흡수되어 사라지는 양상을 보인다.

이식재의 유지가 어려울 정도로 큰 천공이 발생한 경우에는 골 이식술을 진행시키지 않도록 한다.

Q Sinus graft시에 가장 좋은 절개선 설정 방법은?

A Sinus graft를 위한 절개선을 설정할 때 우선적으로 염두에 두어야 할 것은 Sinus graft를 시행할 window(창)를 형성하는 위치와 크기이다. 기본적으로 피판의 크기는 골에 형성하고자 하는 창의 크기보다 커야하며 술후 창을 덮을 수 있어야 한다. 피판의 크기가 너무 작거나 수직 절개선이 형성하고자 하는 창에 근접해 있으면 술후 이식재가 안정적으로 유지되는데 지장이 발생할 수 있으며 간혹 감염의 위험에 노출되기도 한다.

이러한 위험성을 줄여주기 위해서 먼저 이식을 위해서 형성할 창의 위치과 크기를 정하고 이를 기준으로 해서 피판의 위치와 크기를 정하도록 한다.

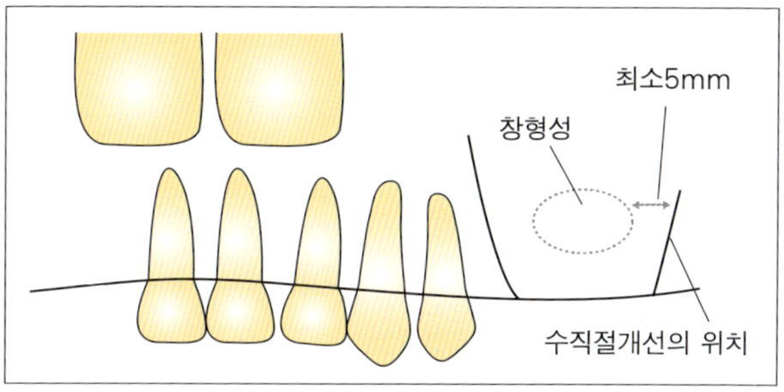

수직 절개선의 길이는 협점막 이행부(vestibule)을 지나서 연장 해 줌으로 봉합시 인장력이 발생되지 않도록 해준다.

Q Sinus grafting을 위해서 사용하는 기구는 어떠한 것들이 있는가?

A Sinus grafting을 위해서는 적절한 기구를 사용해야 하는데 상악동은 구치부에 존재하고 시야가 좋지 않으며 접근이 용이하지 않기 때문에 이를 극복하기 위해서 다양하고 복잡한 형태의 기구들이 사용되고 있다.

이러한 기구들을 적절히 잘 사용함으로 성공적인 점막거상술을 시행할 수 있게 된다.

다음은 저자들이 즐겨 사용하는 기구들을 보여주는 것인데 이 외에도 여러가지 다양한 기구들이 만들어져서 사용되고 있다.

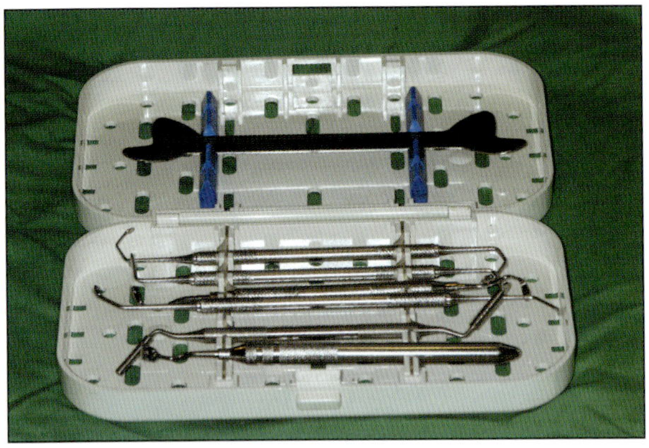

상악동의 점막을 박리하고 거상하기 위해서 사용되는 기구들의 모습

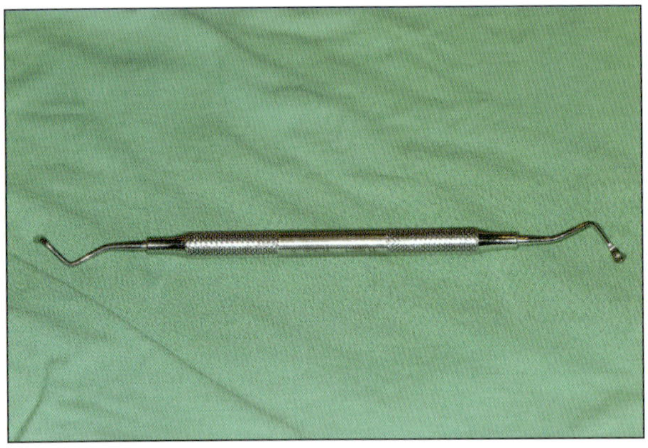

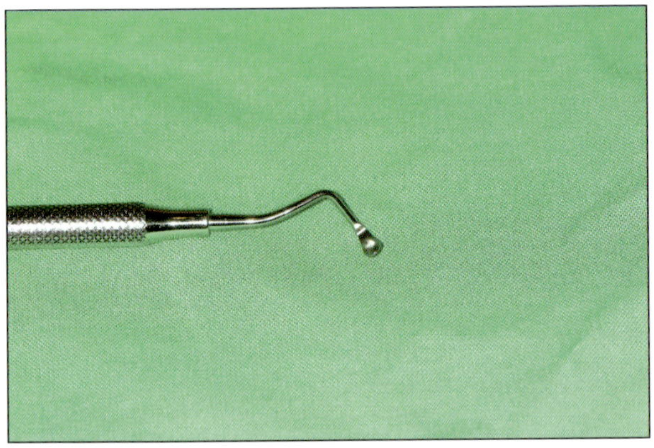

가장 많이 사용되는 기구로서 끝의 날이 예리하여 점막을 골에서 박리하기 용이하고 중간이 풍융하고 넓게 되어 있어서 점막을 안전하게 밀어 올리는 역할을 해 준다.
기구의 축이 2중으로 휘어져서 다양한 각도로 접근을 할 수 있게 해 준다.

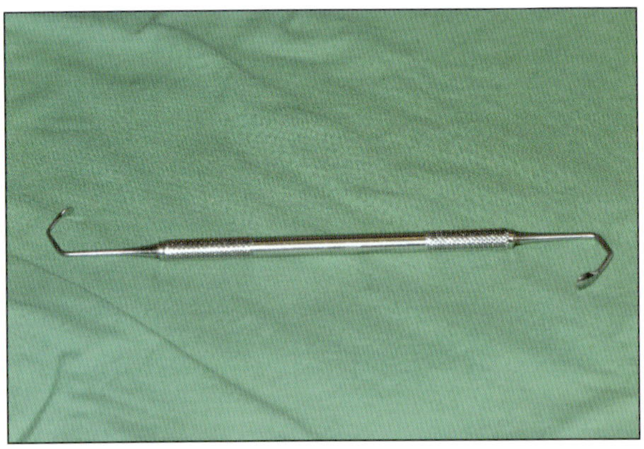

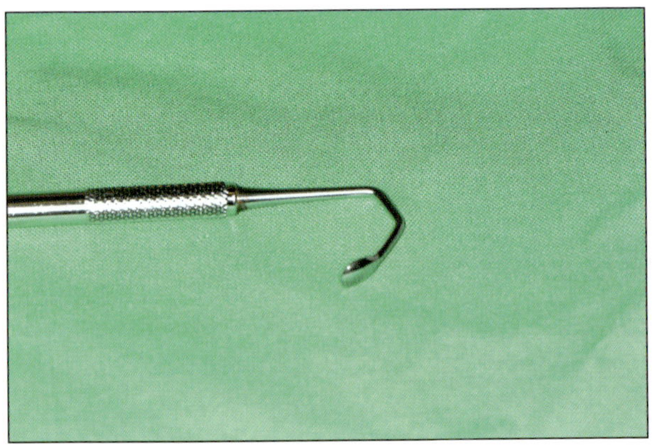

일반 Curette와 비슷한 형태의 끝 부분을 가지고 있지만 날이 없고 끝이 2번 구부러져 있어서 골의 하방으로 위치하는 점막을 박리하는데 유용하다. 날이 없어서 골과 점막사이를 예리하게 박리하는데는 사용할 수 없다.

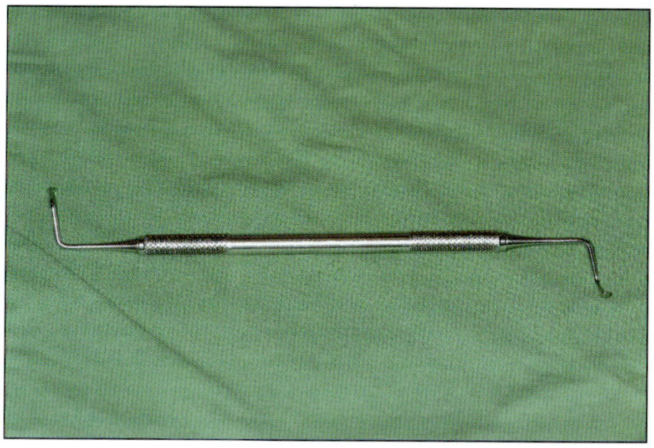
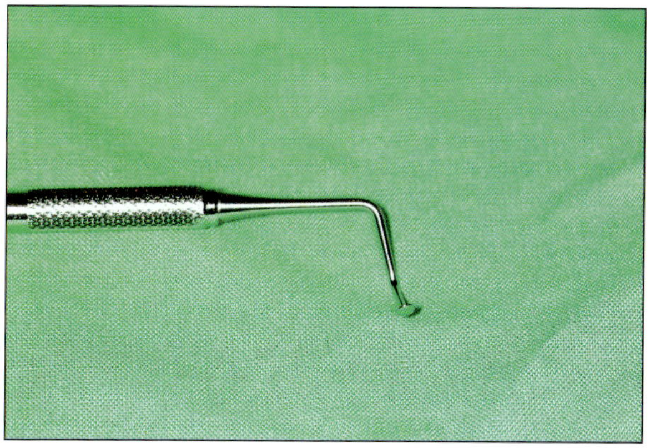

앞에서 보여준 기구와 닮아 있지만 축이 2중으로 휘어져 있는 것이 차이가 있고 날이 형성되어 있어서 예리한 박리가 가능하다. 구석에 있는 점막을 섬세하게 박리하는데 유용하다.

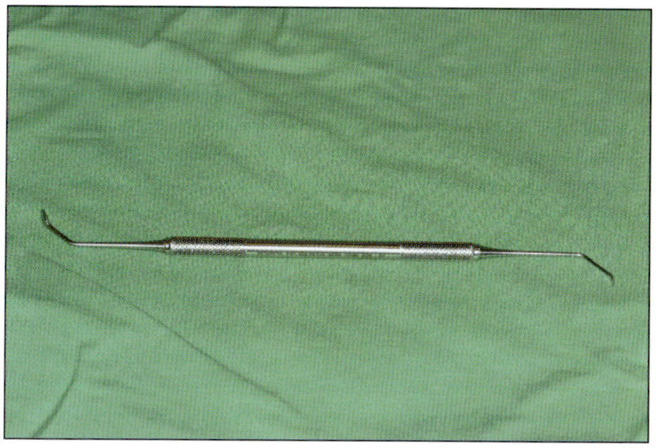
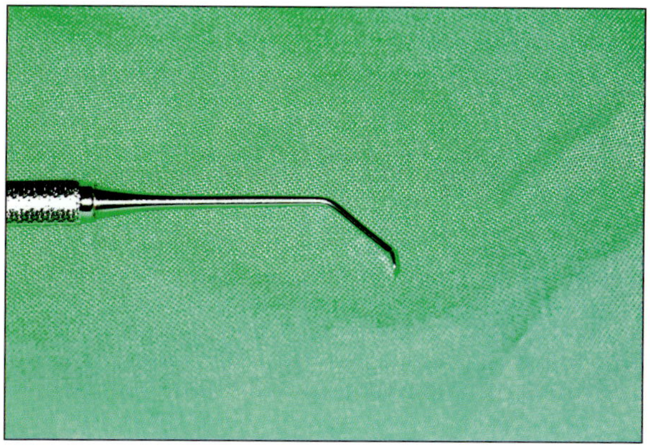

축이 많이 휘지 않고 평탄한 편이라 접근이 용이하고 시야가 좋은 부위에 사용한다.

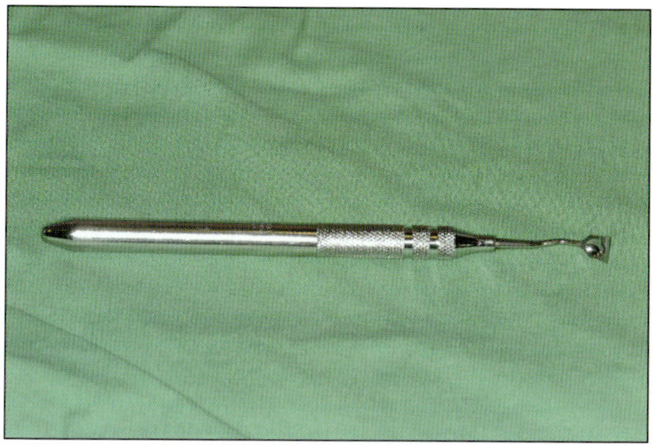
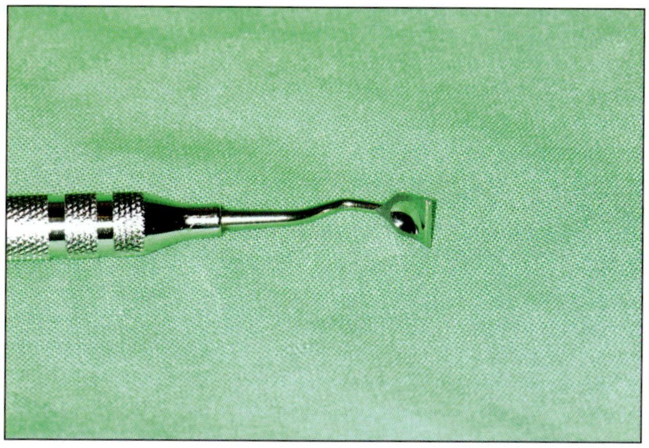

수술인접부의 골 표면을 긁어 주면서 자가골을 채취하기 위한 기구로 끝에 있는 날로 골 표면을 긁으면 중간의 오목한 부위에 골이 모이게 되어있다.

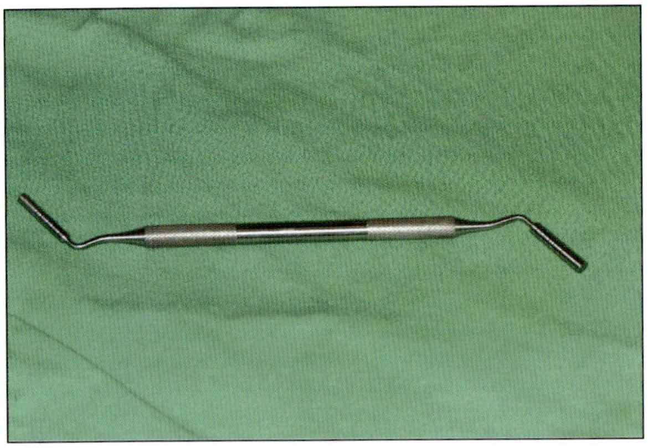

골을 다져 넣기 위한 기구. 굵은 것과 가는 것이 좌 · 우로 위치한다.

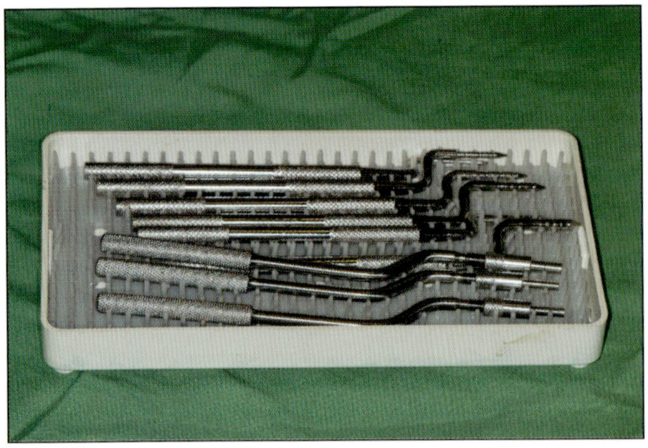

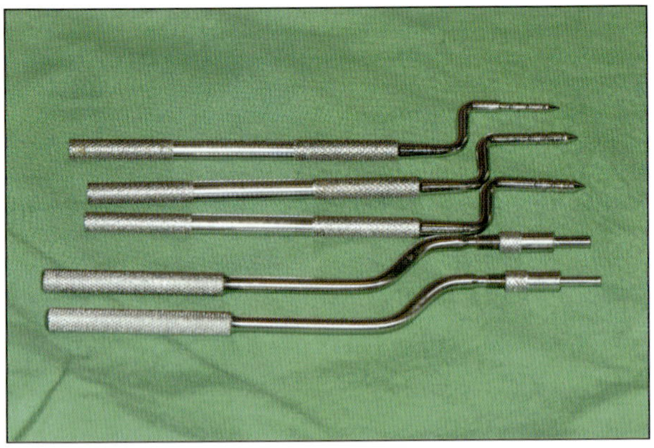

상악동저 거상술을 위해서 사용하거나 측벽의 창을 형성하고 골을 분리할때 사용하는 기구 들이다. 다양한 크기가 있으며 중간에 축이 휘어져 있어서 구치부에 사용시 인접치와 입술이나 뺨을 피해서 접근할 수 있도록 해준다.

Q Sinus grafting과 연관된 향후의 연구 개발 부분에는 어떤 것들이 있는가?

A Sinus grafting을 보다 쉽고 안전하게 하려는 노력들이 진행 중이고 많은 재료와 기구들 그리고 시술 방법들이 개발되고 있다. 이들 중 ballooning technique과 초음파기구 그리고 laser 등에 대해서 알아보고자 한다.

1) Ballooning Technique

Ballooning을 이용한 점막 거상술은 최근에 개발된 것으로 부풀어 오르는 풍선을 이용해서 점막을 부드럽고 균일하게 들어올려서 점막이 손상되지 않고 거상될 수 있도록 해 주는 장치이다.

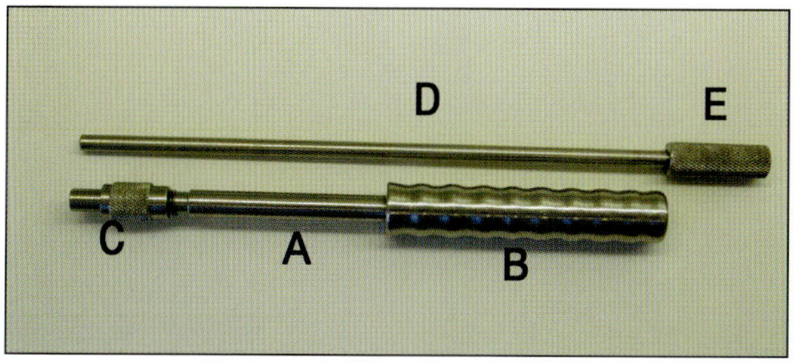

Ballooning을 위한 기구
A:속이 비어있는 통로로서 D부분이 통과하게 되며 후에 Ballooning을 위한 기구가 들어가게 된다.
B:손잡이 부분으로 왼손으로 이것을 잘 잡아서 기구가 치조골에 고정시켜 주도록 고안 되어 있다.
C:A부분이 치조골에 형성된 구멍 안으로 들어가는 깊이를 조절하도록 되어 있다.
D:A부분 안으로 들어가서 치조골의 잔존 부분을 위로 밀어주는 osteotome의 기능을 하도록 고안 되어 있다.
E:Marrett을 통해서 힘을 가해지는 부분으로 이 부분을 가지고 D부분이 치조골을 거상시키는 양을 조절하여서 점막이 손상되는 것을 방지해 준다.

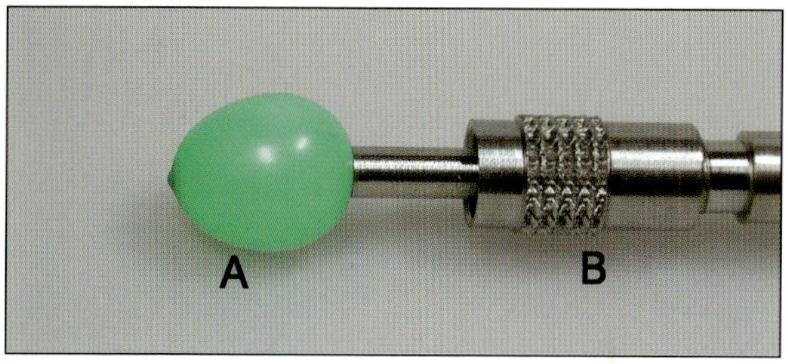

풍선이 부풀어져 있는 모습으로 (A) 관내에 들어가 있는 Balloon이 부풀어지고 있다.

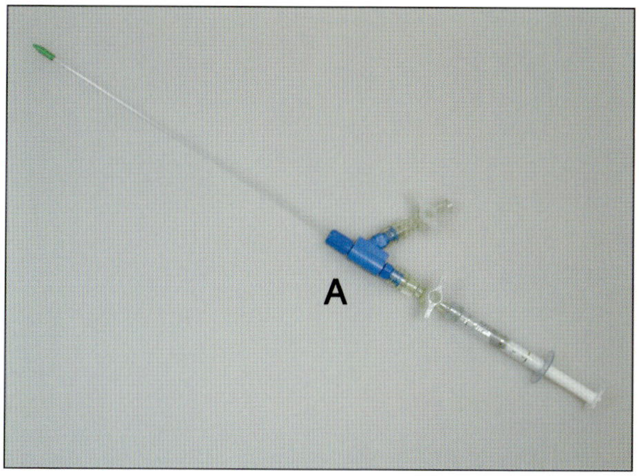

Balloon을 위한 기구의 모습으로 A부분은 3-way catheter로서 Balloon을 위한 액체의 흐름을 조절한다.

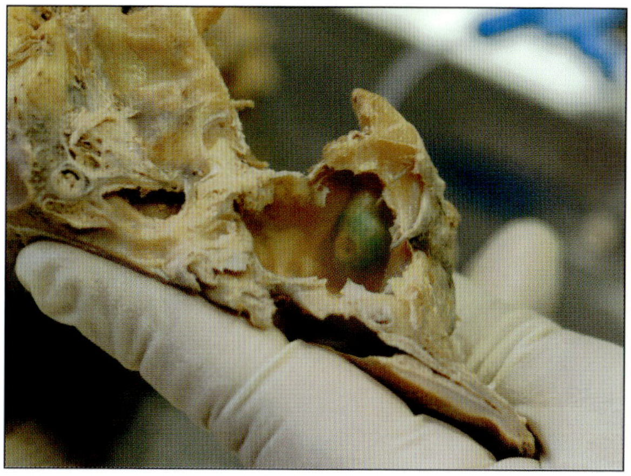

Cadevar에서 Balloon에 의해 점막이 거상되고 있는 모습을 보여주고 있다.

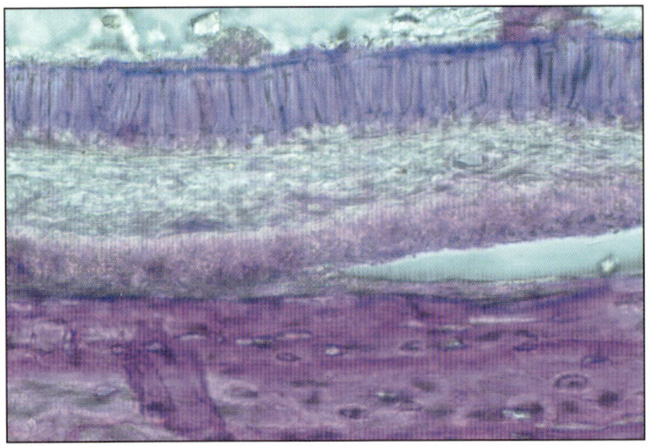

점막 주변에 골 이식이 성공적으로 이루어진 모습으로 상당히 질적인 골 현상이 이루어지고 있는 것을 볼 수 있다.

(증례 1)

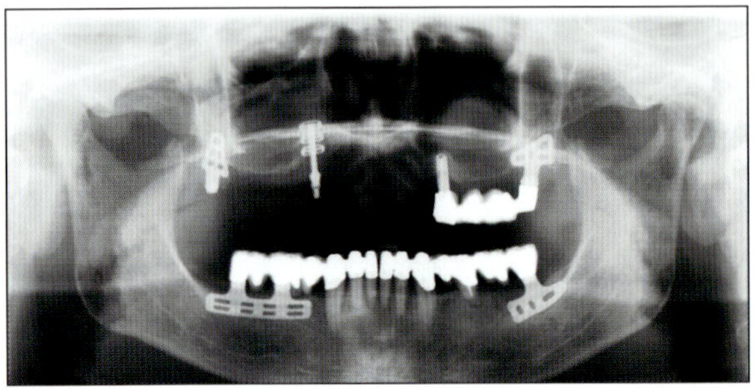

술전 방사선 사진의 모습으로 우측 상악동 하방의 치조골의 흡수가 심하며 상악동이 내려와 있다.

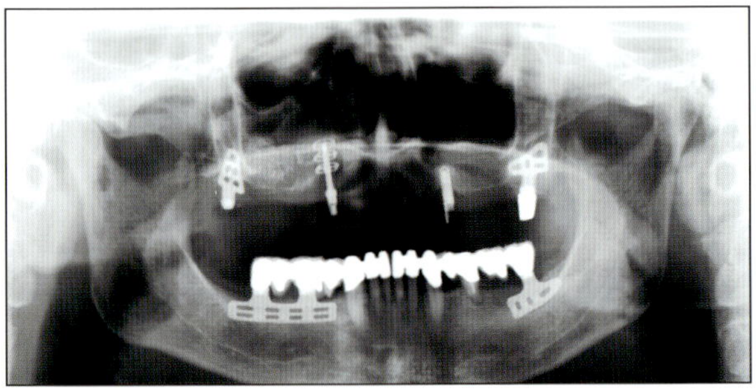

우측 상악동에 골 이식이 되어 있는 모습

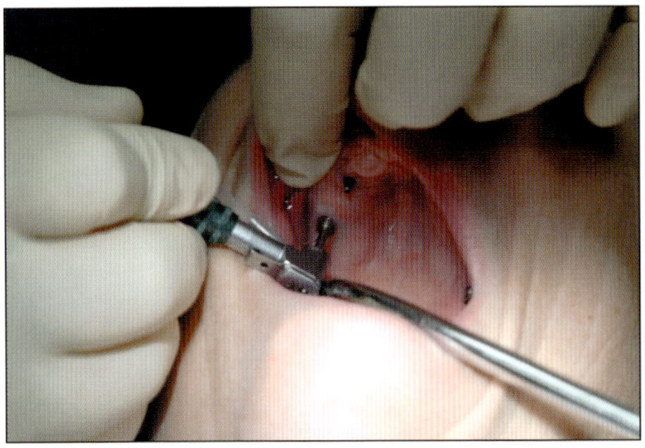

시술을 하기 위해서 punch로 점막을 떼에 내는 모습

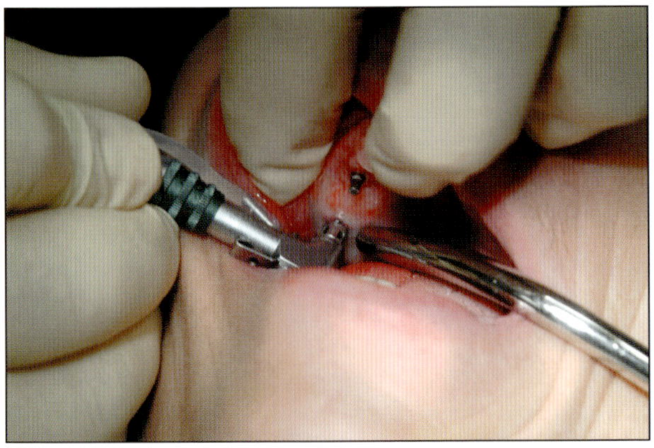

punch가 점막을 뚫고 들어있는 모습으로 punch를 잘 흔들어 줌으로서 치조골 주변의 점막이 완전히 분리되도록 해야 한다.

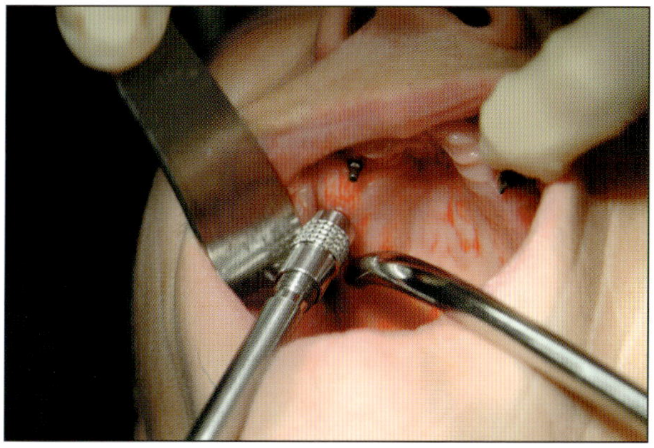

열려진 점막을 통해서 필요한 만큼의 치조골을 제거하고 약 1mm 만 남긴 상태에서 osteotome을 골에 밀착시킨다. 이때 stopper가 치조정에 걸리도록 조절해 주어야 한다.

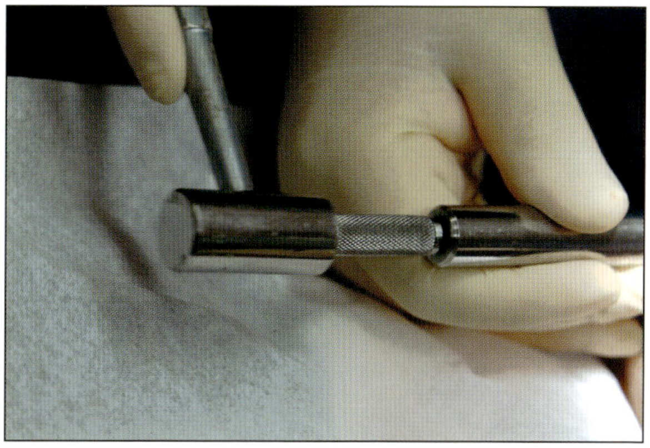

Marrett을 이용해서 osteotome을 치고 있는 모습. 너무 강한 힘으로 치지 않도록 주의한다.

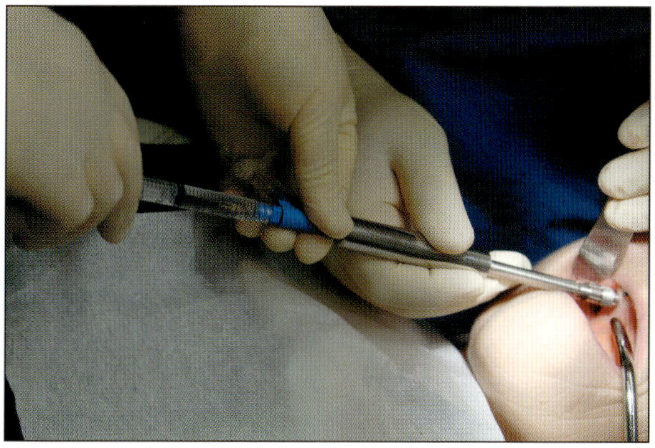

osteotome을 빼내고 그곳에 ballooing catheter를 집어 넣는다. ballooning을 서서히 점진적으로 해 나가야 한다(1회에 0.2cc 정도 volune 증가).
너무 급작스럽게 하면 점막이 손상될 위험이 있고 환자의 불편감이 유발 될 수도 있다.

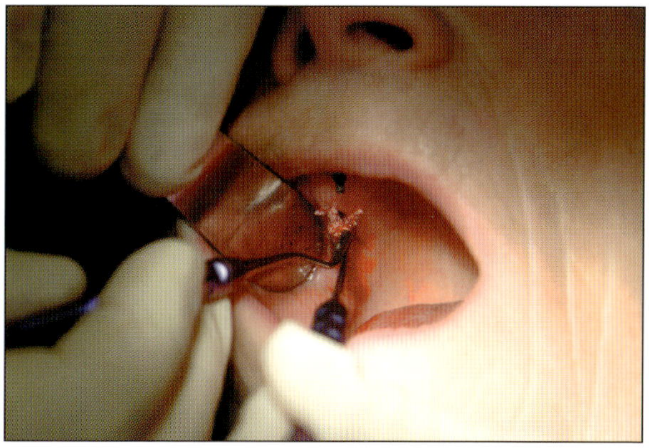

상악동 점막이 거상된 이후에 이식골을 넣어주고 있는 모습. 형성된 hole을 통해서 다져 넣는다.

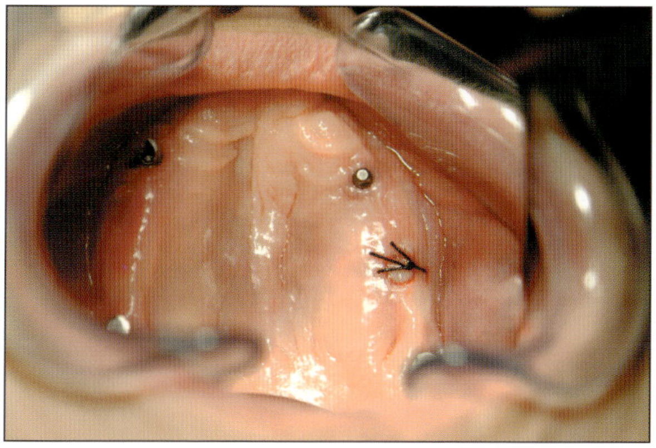

떼어낸 점막을 다시 봉합해준 모습. 이렇게 시술부위가 최소화 되어 있기 때문에 시술후 부종이 거의 없고 환자의 통증이나 불편감 없이 만족스러운 수술절차를 얻을 수 있게 된다.

(증례 2)

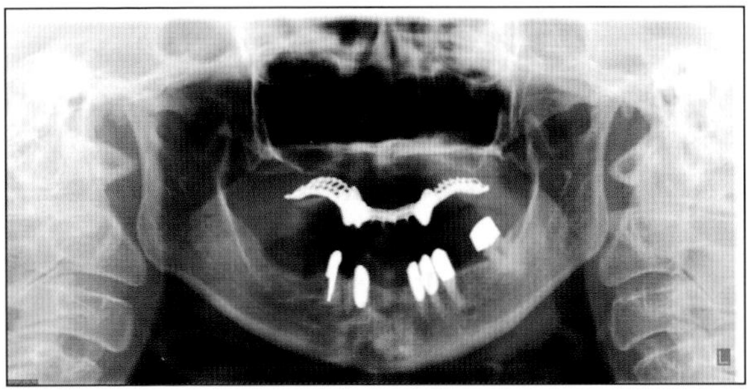

상악 무치악 상태이며 상악동의 점막이 하방으로 쳐져 있는 모습

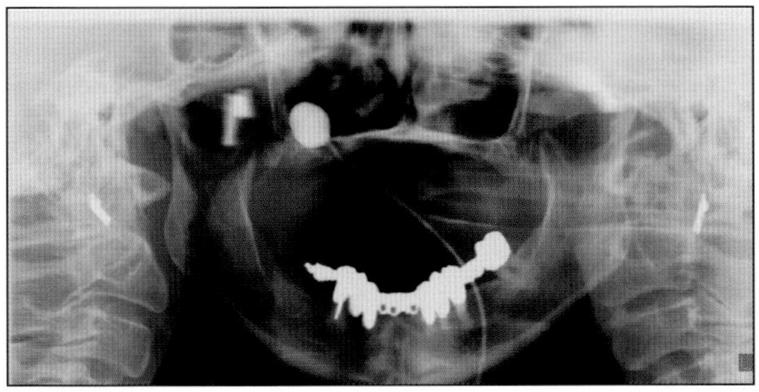

Ballooning을 통해서 점막이 거상되어 있는 모습으로 balloon안에 contrast media를 넣어서 X-선 사진상에 ballooning되어가는 것을 확인하도록 한다.

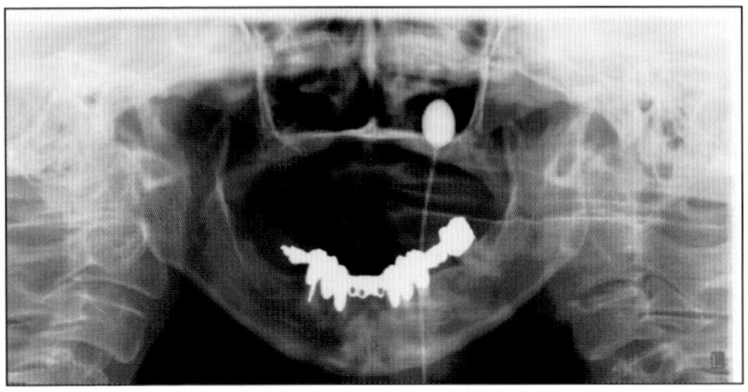

좌측 상악동을 거상하고 있는 모습

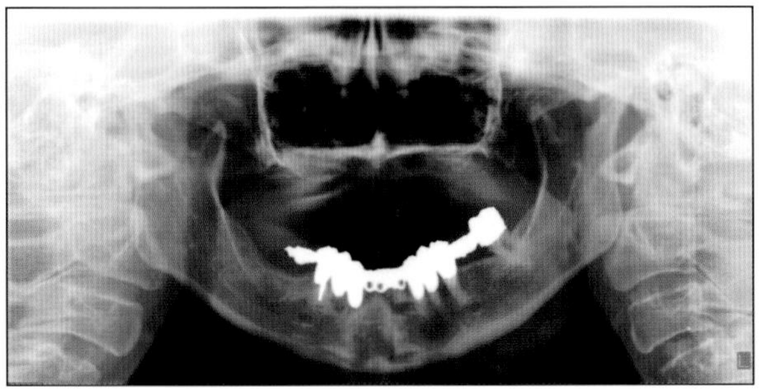

골 이식이 끝난 후의 모습

(증례 3)

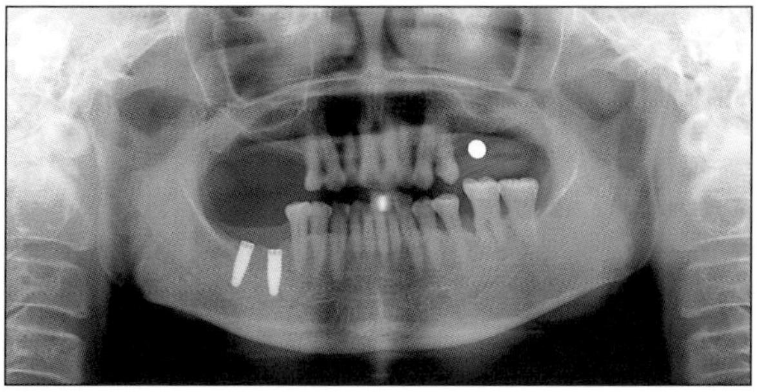

상악동 점막거상술을 위해서 5mm ball을 이용해서 잔존골의 높이를 측정하고 있다.

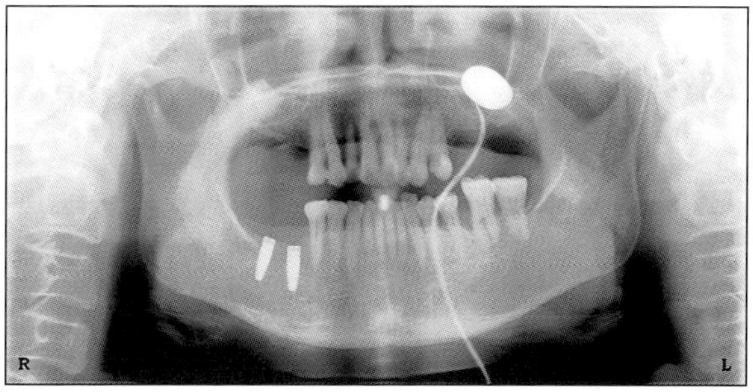

ballooning을 시행한 후 확인을 위해서 조영제를 넣고 사진을 찍고 있다.

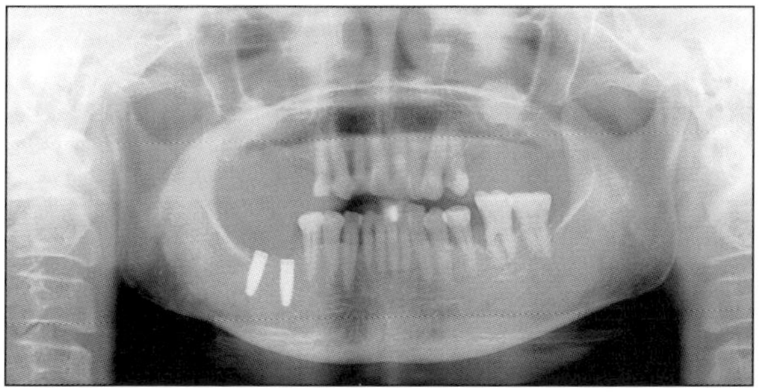

수술직후 방사선사진으로 좌.우를 모두 충분한 양의 점막이 거상되어 있다.

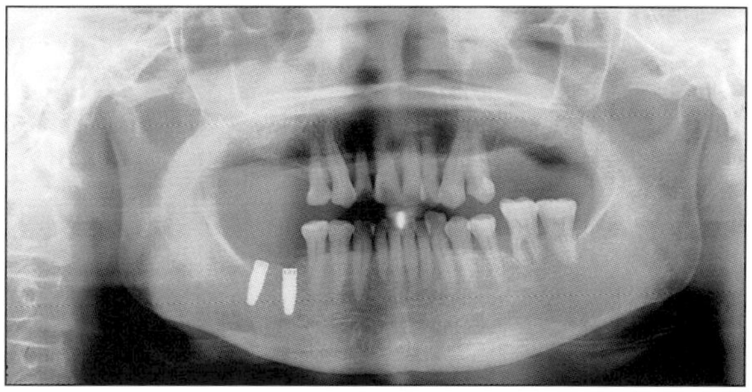

수술1주후의 사진으로 환자는 특별한 통증과 부종이 없이 만족스러운 결과를 보였고 수술부위의 골이식 상태로 양호한 상태를 나타내고 있다.

(증례 4)

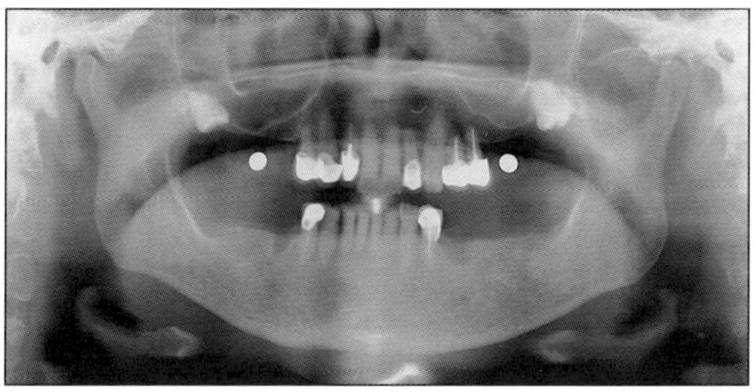

좌.우 상악동을 동시에 이식하려고 준비되어 있다. 5mm ball을 이용해서 잔존치조골의 높이를 측정한다.

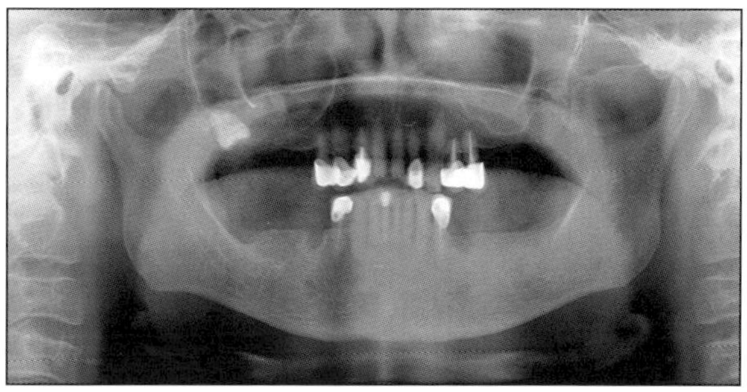

우측상악동 점막거상후 이식을 시행하였다.
좌측은 지치부위에서 농양이 발생되어 있는 상태라 이식을 후로 미루고 발치만 시행 하였다.

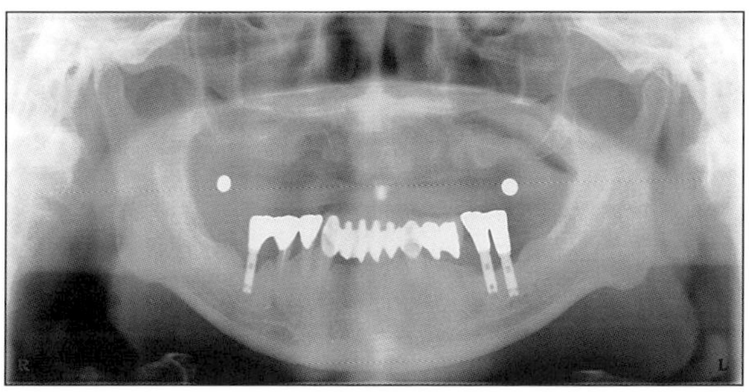

좌.우의 상악동 점막을 거상하기 위해 준비하고 있는 X-선 사진

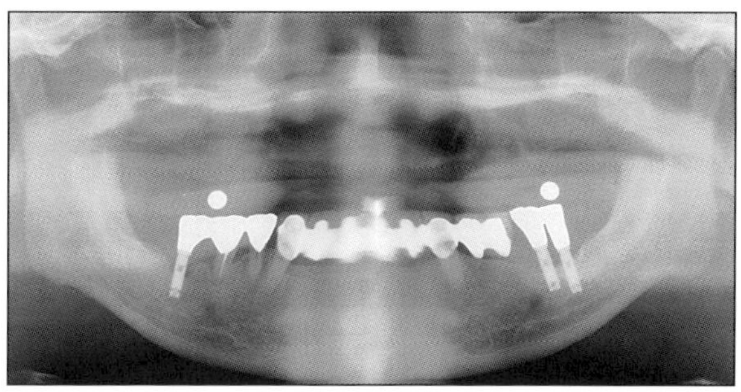

상악동 골 이식술 후의 방사선 사진. 환자는 수술결과에 대해 큰 만족감을 표시하고 있다. 통증과 부기가 없어서 사회생활을 정상적으로 해 나갈수 있다는 것이 만족감의 가장 큰 이유였다.

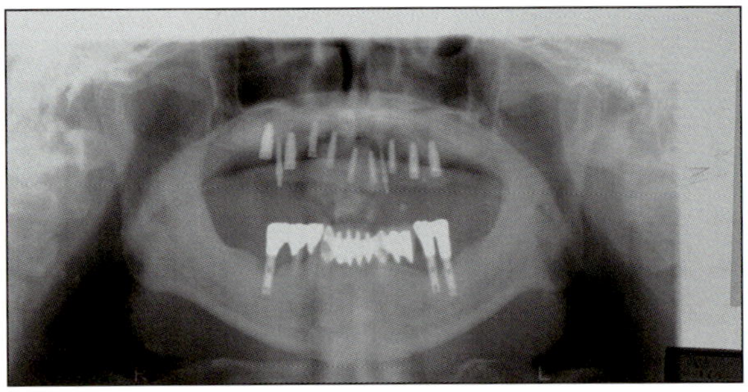

상악동 골 이식술 후 임프란트를 식립한 상태의 사진. 상악동 내에 골 이식재가 성공적으로 위치해 있는 것을 볼 수 있다.

2) 초음파 수술기구를 이용한 상악동 점막 거상술

초음파를 이용한 수술기구는 현재 Piezo surgery system 등이 사용되고 있다. 이들은 기존의 drill을 사용하던 방법과 달리 좀더 안전하고 정교하며 편안한 시술을 할 수 있다는 장점을 가지고 있다.

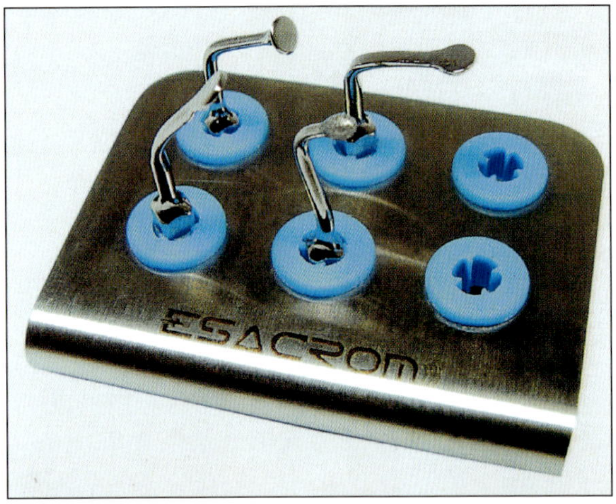

Sinus 수술을 위한 kit, 수술을 안전하고 편리하게 하기 위해서 여러가지 모양의 기구들이 개발되어 있다.

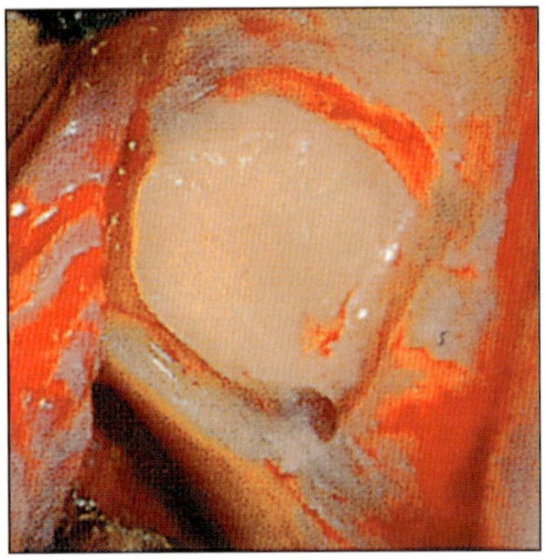

Sinus graft를 위해서 창을 형성한 모습이다. 일반적인 bur를 이용한 것 보다 삭제되어있는 골의 주변이 부드럽게 형성 되어있는 것을 관찰할 수 있다.

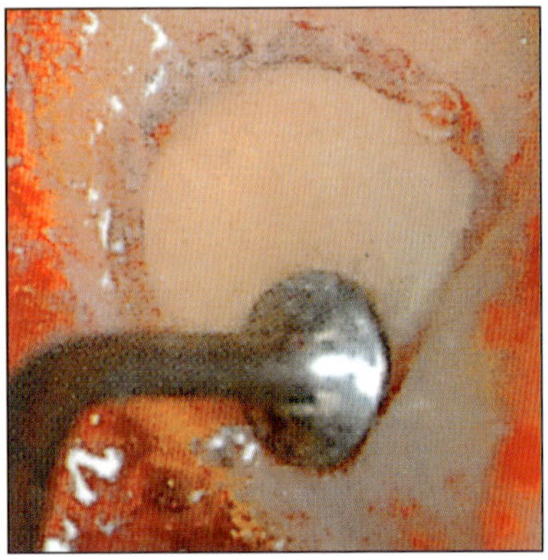

절단된 골을 기존 상악골로부터 분리하는 모습. 형성된 창 부분의 골을 완전히 분리하기 위해서 골을 삭제하는 도중 drill에 의해서 하방의 점막이 손상되는 경우가 자주 발생하게 되는데 특히 시술이 익숙하지 않은 초보자의 경우 이러한 실수가 더 많이 일어나게 된다.
이것을 방지하기 위한 안전 장치가 되어있는 초음파 기구를 사용하면 점막 손상을 피할 수 있게 된다.

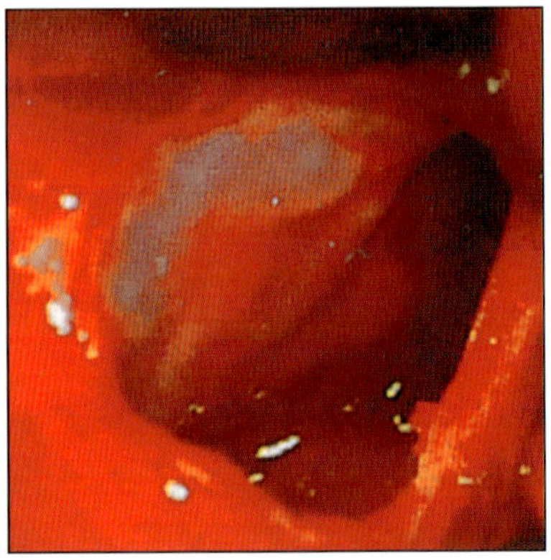

점막이 성공적으로 거상되어 있는 모습

3) Laser를 이용한 상악동골 개창술

최근 새롭게 시행되고 있는 상악동 점막 거상술 중 하나가 레이져를 이용한 술식이다. 레이져는 통상적인 round-bur 나 diamond-bur 등을 이용해서 하는 술식에 비해 힘이 덜들고 섬세한 시술을 할 수 있으며 사용방법을 익히면 점막에 손상을 주지 않고 안전하게 골을 삭제할 수 있다.

상악동의 후방부에는 시야가 좋지 않고 기구의 접근이 어려워서 자칫 점막이 손상되기 쉽다.

다음은 최근 많이 사용되고 있는 물방울 레이져를 이용한 상악동 개창술을 보여주고 있다.

(증례 1)

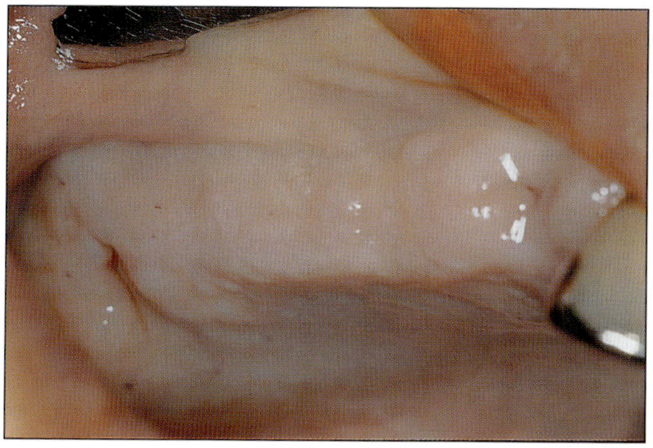

상악 우측의 무치악 부분

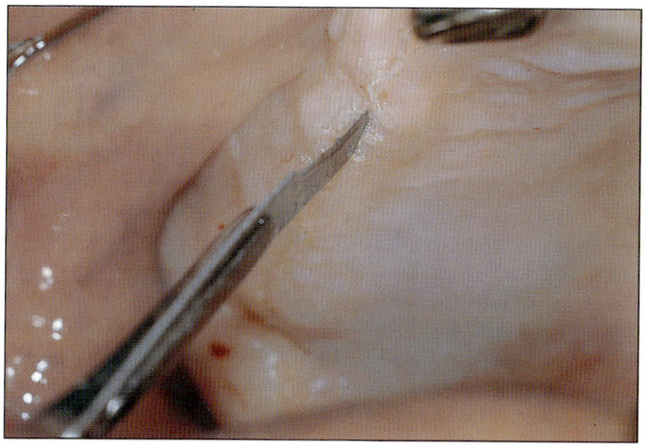

절개선을 형성하고 있는 모습

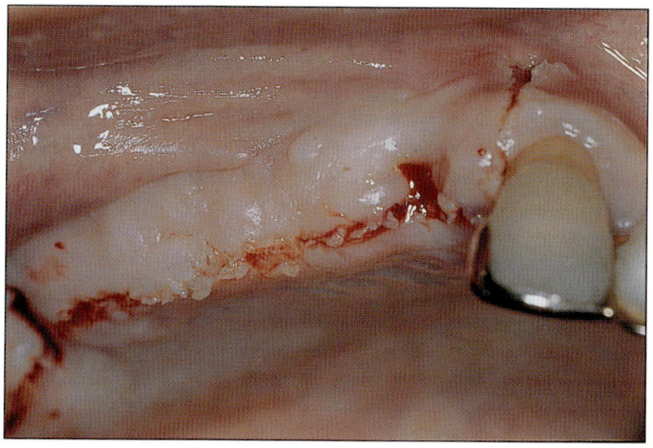

절개선이 완성된 모습

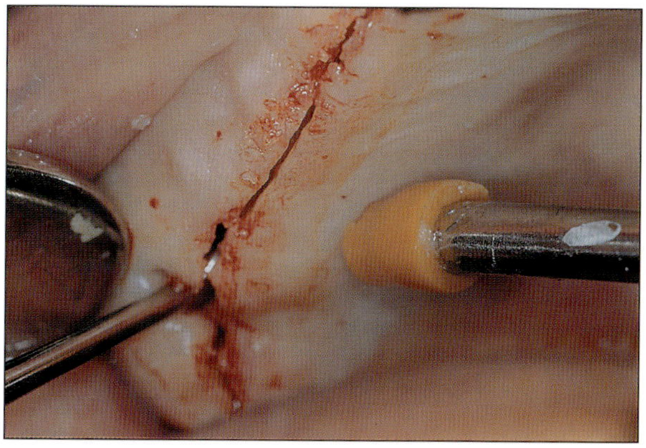

절개가 끝난 후 구개측 피판을 박리하고 있다.

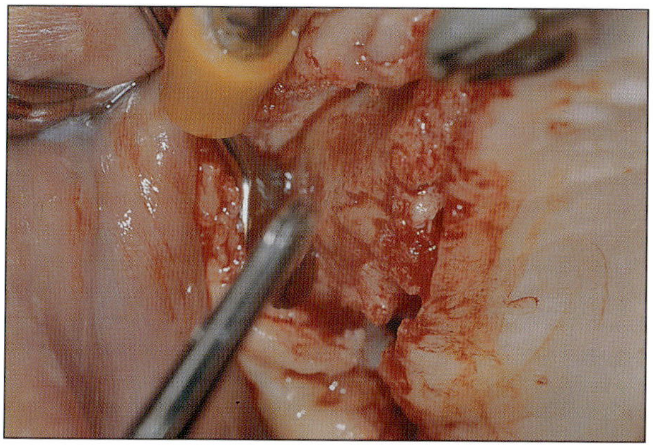

협측 피판을 박리하고 있다.

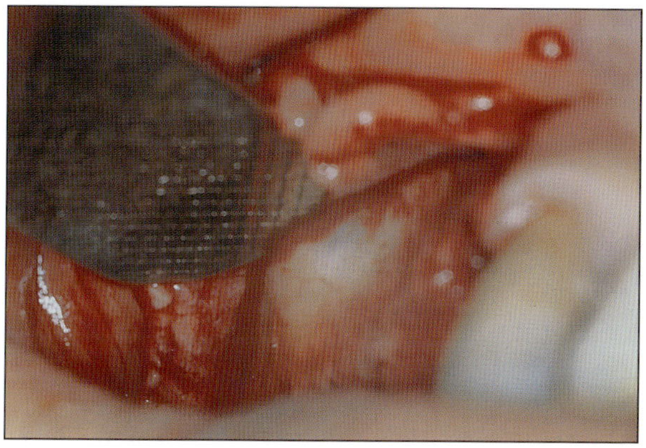

협측 부위의 치조골을 노출시키고 window를 형성할 부위를 결정한다.

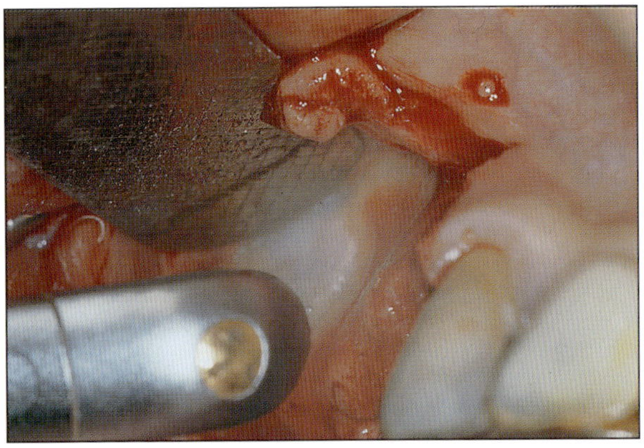

물방울 레이져를 이용해서 window를 형성하고 있다.

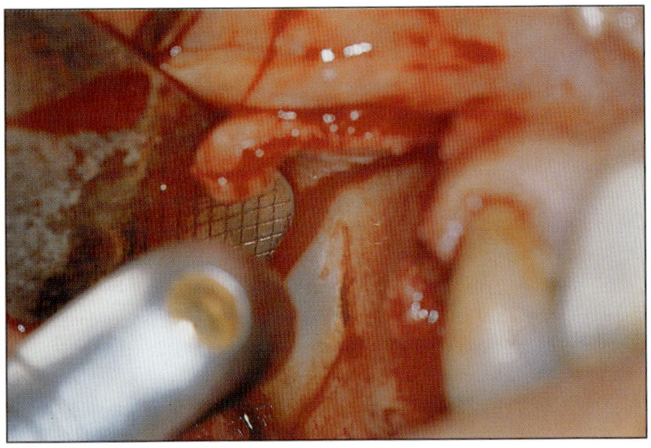

치조골에 레이져를 이용한 골 형성을 하고 있는 모습

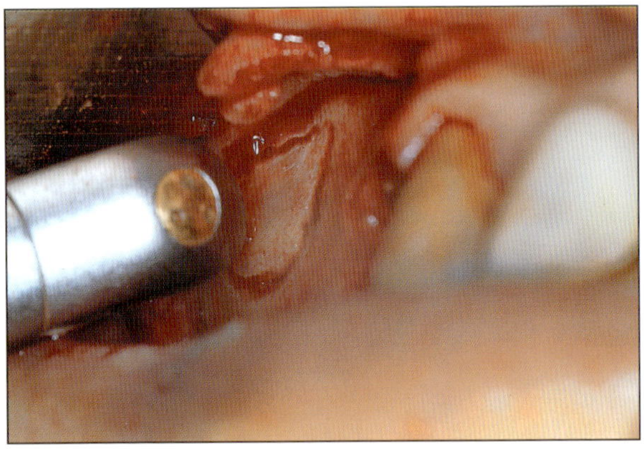

비교적 섬세한 모양의 window가 형성된 것을 볼 수 있다.
일반적인 drill을 사용하는 것에 비해서 골을 절단하는 도중 bur가 튀거나 걸리는 현상없이 시술을 마칠수 있게 된다.

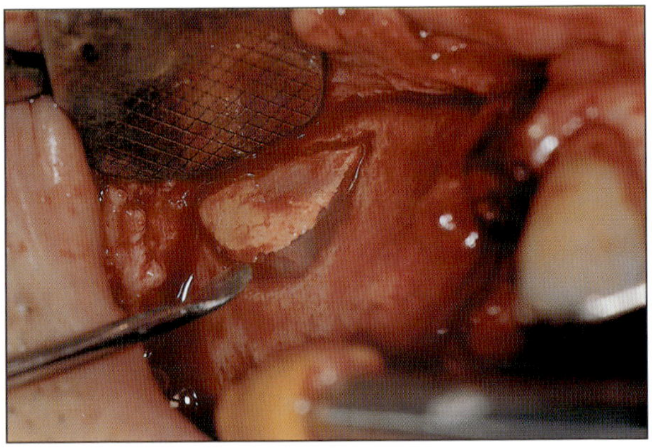

분리된 상악동의 외벽골을 박리하고 있다. 주변의 골들이 균일하게 삭제가 되어 있어서 쉽게 골편을 제거할 수 있게 된다.

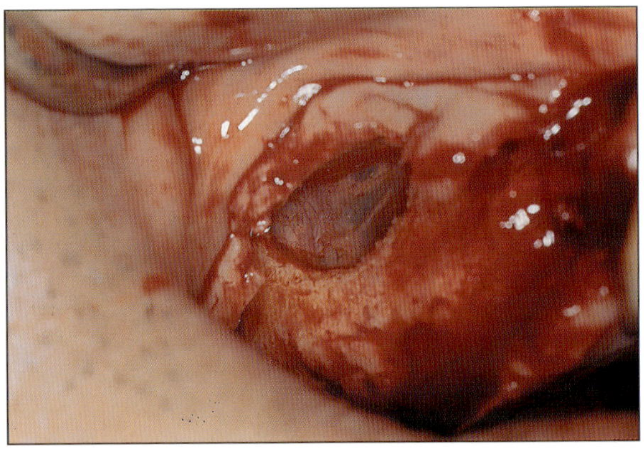

상악동의 점막을 노출시킨 모습. 물방울레이져를 이용하여 골을 박리하면 점막에 손상이 없이 골을 삭제하게 된다. 이때 레이져의 조사 방향을 조절하여 안전하게 시술을 진행하도록 한다.

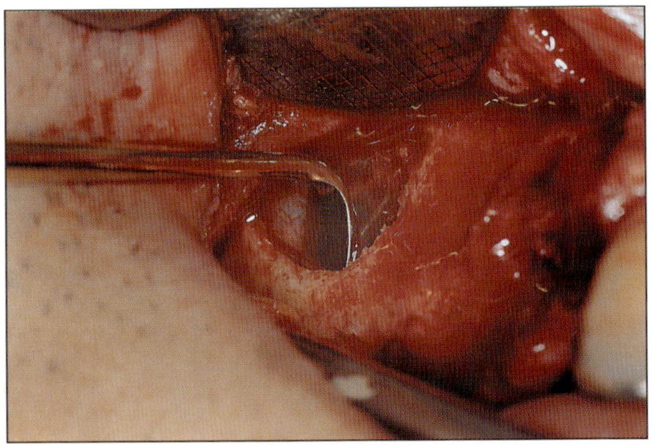

점막의 하연을 박리하고 있다.

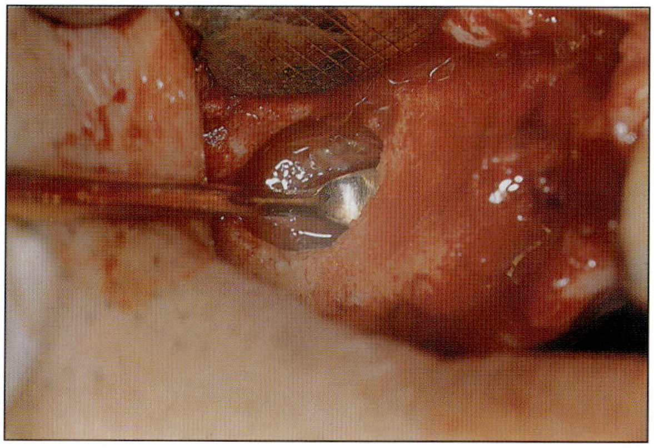

점막의 측벽을 박리하고 있다.

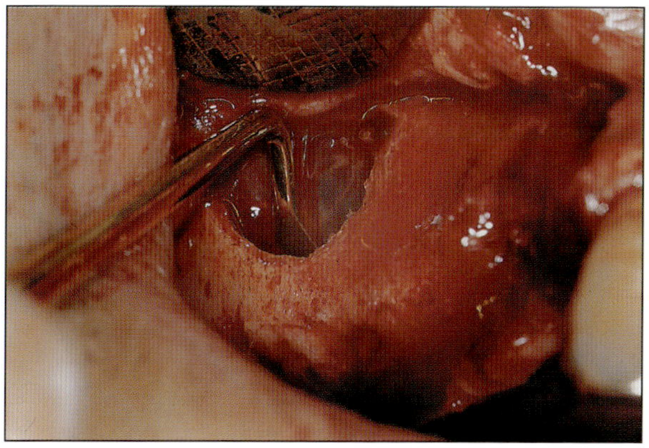

점막이 골고루 박리된 것을 확인한다.

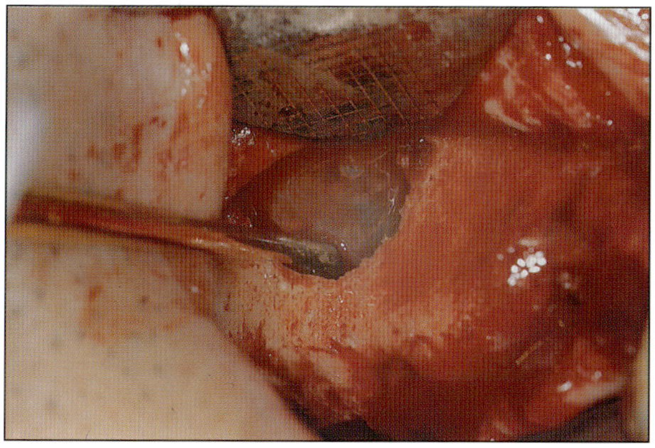

점막을 상방으로 올려준다.

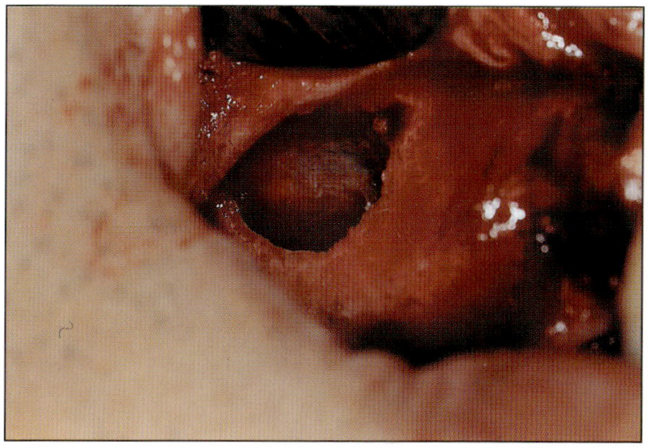

점막의 박리가 완성된 모습으로 점막의 탄력이 유지된 상태에서 환자의 호흡과 함께 점막이 상 · 하로 움직이고 있다.

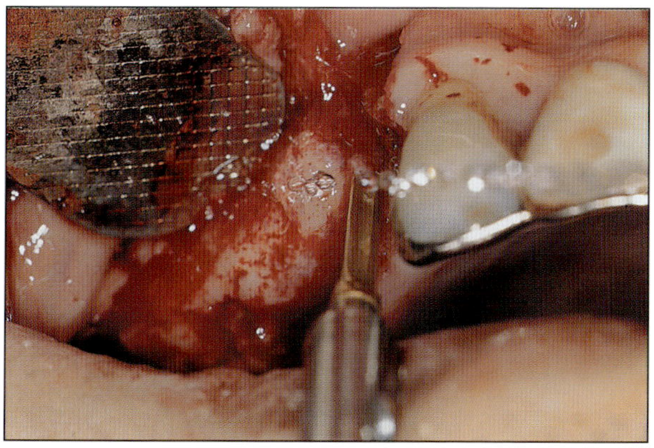

임프란트를 식립하기 위해서 드릴을 하고 있다.

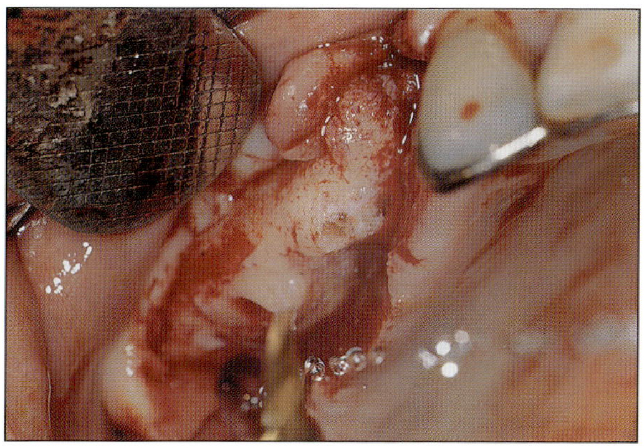

드릴을 한 후의 모습으로 임프란트가 식립된 부위가 형성되어 있는 것을 볼 수 있다.

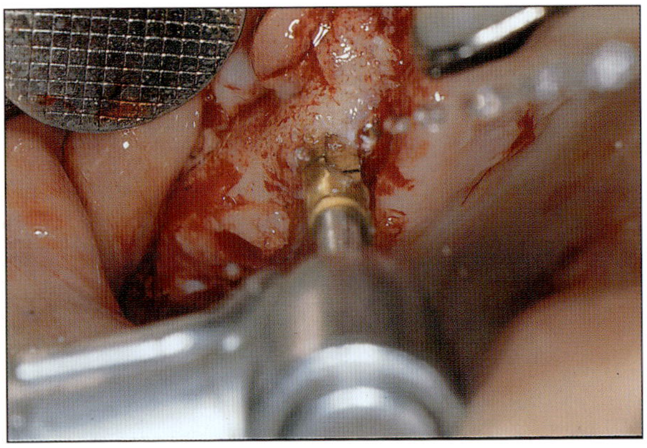

형성된 hole을 넓혀 주고 있다.

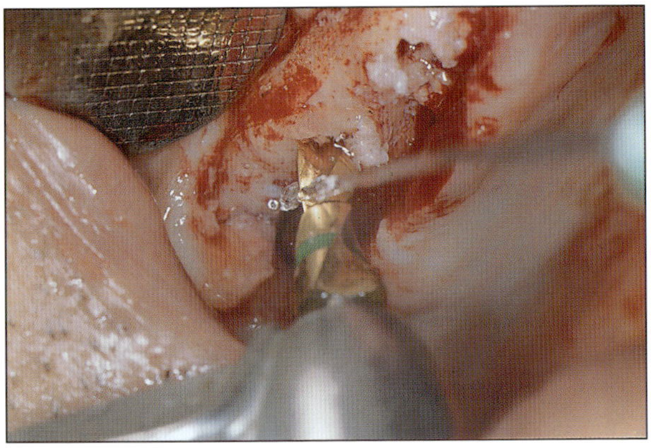

final drill을 시행하고 있는 모습

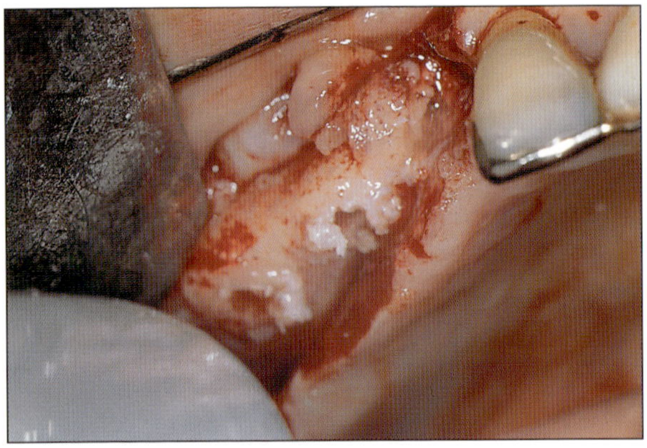

드릴이 완성된 모습

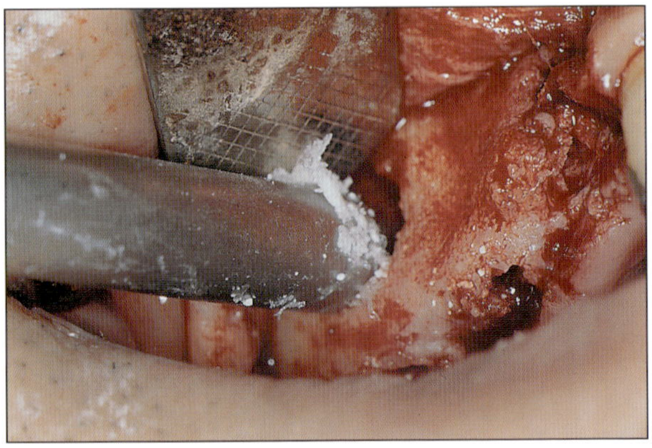

점막이 거상된 상악동에 이식할 골을 넣어주고 있다.

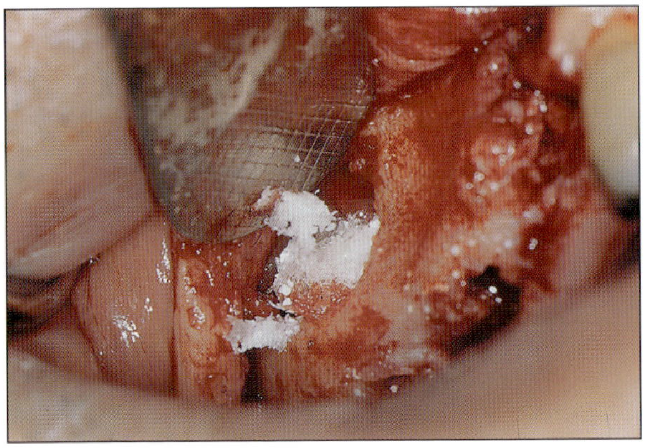

이식골이 들어가 있는 모습

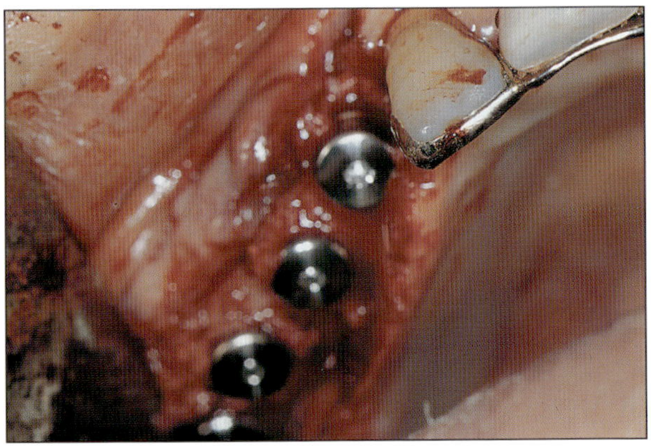

임프란트가 식립되어 있다.

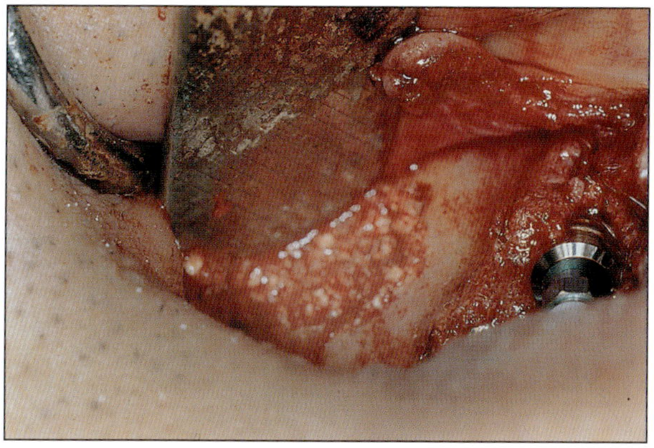

이식된 골이 완전히 채워져 있는 모습

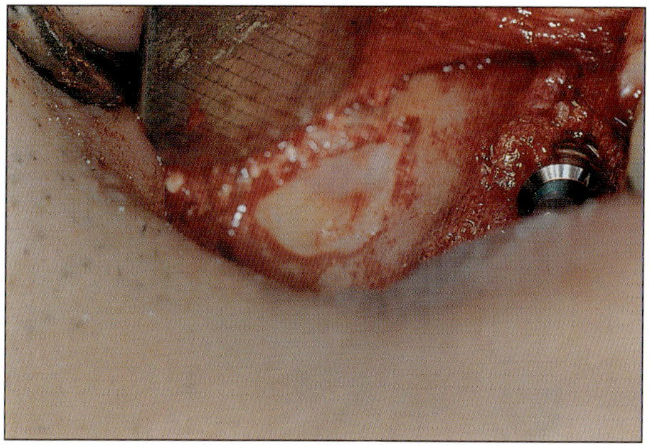

처음에 분리해 놓은 측벽골을 다시 덮어준다.

(증례 2)

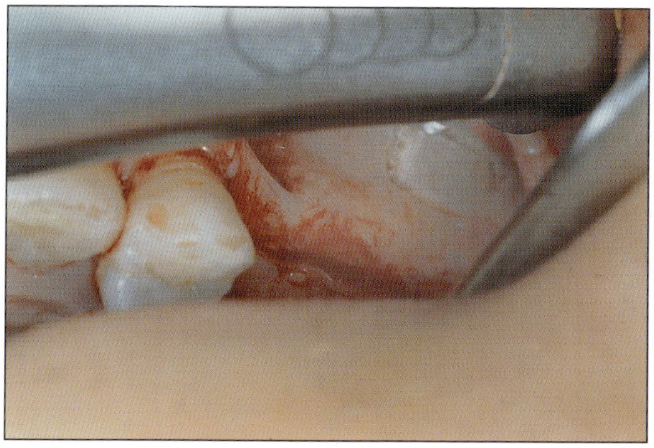

좌측 상악골에 상악동 점막 거상술을 시행하기 위해서 피판을 박리한 모습으로 상악동 이식술을 위해서 창을 형성할 부위를 미리 표시해 놓는다. 레이저를 이용해서 조사 방향을 약간 조절함으로(deforcusing)골의 표면만 영향을 주어 시술 부위를 미리 확인하고 평가할 수 있도록 해 준다.

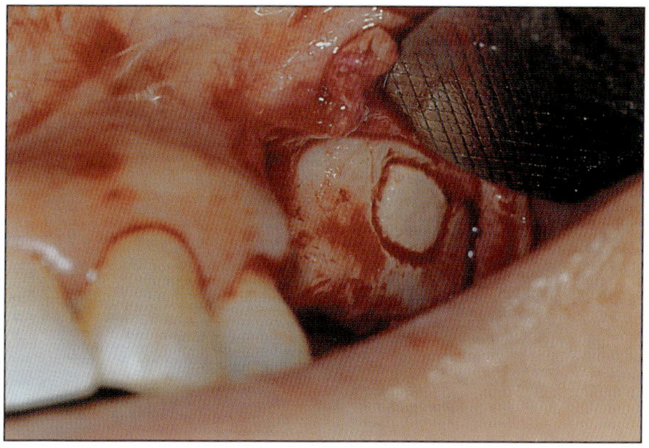

외벽측을 분리한 모습으로 정교하고 균등한 골 삭제가 되어 있는 것을 볼 수 있다.

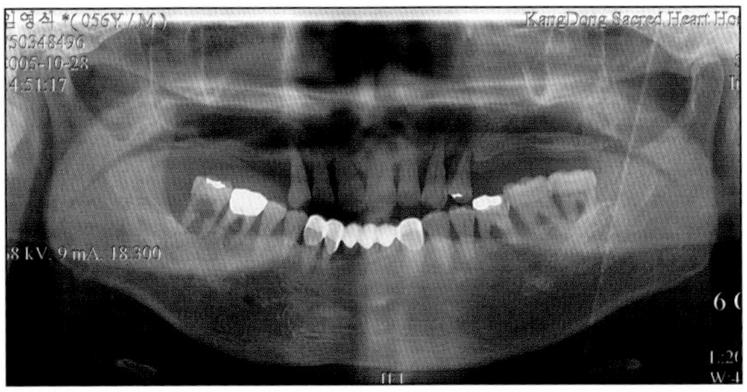

술전 파노라마 사진

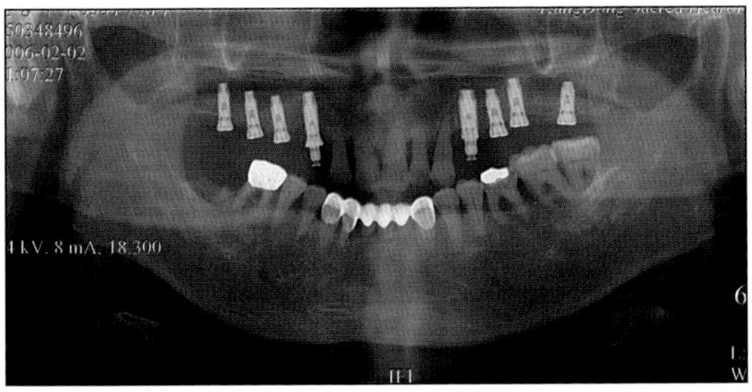

임프란트가 식립된 상태

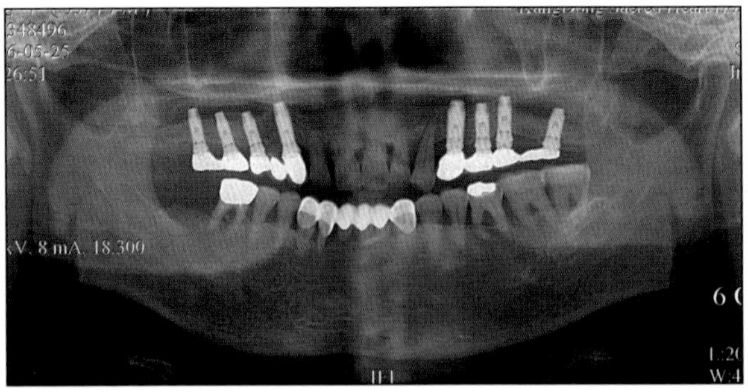

보철물이 완성된 모습의 파노라마 사진

4) 상악동에 이식한 골 이식재에 대한 지속적인 연구

상악동 골 이식술에 대해서 많은 연구가 있어 왔고 많은 발전을 거듭해서 오늘날 높은 성공률을 가지고 상악동 골 이식술을 시행하고 있다.

그러나 아직도 시술상의 기술적인 문제들을 발전시켜 나가야 하는 것과 해부학적으로 불리한 상태에서 대치할 수 있는 기술적 문제들이 해결해야 할 과제로 남아있다.

특히 상악동 점막 하부에 이식해야 할 골의 종류에 대한 연구는 앞으로도 계속 진행 되어야 할 중요한 과제라고 생각된다.

이식후 빠른 골 재생능력을 갖추는 이식재, 사용이 간편하고 가격이 저렴한 이식재, 감염이 적고 골로치환되는 능력이 좋은 이식재, 부피유지 능력이 뛰어난 이식재 등이 좀더 연구되고 개발되어 상악동 골 이식의 성공률을 높이는데 기여하기를 바란다.

참고문헌

1. Roberts WE, Garetto LP, Arbuckle GR et al: What are the risk factors of osteoporosis? *J Am Dent Assoc* 122(2):59-61, 1991.

2. Roberts WE, Simmons KE, Garetto LP et al: Bone physiology and metabolism in dental implantology: risk factors for osteoporosis and other metabolic bone diseases, *Implant Dent* 1:11-21, 1992.

3. Weiss CM: Tissue integration of dental endosseous implants: description of comparative analysis of the fibro-osseous integration and osseous integration systems, *J Oral Implantol* 12:169-214, 1986.

4. Roberts WE, Morey ER: Proliferation and differentiation sequence of osteoblast histogenesis under physiological conditions in rat periodontal ligament, *Am J Anat* 174:105-118, 1985.

5. Parr JA, Young T, Jena-Dunn P et al: Histomorphometrical analysis of the bone-implant interface: comparison of microradiography and brightfield microscopy, *Biomaterials* 17:1921-1926, 1996.

6. Melsen F, Mosekilde L: The role of bone biopsy in the diagnosis of metabolic bone disease, *Orthop Clin North Am* 12:571-602, 1981.

7. Tricker ND, Garetto LP: Cortical bone turnover and mineral apposition in dentate dog mandible, *J Dent Res*76 SI:201, 1997 (abstract).

8. Chen J, Chen K, Garetto LP et al: Mechanical response to functional and therapeutic loading of a retromolar endosseous implant used for orthodontic anchorage to mesially translate mandibular molars, *Implant Dent* 4:246-258, 1995.

9. Ohta Y: Comparative changes in microvascular and bone during healing of implant and extraction sites, *J Oral Implant* 3:184-198, 1993.

10. Cameron HU, MacNab I, Piliar RM: Evaluation of a biodegradable ceramic, *J Biomed Mater Res* 11:179, 1977.

11. Kent JN, Jarcho M: Ridge augmentation procedures with hydroxylapatite. In Fonseca JS, Davis WH, editors: *Reconstructive preprosthetic oral and maxillofacial surgery*, ed 2, pp 57-1033, Philadelphia, 1995, WB Saunders.

12. Salama R, Burwell RG, Dickson IR: Recombined grafts of bone and marrow, *J Bone Joint Surg* 55:402-417, 1973.

13. Peetz M: Characterization of xenogenic bone material (Appendix). In Boyne PJ, editor: *Osseous reconstruction of the maxilla and the mandible*, pp 87-100, Chicago, 1997, Quintessence.

14. Chang C, Matukas VJ, Lemons JE: Histologic study of hydroxylapatite as an implant material for mandibular augmentation, *J Oral Maxillofac Surg* 41:729-737, 1983.

15. Kent JN, Quinn JH, Zide MF: Alveolar ridge augmentation using non resorbable HA with and without autologous cancellous bone, *J Oral Maxillofac Surg* 41:629-640, 1983.

16. Glowacki J, Mulliken JB: Demineralized bone implants, *Clin Plast Surg* 12:233-241, 1985.

17. Friedlander GE: Bone grafts: the basic science rationale for clinical applications, *J Bone Joint Surg* 69A:786-790, 1987.

18. Covey DC, Albright JA: Clinical induction of bone repair with demineralized bone matrix or a bone morphogenetic protein, *Orthop Rev* 18:857-863, 1989.

19. Urist MR, Strates BS: Bone morphogenetic protein, *J Dent Res* 50:1392-1406, 1971.

20. Urist MR: Mesenchymal cell reactions to inductive substrates for new bone formation. In Dunphy JE, Van Winkle W Jr, editors: *Repair and regeneration*, pp 229-259, New York, 1969, McGraw-Hill.

21. Takagi K, Urist MR: The role of bone marrow in bone morphogenetic protein-induced repair of massive diaphyseal defects, *Clin Orthop* 171:224-231, 1982.

22. Takagi K, Urist MR: The reaction of the dura to bone morphogenetic protein (BMP) in repair of skull defects, *Ann Surg* 196:100-109, 1982.

23. Urist MR, DeLange RJ, Finerman GAM: Bone cell differentiation and growth factors, *Science* 220:680-686, 1983.

24. Buck BE, Malinin TL: Human bone and tissue allografts, *Clin Orthop* 303:8-17, 1994.

25. Mellonig JT, Levey R: The effect of different sizes of freeze dried bone allograft on bone growth, *J Dent Res* 63:222, 1984.

26. Narang R, Wells H, Laskin DM: Experimental osteogenesis with demineralized allogeneic bone matrix in extraskeletal sites, *J Oral Maxillofac Surg* 40:133, 1982.

27. Cunningham NS, Reddi AH: Biologic principles of bone induction: application to bone grafts. In Habal MB, Reddi HA, editors: *Bone grafts and bone substitutes*, p 93, Philadelphia, 1992, WB Saunders.

28. Mulliken JB, Glowacki J: Induced osteogenesis for repair and construction in the craniofacial region, *Plast Reconstr Surg* 65:553, 1980.

29. Misch CE, Dietsh F: Bone grafting materials, *Implant Dent* 2:158-167, 1993.

30. Bowers GM, Chadroff B, Carnevale R et al: Histologic evaluation of new human attachment apparatus formation in humans. Part II. *J Periodontol* 60:675-682, 1989.

31. Mellonig JT, Triplett RG: Guided tissue regeneration and endosseous dental implants, *Int J Perio Rest Dent* 13(2):108-119, 1993.

32. Becker W, Becker BE, Caffesse R: A comparison of demineralized freeze-dried bone and autogenous bone to induce bone formation in human extraction sockets, *J Periodontol* 65:1128-1133, 1994.

33. Shanaman RH: A retrospective study of 237 sites treated consecutively with guided tissue regeneration, *Int J Perio Res Dent* 14:293-301, 1994.

34. Niederwanger M, Urist MR: Demineralized bone matrix supplied by bone banks for a carrier of recombinant human bone morphogenetic protein (rh BMP-2) a substitute for autogeneic bone grafts, *J Oral Implantol* 22(3-4):210-215, 1996.

35. Marx RE, Snyder RM, Kline SN: Cellular survival of human marrow during placement of marrow cancellous bone grafts, *J Oral Surg* 37:712-718, 1979.

36. Holmstrand K: Biophysical investigation of bone transplants and bone implants, an experimental study, *Acta Orthop Scand* 26(suppl): 1957.

37. Misch CM, Misch CE: The repair of localized severe ridge defects for implant placement using mandibular bone grafts, *Implant Dent* 4:261-267, 1995.

38. Tolman DE: Reconstructive procedures with endosseous implants in grafted bone: a review of the literature, *Int J Oral Maxillofac Impl* 10:275-294, 1995.

39. Tatum OH: Maxillary and sinus implant reconstruction, *Dent Clin North Am* 30:207-229, 1986.

40. Williams PI, Warwick R, editors: *Gray's anatomy*, ed 36, pp 340, 1149, Philadelphia, 1980, WB Saunders.

41. Sandler NA, Johns FR, Braun TW: Advances in the management of acute and chronic sinusitis, *J Oral Maxillofac Surg* 54:1005-1013, 1996.

42. Bolzer WE, Kennedy DW: Changing concepts in chronic sinusitis, *Hosp Pract* 27:20, 1992.

43. Peterson LJ: Antibiotic prophylaxis against wound infections in oral and maxillofacial surgery, *J Oral Maxillofac Surg* 48:617-620, 1990.

44. Tatum H: Maxillary and sinus implant reconstruction, *Dent Clin North Am* 30:207-229, 1986.

45. Smukler H, Barboza EP, Burliss C: A new approach to regeneration of surgically reduced alveolar ridges in dogs: clinical and histologic study, *Int J Oral Maxillofac Impl* 10:537-551, 1995.

46. Misch CM: Comparison of intraoral donor sites for onlay grafting prior to implant placement, *Int J Oral Maxillofac Impl* 12:767-776, 1991.

47. Deeb ME, Hosny M, Sharawy M: Osteogenesis in composite grafts of allogenic demineralized bone powder and porous hydroxylapatite, *Int J Oral Maxillofac Surg* 47:50-56, 1989.

48. Nique T et al: Particulate allogenic bone grafts into maxillary alveolar clefts in humans: a preliminary report, *Int J Oral Maxillofac Surg* 45:386-392, 1987.

49. Buser D, Dula K, Belser UC et al: Localized ridge augmentation using guided bone regeneration. II. Surgical procedure in the mandible, *Int J Periodont Rest Dent* 15:11-29, 1995.

50. Misch CM, Misch CE, Resnik R et al: Reconstruction of maxillary alveolar defects with mandibular symphysis grafts for dental implants: a preliminary procedural report, *Int J Oral Maxillofac Impl* 7:360-366, 1992.

51. Misch CM, Misch CE: The repair of localized severe ridge defects for implant placement using mandibular bone grafts, *Implant Dent* 4:261-267, 1995.

52. Keller EE, Eckert SE, Tolman DE: Maxillary antral and nasal one-stage inlay composite bone graft: preliminary report on 30 recipient sites, *J Oral Maxillofac Surg* 52:438-447, 1994.

53. Misch CE: Alveolar ridge augmentations, American Academy of Implant Dentistry, Western District, Las Vegas, Nev, March 29, 1985.

54. Beck G, Misch CE: Technical note on the surgical placement of non-resorbable HA, *Continuum*, Misch Implant Institute Newsletter, Summer, 1997.

55. 박영욱;상악동점막거상을 통한 Implant 식립과 합병증, 대한 치과의사협회지. 2001,39:482-487

56. Hanisch O, Lozada JL, Holmes RE, Calhoun CJ, Kan JYK, Spiekermann H;Maxillary Sinus Augmentation Prior to Placement of Endosseous Implants:A Histomorphometric Analysis, Int J Oral maxillofac Implant, 1999,14:329-336

57. Khoury F'Augmentation of the Sinus Floor with mandibular Bone Block and Simultaneous Implantation"A 6-Year Clinical Investigation, Int J Oral maillofac Implant, 1999,14:557-564

58. Leornardis DD;Augmentation of the Maxillary Sinus with calcium Sulfate: One-year Clinical Report froma Prospective Longitudinal Study, Int J Oral Maxillofac Implants, 1999m14:869-878

59. Lockhart R; postoperative Maxillary Cyst Following Sinus Bone Graft:Report of a Case, Int J Oral maxillofac Implant, 2000,15:583-586

60. Peleg M, Mazor Z, Garg AK; Augmentation Grafting of the maxillary Sinus and Simultaneous Implant placement in Patients with 3 to 5mm of Residual Alveolar Bone height, Int J Oral Maxillofac Implants. 1999,14:549-556

61. Piattelli M, Favero GA, Scarano A, Orsini G, Piattelli A;Bone Reactions to Anorganic Bovine Bone(Bio-oss) Used in Sinnus Augmentation Procedures:A Histologic Long-Term Report of 20cases in Humans, Int Oral Maxillofac Implants, 1999,14:835-840

62. Histologic Findings in Sinus Augmentation with Autogenous Bone Chips Versus a Bovine Bone Substitute, Karl Andreas Schlegel, DDS, MD[1] / Gabriele Fichtner, DDS[2] / Stefan Schultze-Mosgau, DDS, MD, PhD[3] /Jorg Wiltfang, DDS, MD, PhD[3]

63. Wide-Diameter Implant Placement and Internal Sinus Membrane Elevation in the Immediate Postextraction Phase:Clinical and Radiographic Observations in 12 Consecutive Molar Sites, Zvi Artzi, DMD[1] / Alex Parson, DMD[2]/Carlos E. Nemcovsky, DMD[1]

64. Maxillary Sinus Septa:A 3-Dimensional Computerized Tomographic Scan Analysis, Diego Velasquez-Plata, DDS, MSD[1]/Lawrence R. Hovey, DMD, MS[2] / Chris C. Peach, RDH[3] / Marden E. Alder DDS, MS[4]

65. The Effect of Sinus Membrane Perforation and Repair with Lambone on the Outcome of Maxillary Sinus Floor Augmentation:A Radiographic Assessment, Benjamin Shlomi, DMD[1] / Itzhak Horowitz, DMD, MD[2]/Adrian kahn, DMD[1]/ Alex Dobriyan, DMD[3]/Gavriel Chaushu, DMD, MSc[4]

66. Bone Resorption Around Dental Implants Placed in Grafted Sinuses:Clinical and Radiologic Follow-up After up to 4 Years, Carlo Maiorana, MD, DDS[1]/Davide Sigurta, MD, DDS[2] / Arrigo Mirandola, DDS[3]/ Giuliano Garlini, DDS[4]/Franco Santoro, MD, DDS[5]

67. Maxillary Sinus Floor Augmentation Using a β-Tricalcium Phosphate(Cerasorb) Alone Compared to Autogenous Bone Grafts, Steven A. Zijderveld, DDS, MD[1] / llara R. Zerbo, DDS[2] / Johan P.A. van den Bergh, DDS, MD, PhD[1]/Engellbert A. J. M. Schulten, DDS, MD, PhD[1] / Chris M. ten Bruggenkate, DDS, MD, PhD[1]

68. Maxillary Sinus Grafting with Anorganic Bovine Bone: A Clinical Report of Long-term Results, Pascal Valentini, DDS[1]/ David, J. Abensur, DDS[1]

찾아보기

ㅎ

A

B

C

D

E

F

G

I

L

M

O

P

R

S

T

V

W

X

Z

저자 약력

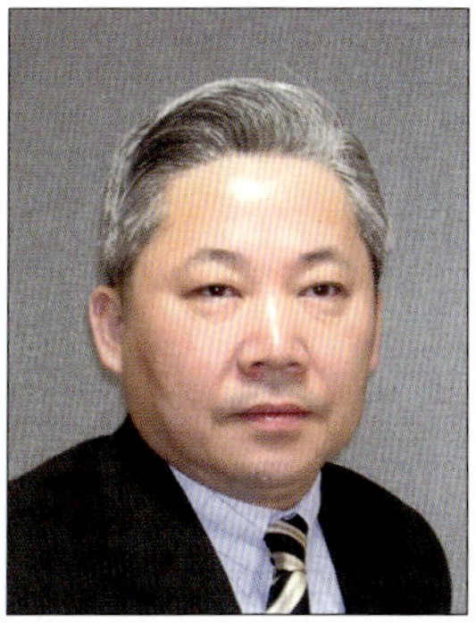

박 준 우

1974-1977 : 보성고등학교졸업
1977-1983 : 서울대학교치과대학졸업
1983-1986 : 한림의대 구강악안면외과 전문의과정 수료
1986-1989 : 육군 치과군위관 복무
1984-1991 : 서울대학교 치과대학 치의학 석사및 박사
1989-1990 : 울산동강병원치과과장
1992-1994 : 미국 피츠버그대학 Department of Oral Implantology 전문의과정 수료
1993-1994 : Fellow & Diplomat, International Congress of Oral Implantologists
1994-1996 : Adjunct Instructor, Department of Periodontology, University of Pittsburgh
2005 : 제46차 대한구강악안면외과학회 학술대회장
현재 : 한림의대 치과학교실 주임교수겸 강동성심병원 치과과장
대한악안면성형재건외과학회 총무이사
대한구강악안면외과학회 간행이사
Pan-Pacific Implant Society 한국지부회장
서울대학교 치과대학 동창회부회장
사) 한국투명성기구 상임이사
재) 청소년을위한 나눔문화재단 상임이사
저서 : 체계적인 임상임프란트학 외 5편

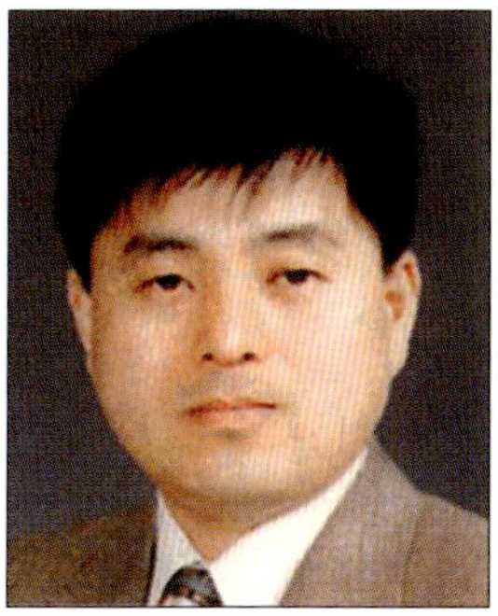

최동주

1986 : 서울대학교 치과대학 졸업
1992 : 대한구강악안면 외과 및 대한구강악안면 성형외과 전문의
1992 : 대한구강악안면 외과 및 대한구강악안면 성형외과 지도의
1992-2000 : 한림의대 강동성심병원 외과학교실 조교수
1997 : 일본 츄루미대학 구강악안면외과 방문교수
2000 : 국제악안면임프란트학회 회원
2001 : 구강악안면임프란트학회 회원
현재 : 라이프치과 원장
Pan-Pacific Implant Society 한국지부 부회장
저서 : 성공으로가는 포인트 임플란트학 외 4편

기초부터 문제 해결까지 상악동 골이식술 / Q&A

인 쇄 2006년 7월 10일
발 행 2006년 7월 20일
저 자 박준우 · 최동주
발행인 안영택
편 집 김미나
발행처 명문출판사
등 록 제6-0212호

서울시 동대문구 장안동 121-18
Tel : 02-2248-7586 Fax : 02-2248-0598
http : www.teethbook.co.kr

ISBN 89-87037-47-9 정가 : 75,000원

※ 파본은 교환하여 드립니다.